U0218926

宫腔镜下的世界
——从解剖到病理

STATE-OF-THE-ART
HYSTEROSCOPIC APPROACHES
TO PATHOLOGIES OF THE GENITAL TRACT

著　者　【意】卡尔米内·纳皮（Carmine Nappi）

【意】阿蒂利奥·迪·斯皮耶齐奥·萨尔多
（Attilio Di Spiezio Sardo）

意大利费德里克二世大学医药与外科学院

主　译　冯力民　首都医科大学附属北京天坛医院

中国协和医科大学出版社

图书在版编目（CIP）数据

宫腔镜下的世界：从解剖到病理 /（意）卡尔米内·纳皮（Carmine Nappi），（意）阿蒂利奥·迪·斯皮耶齐奥·萨尔多（Attilio Di Spiezio Sardo）著；冯力民译.—北京：中国协和医科大学出版社，2018.4

ISBN 978-7-5679-0966-3

Ⅰ.①宫…　Ⅱ.①卡…　②阿…　③冯…　Ⅲ.①子宫疾病–内窥镜检　Ⅳ.①R711.740.4

中国版本图书馆CIP数据核字（2017）第281638号

作者信息
【意】卡尔米内·纳皮（Carmine Nappi）
　　　意大利费德里克二世大学医学院外科学系，妇产科教授
【意】阿蒂利奥·迪·斯皮耶齐奥·萨尔多（Attilio Di Spiezio Sardo）
　　　意大利费德里克二世大学医学院外科学系，妇产科助理教授
联系地址：
Dott. Attilio Di Spiezio Sardo
AOU 'Federico II'
Via Pansini 5, 80131 Napoli, Italy
E-mail: attiliodispiezio@libero.it

书籍信息
ISBN 978-3-89756-450-3
© 2014, 1st Chinese Edition 2018, 1st English Edition 2014 © 2015
Endo-Press® GmbH, Germany
P.O. Box, 78503 Tuttlingen, Germany
Phone: +49 (0) 74 61/1 45 90
Fax: +49 (0) 74 61/708-529
E-mail: endopress@t-online.de

著作权合同登记　图字：01-2017-7598号

宫腔镜下的世界——从解剖到病理

著　　者：[意] 卡尔米内·纳皮（Carmine Nappi）
　　　　　[意] 阿蒂利奥·迪·斯皮耶齐奥·萨尔多（Attilio Di Spiezio Sardo）
主　　译：冯力民
责任编辑：戴申倩

出版发行　**中国协和医科大学出版社**
　　　　　（北京市东城区东单三条9号　邮编100730　电话010–65260431）
网　　址：www.pumcp.com
经　　销：新华书店总店北京发行所
印　　刷：北京雅昌艺术印刷有限公司

开　　本：889×1194　1/16
印　　张：17.25
字　　数：450千字
版　　次：2018年4月第1版
印　　次：2020年11月第4次印刷
定　　价：208.00元

ISBN 978-7-5679-0966-3

（凡购本书，如有缺页、倒页、脱页及其他质量问题，由本社发行部调换）

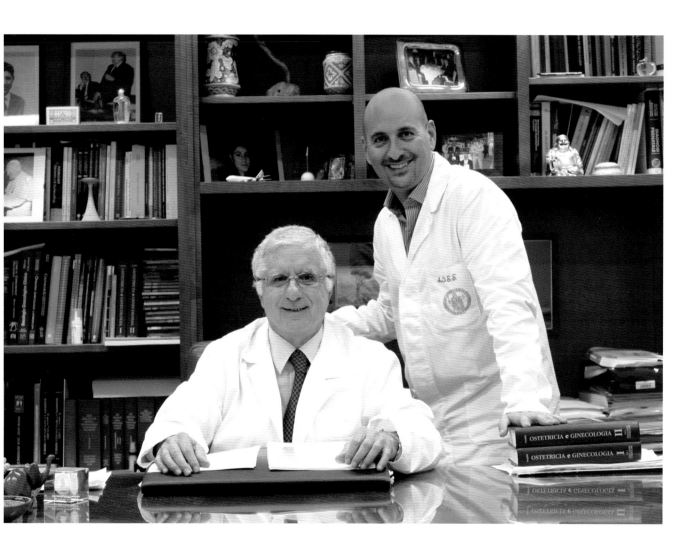

致　　谢

谨将本书献给我的妻子和子女，以及家族中的两位Elena女士。

卡尔米内·纳皮（Carmine Nappi）

致我的妻子Anna，在我事业起步时与我相伴，一直无私和慷慨地支持我。

致我的父母，他们给我人生旅程中人格和智慧的培养，让我拥有对学术研究特别是医学研究上的热忱。

致Carmine Nappi教授，是第一位在我还是医学生的时候就信任我的人，他热情和热忱地关注着妇科医学的发展，并教导我：只要心态正确和有毅力就能达成任何目标。他不断地支持和信心促进了我的职业发展。

致所有鼓励我探索宫腔镜世界的人，特别是Adam Magos，在实习培训早期阶段指导我；Giampietro Gubbini，第一位相信我能力的人；Stefano Bettocchi，喜爱并信任我，培养我对门诊手术的热忱；Ivan Mazzon，他的宝贵经验非常有助于提高我的手术技巧；Maurizio Guida，对我临床和科研努力的不断支持；Luca Mencaglia，在过去的数年中慷慨给予建议并不断指导和支持我。

阿蒂利奥·迪·斯皮耶齐奥·萨尔多（Attilio Di Spiezio Sardo）

作者简介

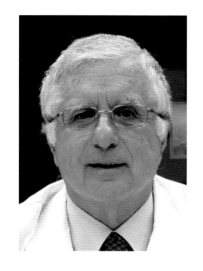

卡尔米内·纳皮教授（Prof. Carmine Nappi）于1971年取得医学学位，在随后的职业生涯中又取得多个从业资格证：1975年获妇产科学职业医师资格证，1977年获内分泌与代谢病理学资格证，1983年放射诊断资格证。1991—1994年卡尔米内·纳皮教授任都灵大学妇科内分泌学教授。1995年于那不勒斯费德里克二世大学任妇产科学教授。于1996年任那不勒斯费德里克二世大学校医院妇产与泌尿科主任至今。

卡尔米内教授曾组织多个国内、国际妇科内镜、产科、妇科肿瘤、绝经、节育、不育症等相关会议与课程，至今发表文章500余篇，国内外学术会议发言300余次。曾任多个国际临床试验高级研究人员，参与管理多项国内研究课题。是多个妇科学会会员，于1998—1999年任意大利绝经学会主席，2000—2005年任意大利生殖病理学学会主席，2008—2010年任意大利节育与避孕学会主席。

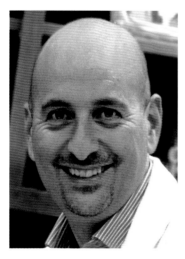

阿蒂利奥·迪·斯皮耶齐奥·萨尔多博士（Dr. Attilio Di Spiezio Sardo）于2000年取得妇产科职业医师资格证，2008年取得人类发展与生殖发育学博士。2003年任伦敦皇家自由医院微创与内镜中心培训人员。现任那不勒斯费德里克二世大学校医院妇产科学助教，妇产泌尿科宫腔镜组组长。

阿蒂利奥博士曾发表文章100余篇，参与国内外学术会议发言150余次，组织国内专题讨论会30余例。2008年获得美国妇科腹腔镜协会（AAGL）第37届国际妇科微创大会宫腔镜领域最佳贡献奖。2012及2013年参与领导意大利专家组编纂国际门诊宫腔镜最新指南。曾参与多个国内外妇科医师学会，是意大利妇科内镜学会（Society of Gynaecological Endoscopy，SEGI）与欧洲妇科内镜学会（European Society of Gynaecological Endoscopy，ESGE）认证委员。

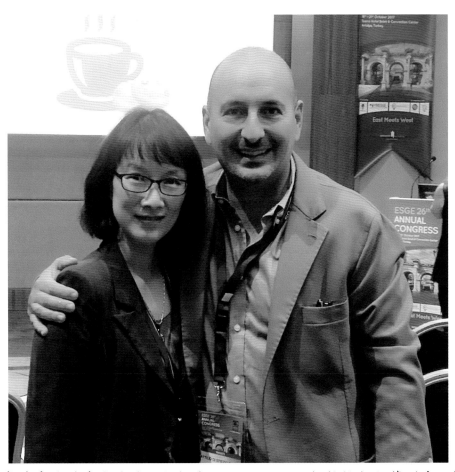

　　非常荣幸能将卡尔米内·纳皮（Carmine Nappi）教授与阿蒂利奥·迪·斯皮耶齐奥·萨尔多（Attilio Di Spiezio Sardo）教授（上图为与主译冯力民教授近期合影）合著的这本非常全面、实用的临床教科书带给中国同道。希望你们会与我一样手不释卷，受益良多。

冯力民

序　言

影像诊断和内镜技术是21世纪发展最快的医学进展之一。

宫腔镜检查是评估和治疗子宫内部病变的金标准，作为微创技术已发展了相当长时间，特点是学习曲线较长。内镜的革命性进展发生在数字影像领域，高清内镜的微型化一直源于对完美的不断追求，推动着科学和技术的发展，这些都使宫腔镜检查变成一项简单、安全和耐受性良好的门诊手术，并可提供出极佳的影像和数据。

宫腔镜检查不仅能帮助克服简单刮宫术中的错误，又能提供对邻近组织无损伤风险的病理高选择性治疗项目，同时也成为检查黏膜下子宫肌瘤的首选方式。宫腔镜检查的新指征之一是对子宫内膜肌层结合带（被认为是有功能和构造意义的区域）的探索，从而可仔细检查着床障碍和子宫异常出血的不明原因。对该层的仔细研究引发了广大兴趣，因为它能对很多重要问题给出解答，例如子宫肌层变化对着床过程的影响等相关问题。对于有子宫异常出血病症或原因不明子宫增大的患者，它可以获得确切的组织病理学样本，从而做最终确定治疗方案。

然而，我们不得不承认，即使我们有最先进的仪器、高清的影像设备，新的适应证和技术全面的医疗设备，内镜检查仍然没有广泛地应用于常规实践中。主要原因在于常规医学培训中内镜检查教学不到位以及没有规范化的研究生教育。欧洲妇科内镜学会（ESGE）已经通过建立妇科内镜手术教育和评估方案（GESEA）来弥补后者的不足，方案中包括讲座、操作培训和临床教程。这一核心内容基于在线教育模块，专注于技术的理论方面。确实，诊断和操作宫腔镜检查的正确方法不仅需要对宫腔内手术有足够的认知，也需要对解剖学，病理学，仪器，能量，并发症有深入的理论知识。

文字只能给出有用信息的一个大致印象，由于这一原因，书中大部分内容都涵盖高清影像图片，这对于所有的妇科医生接触先进的宫腔镜技术尤为重要。

卡尔米内·纳皮教授和阿蒂利奥·萨尔多博士编写了这本十分全面的著作，我强烈推荐给所有妇科医生。

这本关于宫腔镜的教科书涵盖从基础到高级的主要外科手术内容，也推荐给所有准备取得GESEA证书的医生同行。

宫腔镜的新时代已经开始了，这本书成功出版是传统技能和新的科学知识成功结合的有力证明。

这是一本了不起的著作，我衷心地祝贺卡尔米内·纳皮教授和阿蒂利奥·萨尔多博士。

鲁迪·坎普（Rudi Campo）
欧洲妇科内镜协会主席
2014年4月于鲁汶

前　　言

　　科学技术的高速发展正不断革新人们的生活，为人们创造便利，同时也推动着人们追上时代的步伐。手术领域更是如此，几十年来手术技术不断革新，现代科技为手术带来了令人兴奋的改变。

　　在妇科学，内镜领域最能体现科学技术的蓬勃发展与不断革新，其中宫腔镜领域最为明显。

　　在我从业的这四十年里，曾目睹了宫腔镜技术的显著进步。从一个年轻助理开始直至现在，我仍对这种不断革新的科技保持好奇心与兴趣，虽然有时也会以一种怀疑的眼光审视它。我有幸管理"费德里克二世"大学妇产科学系，如今这个学系在国际上以宫腔镜诊断治疗技术而闻名。

　　早期宫腔镜在妇科内镜中并不十分受到重视。当时由于大量技术挑战及仪器方面的缺陷，宫腔镜检查操作繁琐、难以掌握，因此极少应用于常规临床实践。在临床上诊疗疾病时通常依赖于刮宫术。

　　过去20年间，科学技术不断快速发展使得宫腔镜应用范围得以扩展，手术医师们也不懈努力提高技术，克服曾被认为无法超越的障碍，为宫腔镜模式开辟新天地。现今宫腔镜不仅常规应用于门诊，而且已成为诊断和治疗宫腔内病变的金标准，并开始应用于宫颈及阴道病变的诊断治疗。

　　因此现今完备的宫腔镜技术及设备应面向所有妇科医生，令接受过传统医学训练的医生及年轻一代医生都能够熟练使用。

　　为了这一目标，我们向所有医生推荐这本书，希望无论年长或年轻一代医生都能受益于这本实操性很强的指导性书籍。

　　对于年轻的妇产科医生，我们本着如下精神推荐本书：使医生们达到所需技能，同时保持审慎、适度和负责的态度，不过度技术崇拜，不屈从于技术崇拜潜在的诱惑。宫腔镜技术确实是一种可靠而不可或缺的技术，它简单易行，医生们会为征服它而着迷，因此有着极大前景。但它仅是完成临床诊断和治疗的一个部分，不能替代所有的临床诊疗。

　　生物医学领域和人类其他活动领域一样，只有在具有批判意识的专业人员的协调下，技术的发展才能转化为真正的临床过程。若科学屈服于技术，发展和进步之间的纽带将分崩离析，技术发展和临床间的协调关系将被颠覆。

卡尔米内·纳皮（Carmine Nappi）

2014年3月于意大利那不勒斯

目　　录

第1章
历史背景介绍 …………… 2
■ 宫腔镜简史 …………… 2
■ 参考文献 …………… 6

第2章
宫腔镜手术的发展史 ………… 8
■ 里程碑 …………… 8
　　1. 兴起与发展受限 …………… 8
　　2. 技术与设备的创新 …………… 8
　　3. 双极技术 …………… 8
　　4. 门诊宫腔镜手术 …………… 9
■ 参考文献 …………… 10

第3章
宫腔镜的仪器及设备、技术的
　　发展 …………… 12
■ 一、概述 …………… 12
■ 二、主要设备和器械 …………… 12
　　1. 宫腔视野 …………… 12
　　2. 膨宫系统 …………… 16
■ 三、门诊宫腔镜诊断治疗专用
　　仪器 …………… 18
　　1. 宫腔镜 …………… 18
　　2. 微型手术器械 …………… 20
■ 四、手术室宫腔镜的专用器械 …………… 22
　　1. 电切镜 …………… 22
　　2. 刨削系统 …………… 23
■ 五、门诊或手术室宫腔影像平台
　　设置 …………… 24
　　1. 数据存储系统 …………… 24
　　2. 一体化摄像系统 …………… 24

第4章
子宫内膜息肉 …………… 28
■ 一、定义、病因和分类 …………… 28
■ 二、临床表现 …………… 28
■ 三、宫腔镜前诊断 …………… 29
■ 四、宫腔镜诊断 …………… 29
■ 五、治疗 …………… 31
　　1. 门诊宫腔镜治疗 …………… 31
　　2. 电切镜手术治疗 …………… 32
　　3. 非典型子宫腺肌瘤样息肉的
　　　保守治疗 …………… 34
　　4. 息肉局部不典型增生的保守
　　　性治疗 …………… 35
■ 参考文献 …………… 35

第5章
子宫内膜增生 …………… 38
■ 一、定义与分类 …………… 38
■ 二、临床表现 …………… 39
■ 三、宫腔镜前诊断 …………… 39
■ 四、宫腔镜诊断 …………… 39
　　1. 概述 …………… 39
　　2. 宫腔镜下子宫内膜增生的
　　　形态学判断标准 …………… 40
　　3. 子宫内膜不典型增生宫腔镜
　　　判断标准 …………… 42
　　4. 窄带成像内镜 …………… 43
　　5. 子宫内膜活检 …………… 43
■ 五、治疗 …………… 44
　　1. 子宫内膜增生不伴不典型
　　　增生 …………… 44
　　2. 子宫内膜增生伴不典型
　　　增生 …………… 44

■ 参考文献 …………… 45

第6章
子宫内膜癌……………… 48
■ 一、定义、病因及分类 ……… 48
■ 二、临床表现 …………… 48
■ 三、宫腔镜前诊断 …………… 48
■ 四、宫腔镜诊断 …………… 49
　　1. 肿瘤的生长模式 …………… 52
　　2. 子宫内膜癌的宫内扩散…… 52
　　3. 宫颈管浸润 …………… 52
　　4. 前哨淋巴结活检 …………… 53
　　5. 宫腔镜检查的风险 ……… 53
■ 五、治疗 …………… 53
■ 参考文献 …………… 54

第7章
慢性子宫内膜炎 …………… 58
■ 一、定义和病因 …………… 58
■ 二、临床表现 …………… 58
■ 三、宫腔镜前诊断 …………… 58
■ 四、宫腔镜诊断 …………… 59
　　1. 宫腔镜直视下诊断 …… 59
　　2. 组织病理学诊断 …………… 61
■ 五、治疗 …………… 61
■ 参考文献 …………… 61

第8章
他莫昔芬相关病变 …………… 64
■ 一、概述 …………… 64
■ 二、宫腔镜前诊断 …………… 64
■ 三、宫腔镜诊断 …………… 65
　　1. 直接表现 …………… 65
　　2. 恶变征象 …………… 67
■ 四、治疗 …………… 67
■ 参考文献 …………… 68

第9章
黏膜下肌瘤 …………… 72
■ 一、定义及病因 …………… 72
■ 二、临床表现 …………… 72
■ 三、宫腔镜前诊断 …………… 73
■ 四、宫腔镜诊断 …………… 74
■ 五、宫腔镜下子宫肌瘤分型 … 75
■ 六、治疗 …………… 75
　　1. 0 型黏膜下肌瘤 …………… 78
　　2. Ⅰ～Ⅱ型黏膜下肌瘤 …… 82

■ 参考文献 …………… 85

第10章
先天性生殖道畸形 …………… 88
■ 一、定义、病因及分类 ……… 88
　　1. 子宫畸形 …………… 88
　　2. 阴道畸形 …………… 90
■ 二、临床表现 …………… 90
　　1. 子宫畸形 …………… 91
　　2. 阴道畸形 …………… 91
■ 三、宫腔镜前诊断 …………… 92
　　1. 子宫畸形（宫体及宫颈）…… 92
　　2. 阴道畸形 …………… 94
　　3. 与苗勒管畸形相关的生殖器
　　　畸形的诊断 …………… 95
■ 四、宫腔镜诊断 …………… 95
　　1. 概述 …………… 95
　　2. 宫腔镜检查的时机 …… 95
　　3. 宫腔镜技术 …………… 95
■ 五、治疗 …………… 97
　　1. 概述 …………… 97
　　2. 子宫畸形 …………… 97
　　3. 阴道畸形 …………… 102
■ 参考文献 …………… 103

第11章
宫腔粘连 …………… 108
■ 一、定义及病因 …………… 108
■ 二、临床表现 …………… 108
■ 三、宫腔镜前诊断 …………… 108
■ 四、宫腔镜诊断 …………… 109
■ 五、粘连程度 …………… 110
■ 六、治疗 …………… 111
　　1. 粘连分解手术 …………… 111
　　2. 宫腔镜电切术 …………… 111
■ 七、预防 …………… 111
■ 参考文献 …………… 113

第12章
子宫瘢痕憩室——剖宫产瘢痕
缺陷…………… 116
■ 一、定义及病因 …………… 116
■ 二、临床表现 …………… 116
■ 三、宫腔镜前诊断 …………… 117
　　1. 经阴道超声（TVS）…… 117

2. 宫腔声学造影（SHG）…… 118
3. 三维超声（3D US）……… 118
4. 子宫输卵管造影
（HSG）……… 118
■ 四、宫腔镜诊断 ……… 118
■ 五、治疗 ……… 119
1. 切除治疗 ……… 120
2. 门诊宫腔镜治疗 ……… 121
■ 六、手术疗效 ……… 121
■ 参考文献 ……… 122

第 13 章
子宫腺肌病 ……… 124
■ 一、定义、病因与分类 ……… 124
■ 二、临床表现 ……… 124
■ 三、宫腔镜前诊断 ……… 124
1. 经阴道超声检查
（TVS）……… 125
2. 子宫输卵管造影
（HSG）……… 125
3. 磁共振成像（MRI）…… 125
■ 四、宫腔镜诊断 ……… 126
■ 五、治疗 ……… 129
1. 门诊宫腔镜治疗 ……… 129
2. 电切镜治疗 ……… 129
■ 参考文献 ……… 131

第 14 章
胚物残留 ……… 134
■ 一、定义、病因与分类 ……… 134
■ 二、临床表现 ……… 134
■ 三、宫腔镜前诊断 ……… 134
1. 宫腔声学造影（HSG）…… 134
2. 彩色多普勒超声 / 三维
超声 ……… 134
■ 四、宫腔镜诊断 ……… 134
■ 五、治疗 ……… 134
1. 门诊宫腔镜 ……… 135
2. 电切治疗 ……… 135
■ 六、特殊情况 ……… 136
1. 葡萄胎 ……… 136
2. 宫腔镜对早期流产的
意义 ……… 137

■ 参考文献 ……… 138
第 15 章
宫内节育器 ……… 140
■ 一、概述 ……… 140
■ 二、宫腔镜检查在宫内节育器
放置过程中的作用 ……… 140
■ 三、宫腔镜检查与宫内节育器
重新放置 ……… 141
■ 四、宫腔镜与取出宫内节育
器 ……… 142
■ 五、宫腔镜与输卵管绝育术 ……… 143
■ 参考文献 ……… 143

第 16 章
异常子宫出血 ……… 146
■ 一、定义、病因和分类 ……… 146
■ 二、临床表现 ……… 146
■ 三、宫腔镜前诊断 ……… 146
■ 四、宫腔镜诊断 ……… 147
■ 五、治疗 ……… 147
1. 宫腔镜下子宫内膜切
除术 ……… 148
2. 手术技术 ……… 149
3. 术前治疗 ……… 151
4. 术后随访 ……… 151
■ 参考文献 ……… 151

第 17 章
输卵管绝育 ……… 154
■ 一、概述 ……… 154
1. 流行病学 ……… 154
2. 输卵管绝育手术发展史 ……… 154
3. 宫腔镜下输卵管绝育术 ……… 154
■ 二、Essure 系统引导下微栓
置入术 ……… 155
1. 概述 ……… 155
2. 背景 ……… 156
3. 手术时机 ……… 156
4. 手术器械 ……… 156
5. 手术方法 ……… 156
6. 取出 ……… 159
7. 并发症 ……… 160
8. 随访 ……… 160
9. 效果 ……… 163

10. 禁忌证 …………… 163

11. 联合手术 …………… 164

12.Essure 微栓用于治疗 …… 164

13. 知情同意 …………… 164

■参考文献 …………… 164

第18章 子宫肉瘤 …………… 168

■一、定义、分类和病理 … 168

■二、临床表现 …………… 168

■三、宫腔镜前诊断 ……… 168

■四、宫腔镜诊断 ………… 168

■五、治疗 ………………… 169

■参考文献 ………………… 170

第19章 宫颈管病变 …………… 174

■一、概述 ………………… 174

■二、解剖学概述 ………… 174

■三、宫颈良性病变 ……… 175

1. 纳氏囊肿 …………… 175

2. 宫颈息肉 …………… 177

3. 宫颈粘连 …………… 180

4. 罕见病变 …………… 182

■四、癌前病变 …………… 185

1. 定义、病因和分类 … 185

2. 临床表现 …………… 186

3. 宫腔镜前诊断 ……… 186

4. 宫颈管内镜：设备和
技术 …………………… 187

■参考文献 ………………… 189

第20章 宫颈腺癌 ……………… 192

■一、定义、病因和分类 … 192

■二、临床表现 …………… 192

■三、宫腔镜前诊断 ……… 192

1. 体格检查 …………… 192

2. 巴氏涂片检查 ……… 192

3. 阴道镜 ……………… 192

4. 盆腔超声、数字断层扫描
和 MRI …………… 193

■四、宫腔镜或宫颈管内镜
诊断 …………………… 193

■五、治疗 ………………… 194

■参考文献 ………………… 194

第21章 宫腔镜治疗的疑难杂症 …… 196

■一、阴道病变 …………… 196

1. 阴道息肉 …………… 196

2. 阴道异物 …………… 196

3. 阴道纵隔 …………… 199

4. 阴道子宫内膜异位症 … 199

5. 阴道穹隆疾病 ……… 200

■二、宫内疾病 …………… 202

1. 子宫阴道填塞 ……… 202

2. 子宫内膜骨化生 …… 203

3. 血管营养不良 ……… 204

4. 坏死性白细胞增多伴硬化性
玻璃样变 …………… 205

5. 输卵管开口太阳征 … 205

■参考文献 ………………… 207

第22章 宫腔镜的并发症 ………… 210

■一、概述 ………………… 210

■二、门诊宫腔镜的并发症 … 210

1. 术中并发症 ………… 210

2. 术后并发症 ………… 214

3. 预防措施和治疗措施 … 215

■三、手术室宫腔镜的并发症 … 215

1. 术中并发症 ………… 215

2. 术后并发症 ………… 221

3. 结论 ………………… 222

■参考文献 ………………… 222

推荐器械及设备 …………… 225

1

历史背景介绍

目　录

宫腔镜简史　2

参考文献　6

宫腔镜简史

宫腔镜对现代妇科学而言有着哥白尼般的意义，其带来的影响是革命性的。19世纪中叶以来，如果不是腹腔镜率先扩展了进入腹腔的方式，宫腔镜则会首次"揭示"一个既往无法探究的人体区域。

内镜由一位意大利裔德国医生Philipp Bozzini（1773—1809年）（图1-1）于1804年发明。他设计的这种光导管（图1-2）工具让他第一次直接看到"一个活体动物体内空腔和间隙"。他断言道："眼见为实，将不再出错"。然而遗憾的是，Bozzini从来都没有用他的光导管探查过宫腔。

直到1869年，一位来自马切拉塔的名叫Diomede Pantaleoni（1810—1885年）（图1-3）的意大利医生完成了第一例宫腔镜检查。他成功地在一位反复异常子宫出血的60岁妇女宫腔内发现了小的子宫内膜息肉（像小黑莓大小的息肉样结构）；他用硝酸银周期疗法成功地治愈了这位患者，并将这个病例发表在1869年7月14日《医学新闻》上。

现代宫腔镜最终定义为明确宫腔内疾病的诊断并实施相应治疗。Pantaleoni也因此成为设想和实践宫腔镜的第一人。

检查过程中，Pantaleoni使用了1853年巴黎泌尿科医生Antonin Jean Désormeaux（1815—1882年）（图1-4）研发的12mm口径的膀胱镜。这种膀胱镜类似Bozzini发明的光导管，酒精和松节油燃烧产生的光线通过一系列的折射，进入可以插入空腔器官的检查管道中（图1-5）。

起源上，宫腔镜和膀胱镜密切相关，但因膀胱比子宫更易膨胀，容积更大，所以宫腔镜的发展没有膀胱镜快。虽然首次宫腔镜检查Pantaleoni就取得了巨大成就，但是随后几年，宫腔镜的发展受到

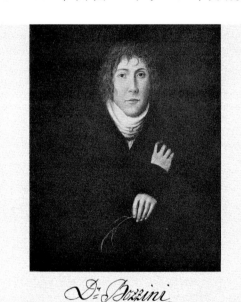

图1-1　Philipp Bozzini（1773—1809年）

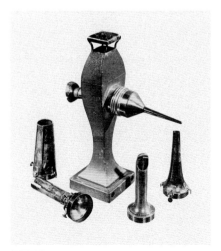

图1-2　Philipp Bozzini发明的光导管

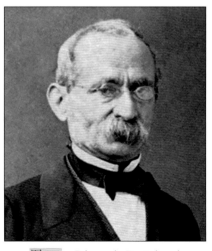

图1-3　Diomede Pantaleoni（1810—1885年）

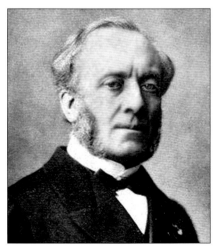

图1-4　Antonin Jean Désormeaux（1815—1882年）

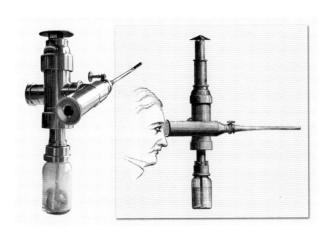

图1-5　1853年A.J. Desormeaux膀胱镜示意图
（医学史博物馆，法国巴黎）

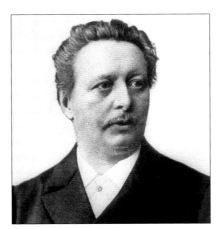

图1-6　Maximilian Carl Friedrich Nitze
（1848—1906年）

技术和设备方面的阻碍，仍然很难借助宫腔镜看清宫腔的全貌。

　　内镜虽然可帮助肉眼直视体腔内部，但如果管道直径不足2cm时，操作往往很难成功。对于非孕期患者，进入宫颈管实际上是相当困难的，也会造成患者剧烈疼痛，需要使用麻醉剂来缓解。由于某些生理因素以及子宫内黏膜出血倾向，致子宫壁扩张困难，缺乏清晰的视野，同时有子宫穿孔和腹膜炎风险，因此检查难以成功实施。最早期的内镜只有管道，没有透镜，光线传入子宫的方法仍处于初级阶段，使得令宫腔镜更像是仅仅为了满足科学的好奇心的小工具，却并没有真正的临床价值！

　　为了提高内镜的视野，1877年柏林的泌尿科医师Maximilian Carl Friedrich Nitze（1848—1906年）（图1-6）改进了Désormeaux的内镜。他在管道远端加了一个用于放大图像的透镜，并在透镜后放置了一个改良的爱迪生灯用作光源。一方面，Nitze的新技术在泌尿学界取得了巨大的成功，但在妇科学界，仍有人对其持怀疑态度。1880年，一篇题为《小小妇科学手术》的文章这样写道："当宫颈扩张至允许宫腔镜进入的程度，指检反而更为实用，因手指可触及子宫全部表面，而腔镜仅能看到直径一英寸至一英寸半的区域。与在膀胱中不同，腔镜的管道无法朝不同方向转动。宫腔镜若要成为有效且安全的诊断技术，必须改进光学照明系统、膨宫灌流系统以及减小器械口径。"

　　1898年，Simon Duplay（1836—1924年）和

Spiro Clado（1862—1920年）执笔第一篇有关宫腔镜的文章《宫腔初探》，报道了巴黎Hotel-Dieu医院的27例应用宫腔镜手术器械和技术的临床病例。1914年，Alfred Heineberg在Nitze的宫腔镜基础上加入了热盐水灌注的并行通道和流出通道，从而允许灌流液持续通过同一内镜。因此，Heineberg的宫腔镜被认为是有史以来第一个持续灌流的宫腔镜。

　　从20世纪50年代后叶以来，宫腔镜经历了全新的改革，变得前所未有的灵敏和有效。1952年，M.Fourestier，J.Vulmiére和A.Gladu使用一块石英将外部光源传入支气管镜的远端，从而开发了"冷光"的概念。他们用以下预言来形容这份成果："我们相信，我们所获得的结果将有助于探索与支气管镜相似的其他内镜医学。"

　　1959年，Harold Horace Hopkins教授（1918—1994年）（图1-7）联合了德国企业家兼发明家Karl Storz先生（1911—1996年）（图1-8），改进了镜片的形状和长度：将原来的球面透镜替换为较长的柱面透镜。这种改变可令镜头产生更少的光学像差，增加图像亮度和清晰度，同时减小器械的口径（图1-9）。这一重要的创新极大地促进了现代宫腔镜的发展。1970年，K.Edstrom和F.Fernstrom提出使用35%右旋糖酐溶液（葡聚糖）作为膨宫介质，并在宫腔镜内增加两条通道：一条液体灌流，一条通过器械，如活检钳等。

　　1971年，德国Hans-Joachim Lindemann教授

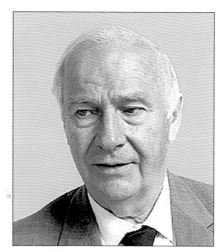

图1-7　Harold Horace Hopkins
（1918—1994年）

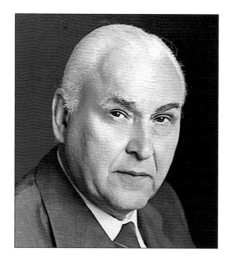

图1-8　Karl Storz
（1911—1996年）

（1920—2012年）提出使用二氧化碳（CO_2）作为膨宫介质，认为流速80～100ml/min，压力不超过200mmHg对患者是安全的。1974年Lindemann与Peter P.Wiest博士合作，研发了可调流量和压力的子宫膨气机，用以监测和控制诊断性宫腔镜中气体注入。为了避免在检查过程中气体逸出，Lindemann为宫颈设计了一个包含真空罩的特殊的适配器。1980年，他出版了Atlas der Hysteroskopie（《宫腔镜图谱》）一书。

同一时期，日本科学家O.Sugimoto建议使用生理盐水作为膨宫介质，并在1978年发表一篇题为《宫腔镜诊断与治疗》的文章。日本Takaaki Mohri等报道宫腔镜下可以清楚地看到输卵管开口并且可拍摄早期胚胎。日本对宫腔镜发展的另一个重要贡献是20世纪80年代硬性町田宫腔镜的发展，它具有60°视野和经通风冷却的氙气光源，由附着于目镜近端的光纤电缆传导光线。

在欧洲，直到20世纪70年代末80年代初，法国的Jacques Hamou才革命性地拓展了宫腔镜领域，创建了1型Hamou微型阴道子宫镜（图1-10），

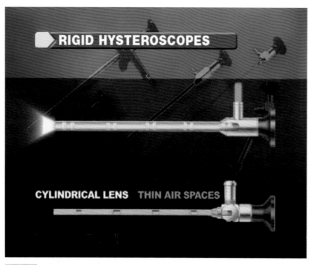

图1-9　第一代由小型球面透镜构成的硬性镜（上）和第二代由长圆柱形透镜构成的硬性镜（下）

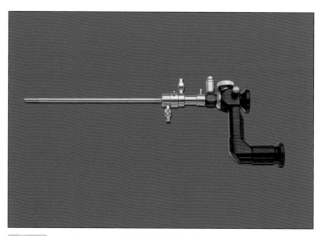

图1-10　1型Hamou微型宫腔镜（1979）：由一个30°前倾镜体（直径4mm，长24cm）组成，现今常与直径5.4mm的外鞘或直径6.5mm持续灌流的双管鞘配合使用，使整个术野和接触视觉放大150倍

将直径4mm的镜体插入无菌鞘中,气体膨宫介质(CO_2)由鞘进入宫腔。这种宫腔镜的特点是可将图像放大四个不同级别,最大可达150倍,可进行形态学甚至细胞学的评估。

到了20世纪80年代,宫腔镜仍没有任何重大的技术改进,宫腔镜操作仍使用所谓的"传统技术"。该方法用CO_2作为首选的气体膨宫介质,使用窥器和宫颈钳暴露宫颈。由于宫腔镜的直径大,检查前必须扩张宫颈,同时采用局部或全身麻醉,术后需住院观察。

在20世纪90年代初,技术和设备的进步宫腔镜更加微创,它精简了手术室内操作流程,在英国的临床实践中获得越来越广泛的认同。同时,由于门诊宫腔镜具有避免麻醉和宫颈管扩张等优势,其

数量短时间内急剧上升。

Stefano Bettocchi(图1-11)师从Bruno J. Van Herendael,对于门诊宫腔镜的发展和传播贡献卓著。他将双通道持续灌流的6.5 mm宫腔镜外鞘改良为5 mm椭圆形截面外鞘(图1-12),使其更符合人体工程学,进入宫颈内口时更舒适。另外,5Fr口径的器械还可以放入器械操作孔道(图1-13)。尤为值得一提的是,Bettocchi研发出一种能将宫腔镜置入子宫的无创技术,免除了使用窥器、宫颈钳的过程,这就是如今的阴道内镜或非接触宫腔镜技术。此外,他将如今受到广泛应用的生理盐水作为首选膨宫介质,作为CO_2的替代选择。

2000年,Kremer C等进行了第一项随机对照研究,比较门诊与手术室宫腔镜操作。结果表明,

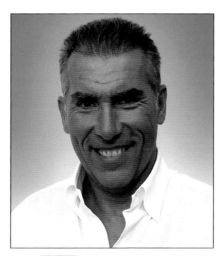

图1-11 Stefano Bettocchi
(罗马,1961—),门诊宫腔镜先驱

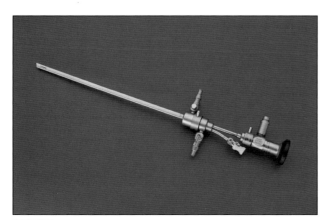

图1-12 Bettocchi持续灌流宫腔镜(KARL STORZ,德国),操作孔道直径5mm,5Fr

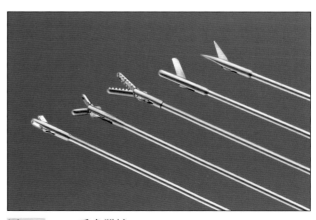

图1-13 5Fr手术器械

在患者依从性相似的条件下，接受门诊宫腔镜操作的患者恢复期显著缩短。在随后的几年中，大量的研究表明，门诊宫腔镜诊断准确率与手术室宫腔镜不相上下。此外，门诊宫腔镜可以减少麻醉相关的风险，节省费用，且患者依从性更好。

目前，门诊宫腔镜可以作为宫腔探查的金标准，它拥有手术室宫腔镜的特性，克服了宫腔内诊断性刮宫的局限性。

张君妍　译

李海霞　审

参考文献

1. Bazzini P. Il conduttore di luce. Ed. Cofese Palermo 1996.

2. Bettocchi S. New Era of Offce Hysteroscopy. The Journal of the American Association of Gynecologic Laparoscopists.1996; 3(4, Supplement): S4.

3. Bettocchi S, Ceci O, Nappi L, et al. Operative offce hysteroscopy without anesthesia: analysis of 4863 cases performed with mechanical instruments. The Journal of the American Association of Gynecologic Laparoscopists. 2004; 11(1): 59–61.

4. Bettocchi S, Selvaggi L. A vaginoscopic approach to reduce the pain of offce hysteroscopy. The Journal of the American Association of Gynecologic Laparoscopists. 1997; 4(2): 255–8.

5. David C. Endoscopie de l'utérus après l'avortement et dans les suites de couches normales et pathologiques. Bulletin de la Société d'obstétrique de Paris 1907; 10: 288–92.

6. Duplay S, Clado S. Traité d'hystéroscopie, instrumentation, technique opératoire, étude clinique. Simon, Rennes 1898.

7. Edstrom K, Fernstrom I. The diagnostic possibilities of a modifed hysteroscopic technique. Acta obstetricia et gynecologica Scandinavica. 1970; 49(4): 327–30.

8. Figdor PP, Brandt T. The development of endoscopy in the 19th century including a documentation on the return of Bozzini's original light conductor from the USA to Vienna. 2010; Tuttlingen: Endopress.

9. Fourestier M, Gladu A, Vulmière J. Perfectionnements à l'endoscopie médicale. Réalisation bronchoscopique. La Presse Médicale. 1952(60): 1292–4.

10. Gauss CJ. Hysteroskopie. Archives of Gynecology and Obstetrics 1928; 133: 18.

11. Gonzales G. Storia dell'isteroscopia. Passoni Editore, Milano 2008.

12. Hamou J. Hysteroscopie et microhysteroscopie avec un instrument nouveau: Le microhysteroscope. Endosc Gynecol. 1980(2): 131.

13. Hamou JE. Hystéroscopie et microcolpohystéroscopie: atlas et traité: Masson; 1986.

14. Heineberg A. Uterine endoscopy: an aid to precision in the diagnostic of the intrauterine disease, a preliminary report, with the presentation of a new uteroscope. Surgical Gynecology and Obstetrics 1914; 18: 513.

15. Kremer C, Duffy S, Moronev M. Patient satisfaction with outpatient hysteroscopy versus day case hysteroscopy: randomized controlled trial. British Medical Journal 2000; 320 (7230): 279–82.

16. Lindemann HJ. Eine neue Untersuchungsmethode für die Hysteroskopie, Endoscopy 1971; 03(4): 194–199

17. Lindemann HJ, Gallinat A. Atlas der Hysteroskopie: Untersuchungstechnik, Diagnostik, Therapie der Gebärmutterhöhle. Stuttgart-New York: Gustav Fischer; 1980. 96 p.

18. Menken FC. Endoscopy procedures and their combined application in gynecology. Journal of Reproductive Medicine 1974; 13: 250.

19. Mohri T., Mohei C., Yamadori F. The original production of the glassfber hysteroscope and a study on the intrauterine observation of the human fetus, things attached to the fetus and inner side of the uterus wall in late pregnancy and the beginning of delivery by means of hysteroscopy and its recording on the flm. Journal of the Japanese Obstetrical & Gynecological Society. 1968; 15(2): 87–95.

20. Munde PF. Minor surgical gynecology. Manual of uterine diagnosis and the lesser technicalities Gynecological Practice Ed. Wood, New York 1880; p.99.

21. Nitze M. Eine neue Beleuchtungs-und Untersuchungsmethode für Harnröhre, Harnblase und Rektum. Wien med Wschr 1879; 29: 713–16

22. Norment WB, Sikes CH, Berry FX, Bird I. Hysteroscopy. Surgical Clinics of North America 1957; 37(5): 1377–86.

23. Pantaleoni D. On endoscopic examination of the cavity of the womb. The Medical Press and Circular 1869; 8: 26.

24. Rubin IC. Uterine endoscopy, endometrioscopy with the aid of uterine insufflation. American Journal of Obstetrics & Gynecology 192; 10: 313–27.

25. Schroeder C. Über den Ausbau und die Leistungen der Hysteroskopie. Archiv für Gynäkologie. 1934; 156(3): 407–19.

26. Segond R. L'hysteroscopie. Bulletin of the Society of Obstetrics and Gynecology 1934; 23: 709–11.

27. Silander T. Hysteroscopy through a transparent rubber balloon. Surgery, gynecology & obstetrics. 1962; 114: 125–7.

28. Sugimoto O. Diagnostic and therapeutic hysteroscopy for traumatic intrauterine adhesions. American journal of obstetrics and gynecology. 1978; 131(5): 539–47.

2

宫腔镜手术的发展史

目　录

里程碑　8
- 兴起与发展受限　8
- 技术与设备的创新　8
- 双极技术　8
- 门诊宫腔镜手术　9

参考文献　10

第2章 宫腔镜手术的发展史

里程碑

1.兴起与发展受限

第一位施行宫腔镜操作的外科医师Diomede Pantaleoni（1810—1885年），实现了在有限的宫腔内行诊断及手术治疗的愿望。他不仅诊断了一例内膜息肉，还利用内镜技术将其用硝酸银烧灼成功。尽管闪亮登场，但宫腔镜的使用仍受到限制。直到20世纪50年代，医生才利用诊断性的尖端器械与宫腔镜在输卵管绝育术中进行几项基本操作。

事实上，术者在行宫腔镜操作时会受到很大的限制。医生不得不通过目镜看宫腔，阻碍了他的操作。手术用宫腔镜宽5～6mm，整套仪器组装后总直径7～8mm，此外，术者在置入直径约4mm的操作工具（镊子、剪刀）时，经常需要跪在患者的检查椅旁。

2.技术与设备的创新

20世纪80年代起，因摄像机、单极系统等技术和设备的创新，更复杂的手术方式开始应用于临床。20世纪80年代相机的出现（图2-1），使得图像能够被放大，令术者能够以坐姿操作，而不影响手术操作。另一方面，术者可以用一只手将镜头举至眼前，另一只手进行手术，这样手术便变得更加容易。

至此，宫腔镜术者便可进行难度大的操作，如小纵隔的切开、息肉及小黏膜下肌瘤的切除。息肉和（或）肌瘤病灶可在其基底部切除，但是不能被切成小的碎片，以致如果切下的组织大于宫颈内口直径，则会遗留在宫腔内。

随着宫腔镜电切术的开展，宫腔镜器械从冷器械过渡到单极能源器械。为了取出病灶，医生开始对病灶进行切割以减少病灶体积。1981年，F.A. Chervenak和P.S. Neuwirth首次应用单极电切镜进行子宫肌瘤剔除术。1983年，A. DeCherney等人于1983年完成了第一例子宫内膜切除术。1987年，J.P. Hallez设计了第一个妇科专用电切镜（图2-2），包括一个直径6mm外鞘，3mm镜体（0°视角），以及持续灌流系统，膨宫介质为甘露醇-山梨醇或甘氨酸乙醇溶液。直到1989年美国食品药品管理局（U.S. Food and Drug Administration, FDA）才批准电切镜在妇科中应用。

渐渐地，宫腔镜手术成为常规妇科手术，并取代了传统的手术治疗方式（子宫切除术、刮宫术和经腹子宫成形术）。1995年，Ivan Mazzon（图2-3）使用"冷环"（图2-4）剔除部分位于肌壁间的黏膜下肌瘤。该环不通电，通过正确识别壁间肌瘤的囊壁来剔除肌瘤，令宫腔镜成为壁间内凸肌瘤的主要治疗手段。

3.双极技术

1997年，因Versapoint双极电切系统（Gynecare，爱惜康内镜手术器械公司，美国新泽西州）（图2-5）的市场推广，双极宫腔镜（由高频双极发生

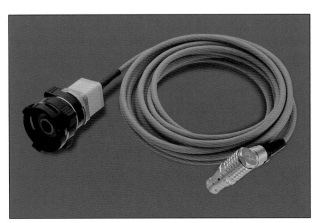

图2-1　20世纪80年代早期内镜摄像头代表模型（KARL STORZ便携内视相机536）

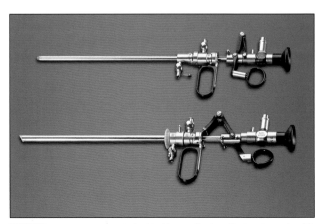

图2-2　J.P. Hallez研发的第一代妇科宫腔电切镜（KARL STORZ，德国）

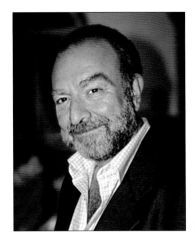

图2-3 Ivan Mazzon（布雷西亚，1952年）

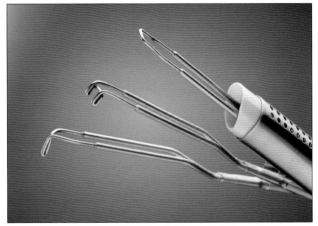

图2-4 切除黏膜下肌瘤的Mazzon冷环（KARL STORZ，德国）

器和双极同轴电极组成）越来越广泛地应用于切割、烧灼、电凝。

相对于单极，宫腔镜双极技术的优点在于减少切除时能量释放，采用生理盐水溶液作为膨宫介质，而不是非离子液体表面活性剂（山梨醇、甘露醇、甘氨酸等）。

4.门诊宫腔镜手术

随着技术和设备的进步，宫腔镜手术变得更加安全和微创。20世纪90年代，宫腔镜领域就出现了新的理念：门诊宫腔镜手术，即宫腔镜"即诊即治"，模糊了诊断和手术治疗的界线，提出了在同一手术中，诊断和治疗结合的概念。

宫腔镜技术的创新对宫腔镜发展和普及、应用意义重大：改为小口径、持续灌流、增加一个插入冷器械操作的通道（图2-6）。现代宫腔镜不仅可以直视宫腔，而且毋需术前用药或麻醉，可在相对较短时间内进行活检术或治疗良性病变。

基于子宫的解剖特点，宫腔镜手术可以不需要镇痛或者麻醉。子宫内的感觉神经主要分布于子宫肌层，子宫内膜和纤维组织中无神经分布。操作器械（剪刀、抓钳等）（图2-7）是真正实现门诊宫腔镜手术理念的唯一选择；一系列直径只有5 Fr电极（图2-8、图2-9）的出现，扩大了门诊治疗疾病的范围，仅少数患者需要进入手术室进行电切手术。

然而，选择在门诊而不是住院治疗的患者数量仍然出乎意料的低。门诊手术理念低接受率的原因，我们总结为：

①需要复杂、专用的仪器而投入高。然而，实际上目前文献表明手术室使用加上住院的支出，一般大于门诊手术所需的费用。

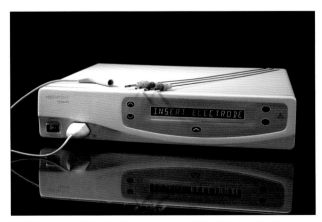

图2-5 电力手术系统：Versapoint™双极电切系统（Gynecare，爱惜康内镜手术器械公司，美国新泽西州）

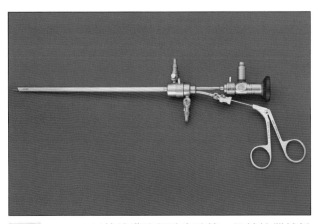

图2-6 Bettocchi持续灌流门诊宫腔镜，机械性器械插入操作孔道

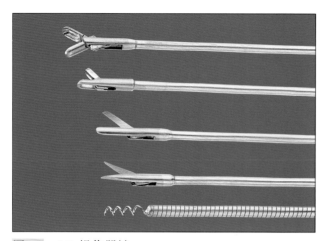

图2-7   5 Fr操作器械

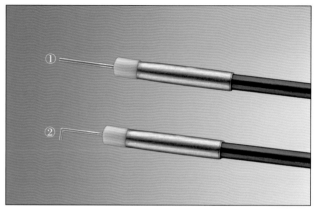

图2-9   ①直电极针状电极   ②5 Fr电极（KARL STORZ，德国）

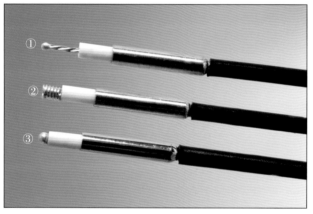

图2-8   Versapoint™ 5 Fr电极(Gynecare, 爱惜康内镜手术器械公司)：①钩状   ②螺旋状   ③球状

②对专业术者的要求更高。实际上新型宫腔镜不仅轻便，还符合人体工程学，经过充分的培训，门诊手术的学习曲线相当短暂。

直到目前，一些妇科医生和患者确信在无麻醉下行门诊宫腔镜操作会更加痛苦，因此更倾向于选择传统方式。这对于普及门诊宫腔镜理念仍是一大挑战。因此，近年来医生们进行了许多减少门诊操作不适和疼痛的尝试，例如使用盐水作为膨宫介质，减小宫腔镜的直径，以及阴道内镜技术的应用。如今，门诊宫腔镜的推广已初见成效，在门诊电切镜手术也已成为常规临床操作，大大丰富了现代宫腔镜的治疗模式。

目前，传统手术和门诊手术已不再相互矛盾，而是经历了合理融合，彼此互为补充：根据疾病本身，通过对临床病例的完整评估，选择最合适的手术方式，形成个体化治疗方案。

张君妍   译

李海霞   审

参考文献

1. Bettocchi S. New Era of Office Hysteroscopy. J Am Assoc Gynecol Laparosc. 1996; 3(4, Supplement): S4.

2. Bettocchi S, Ceci O, Di Venere R, et al. Advanced operative offce hysteroscopy without anaesthesia: analysis of 501 cases treated with a 5 Fr. bipolar electrode. Hum Reprod. 2002; 17(9): 2435–8.

3. Bettocchi S, Ceci O, Nappi L, et al. Operative offce hysteroscopy without anes thesia: analysis of 4863 cases performed with mechanical instruments. J Am Assoc Gynecol Laparosc. 2004; 11(1): 59–61.

4. Chervenak FA, Neuwirth RS. Hysteroscopic resection of the uterine septum. Am J Obstet Gynecol. 1981; 141(3): 351–3.

5. Decherney A, Polan ML. Hysteroscopic management of intrauterine lesions and intractable uterine bleeding. Obstet Gynecol. 1983; 61(3): 392–7.

6. Decherney AH, Diamond MP, Lavy G, et al. Endometrial ablation for intractable uterine bleeding: hysteroscopic resection. Obstet Gynecol. 1987; 70(4): 668–70.

7. Fernandez H, Gervaise A, De Tayrac R. Operative hysteroscopy for infertility using normal saline solution and a coaxial bipolar electrode: a pilot study.

Hum Reprod. 2000; 15(8): 1773–5.

8. Hallez JP. [Transcervical intrauterine resection. A surgical technique that is safely controlled and non-traumatic]. J Gynecol Obstet Biol Reprod (Paris). 1987; 16(6): 781–5.

9. Hallez Jp, Netter A, Cartier R. Methodical intrauterine resection. Am J Obstet Gynecol. 1987; 156(5): 1080–4.

10. Kung Rc, Vilos Ga, Thomas B, et al. A new bipolar system for performing operative hysteroscopy in normal saline. J Am Assoc Gynecol Laparosc. 1999; 6(3): 331–6.

11. Mazzon I. Nuova tecnica per la miomectomia isteroscopia: enucleazione con ansa fredda. In: Cittadini E, Perino A, Angiolillo M, et al., editors. Testo-Atlante di Chirurgia Endoscopica Ginecologica. cap. XXXIIIb. Palermo: Cofese Ed.; 1995.

12. Vilos GA. Intrauterine surgery using a new coaxial bipolar electrode in normal saline solution (Versapoint): a pilot study. Fertil Steril. 1999; 72(4): 740–3.

3

宫腔镜的仪器及设备、技术的发展

目 录

概述 12

主要设备和器械 12

■宫腔视野 12

■膨宫系统 16

门诊宫腔镜诊断治疗专用仪器 18

■宫腔镜 18

■微型手术器械 20

手术室宫腔镜的专用器械 22

■电切镜 22

■刨削系统 23

门诊或手术室宫腔影像平台设置 24

■数据存储系统 24

■一体化摄像系统 24

第3章 宫腔镜的仪器及设备、技术的发展

一、概述

在过去20年，妇科学经历了飞速的变革，并且内镜技术被广泛应用，尤其是宫腔镜。这得益于相关仪器设备技术的发展及手术技巧的不断进步。

因此本章将聚焦近代宫腔镜技术的发展历史。

二、主要设备和器械

无论诊断或治疗，无论门诊或手术室，宫腔镜设备的目的都是为了更好地膨宫，呈现最佳的图像。

1.宫腔视野

术者视野的清晰度是正确诊断、精准有效治疗的先决条件，获得最佳图像的五个主要因素如下：

■ 摄像主机
■ 监视器
■ 冷光源
■ 导光束
■ 光学视管

（1）摄像主机

在现代宫腔镜检查中，摄像主机已完全代替人眼（图3-1）。

关于摄像主机，主要参数如下：

■ 敏感性：勒克斯数代表着获得一张图像的最小数量的光照值（勒克斯数量与敏感性成反比）。
■ 分辨率：是由图像中经线的数量决定的，图像可呈现在显示器上（线条数量越多，分辨率越高）。
■ 清晰度：与晶片包含的图像像素数量成正比。晶片是一个微型处理器（也称CCD），可将光学影像转换为电信号，被摄像机捕捉的图像分解为红、绿、蓝三种颜色，可将其传输到单晶片或三晶片上。由此可见，晶片数量越多，图像清晰度越高。
■ 放大：是将图像放大并呈现在监视器上，当使用小直径导光束（<3mm），该功能是必需的，这种情况常见于宫腔镜。
■ 信噪比：通常缩写为SNR或S/R，为数量值，表达了在获取、处理、传递信息时产生干扰或噪声后所得到的信号。由于活动性出血引起低照明造成视觉困难，高信噪比可将图像的变化降至最低。

总之，最佳的摄像系统应该具备低勒克斯数、高分辨率、高清晰度、强大的放大功能和高信噪比。

目前，KARL STORZ IMAGE1 S影像系统代表着最先进的影像平台之一，提供了全高清图像，并且有多种模式可选。该系统可明显改善图像，并为术者提供附加信息。

该款带有特定软件的先进的影像平台系统，可以减少因为增强颜色强度和对比度来识别病变所带来的阴影。总之，该系统可呈现更多的信息。

IMAGE1 S为用户提供了四种模式。这四种模式用于改善视频信号色彩及改进图像细节。四种模式分别为：CLARA、CHROMA、SPECTRA A*及SPECTRA B**（图3-2）。

CLARA模式（图3-2）可以提高较暗区域的亮度以获取更清晰的图像。过度曝光及有光反射区域的亮度降低，而较暗区域的亮度增加。

CHROMA模式（图3-2）增强了色彩对比，尤其是强调生理结构，而不改变颜色。通过此原理，CHROMA提供了不同组织间的对比度。CLARA与CHROMA模式联合，局部放大微细结构，改善图像深度获取更多信息。

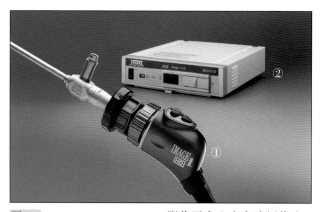

图3-1　IMAGE1 HUB™ HD影像平台和全高清摄像头

SPECTRA*模式有SPECTRA A和B两种模式可供选择。均基于颜色修正，SPECTRA A*模式（图3-2）主要基于蓝色和绿色光谱信号，然而B**模式降低红色光谱信号，维持整个颜色光谱在原始波段的限制内。

SPECTRA A*模式应用于增强富含血红蛋白的结构，改善黏膜血管脉络的清晰度和一致性。在低照明情况下，SPECTRA B**模式更适用，因其可更清晰地显示血管组织，改善深度部位的图像。

IMAGE1 S系统的一个独特特征是其针对内镜图像提供了三种不同的视觉选择，通常用户可自由选择标准白光模式或IMAGE1 S视觉模式。第三个选择称为双像呈现，是IMAGE1 S的主要特点，标准白光模式图像在屏幕的左侧，IMAGE1 S增强模式图像在屏幕的右侧，通过双像呈现功能将标准图像和增强图像同时显示，可进行对比分析（图3-3，图3-4）。在使用双像呈现功能时，仍可获取静态图片或存储动态影像。

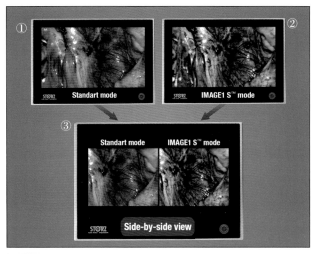

图 3-3　KARL STORZ IMAGE1 S 系统

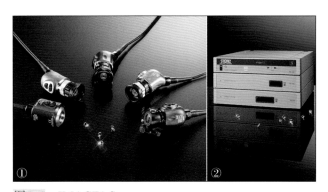

图 3-4　IMAGE1 S
①全高清摄像头　②IMAGE1 S影像系统

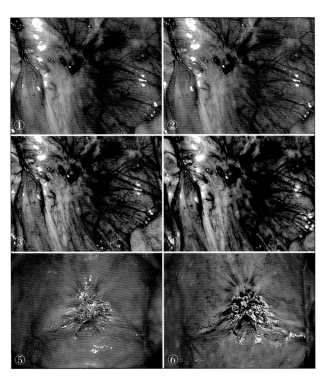

图 3-2　IMAGE1 S 系统不同模式
①标准白光　②CLARA　③CHROMA　④SPECTRA A*
⑤标准白光　⑥SPECTRA B**

---

*SPECTRA A：不支持在美国地区销售
**SPECTRA B：不支持在美国地区销售

（2）显示器

在选择显示器前，要评估显示器分辨率及可视面积。如果显示器很小，需放置到离术者很近的位置，会影响术者视线，使其无法自如操作器械，助手的移动也会受到影响（图3-5）。

（3）冷光源

1960年，Karl Storz预言外界光源通过内镜进入人体及被检查的区域是可实现的。这促进了冷光源内镜的诞生（图3-6）。

过去四十年，出现了多种类型的冷光源，因为宫腔本身偏红会吸收光线，所以以上所说的冷光源都会通过提高功率以获取更清晰的宫腔图像。

目前，氙灯光源（图3-7①）优于卤素灯（图3-7②），原因如下：

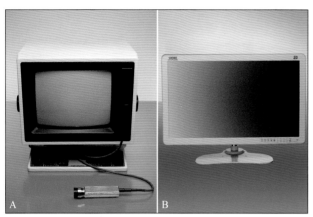

图3-5　老款阴极射线管屏幕（A）和全数字高清 2D-3D宽屏显示器（B）

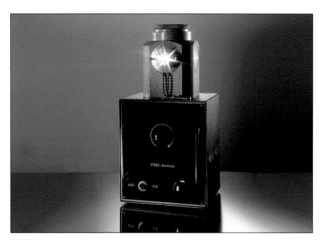

图3-6　60年代冷光源（KARL STORZ，德国）

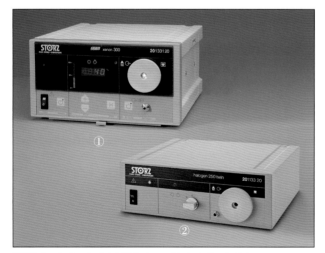

图3-7　氙灯冷光源①氙灯　②卤素灯冷光源

■ 氙灯发出的光线强度是卤素灯的两倍。

■ 对于内镜而言白光是最理想的。

■ 在寿命周期内，光线强度会持续保持直到达到灯泡寿命。

■ 生命周期长（约500小时）。

■ 因为氙灯色温更适合人眼（5000～6400K），所以色度精确且色彩自然（色温单位开尔文）。太阳光色温被认为是最佳的（＞7000K），光源色温越接近太阳光，眼睛越能接收更多的光且色彩更逼真。

175W氙灯提供门诊宫腔镜所需的视野深度。如果需录像，选择300W的氙灯效果更好。

（4）导光束

通过光导纤维或液晶均可将光源发出的冷光传输到光学视管。

通过光导纤维进行光的传输基于光的全反射原理。无论纤维是直的或呈弯曲状，光线从一侧进入，通过不断在内部纤维的表面进行反射曲折前进，最后以进入时同样的角度呈现在导光束的另一端。但是光导纤维很脆弱，任何损坏或不恰当的弯曲都会立刻降低光的强度。

光导纤维导光束（图3-8①）直径3.5～5mm，长度180～350cm。通常用于宫腔镜的导光束为直径5mm，长度180cm。

液晶导光束通常为胆甾相液晶，使用同样的光源，液晶导光束传导的光线强度高于光导纤维导光束。尽管由于其高硬度经常阻碍内镜手术，但其耐用性更为优势。

（5）光学视管

光学视管是宫腔镜的重要部件。光学镜片为内

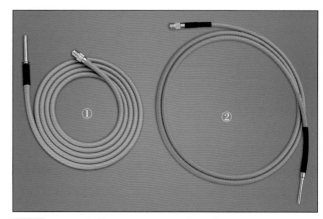

图3-8　导光束①光学纤维导光束与②液晶导光束

镜的重要组成部分，可将光束传递至术者想观察的区域，并将目标图像反馈给摄像机，光学镜片集成于鞘中，且膨宫介质也可通过鞘自由流通于宫腔，从而观察到宫腔全貌。

分硬性和纤维两种内镜（图3-9、图3-10），硬性内镜基于光学镜片在气室内的排列，光学镜片和气室构成了影像传输系统。光学纤维束为光学组成部分，用于将光传输到被检查的区域。

Harold Horace Hopkins（1918—1994年）通过修正光学透镜的设计与长度这一重大创新技术，奠定了科学基础。他用全新柱状晶体代替了以往的球状晶体，这一改变导致了气室与透镜的关系发生逆转，将产生较少的光学像差，同时提供亮度增强和更高清晰度的图像。

现代Hopkins®光学系统是所有的硬性宫腔镜的基础。

硬性内视镜有0°、12°、30°、45°或70°（图3-11）等视野角度。可根据个人情况选择相应角度的内镜。对于经验不够丰富的术者，0°内镜更容易掌握，因其和平常的视野类似。一旦放置好镜体（角度镜，通常用于门诊宫腔镜，以Hopkins®系统为基础），内镜末端距离观察目标1～1.5cm，只需要向左或向右转动即可轻松检查子宫壁、宫角和输卵管开口。相反地，用0°镜获得同样的视野，需向左或向右横向移动内镜。如果在门诊手术中，则会引起患者的不适，因其会产生明显的宫颈刺激。

20世纪90年代早期，光纤技术取得了进步，对0°柱状晶体硬镜的设计尤其是降低外径产生了积极影响，小外径宫腔镜由此产生，在提高患者依从性方面带来了益处。

起初，因画面质量差（"蜂窝式"）（图3-12）、费用、设计、操作及维护保养等问题，宫腔镜的大规模应用受到限制。针对制造部分的努力，克服了以上问题，现小外径内镜可以获得与柱状晶体系统类似的图像，从而应用得越来越广泛。

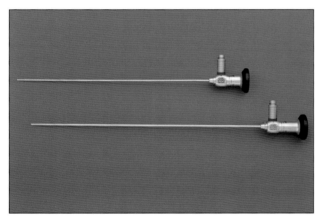

图3-9　Hopkins®柱状晶体镜（KARL STORZ，德国）

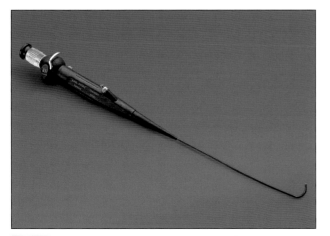

图3-10　纤维内视镜（KARL STORZ，德国）

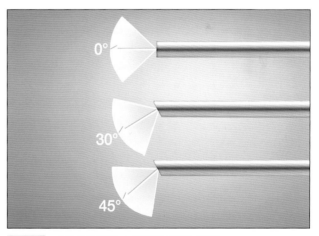

图3-11　不同角度的内镜所呈现的视野

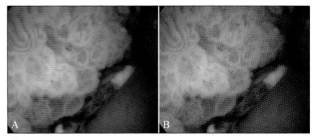

图3-12　"蜂窝式"图像与Hopkins®镜获得的图片的比较

2.膨宫系统

子宫内膜容易发生接触性出血，因此在开始宫腔检查前，进行膨宫是十分必要的。但是在有关宫腔镜的文献资料中，实施宫腔镜检查或治疗时应用哪一种膨宫介质最合适是最具争议的话题。

膨宫介质分为两种：

- 气体
- 液体

用于宫腔镜的气体只有二氧化碳。1972年，H.-J. Lindemann（1920—2012年）提出通气压力一般在100～120mmHg，流速30～60ml/min，可维持宫腔压力在40～80mmHg。气体膨宫泵（图3-13）是必需的，可控制腔内压力低于80～100mmHg，将发生空气栓塞的可能性降到最低。现在二氧化碳仅用于诊断宫腔镜。

液体膨宫介质有两种：高分子量液体与低分子量液体。唯一用于宫腔镜的高分子量液体为右旋糖酐-70，现已停用。使用50ml注射器，通常100ml注射器即可扩张宫腔。右旋糖酐的优势在于其不与血液混合，可以很好地传导光，易使用。但右旋糖酐可发生严重的变态反应，甚至死亡。与高分子量液体不同，低分子量液体需持续供应，以持续和精确维持宫腔压力，一般有非电解质和电解质液体（如生理盐水）。

非电解质液体（甘氨酸、山梨醇/甘露醇），不含离子，所以不会传导电，故可用于单极电切镜。使用非电解质液体作为膨宫介质，可获得优质图像，但是有可能因渗入血管过多，发生不良反应，使用甘氨酸有发生神经毒性的潜在危险。

冲洗吸引泵Hamou Endomat®（KARL STORZ，德国）（图3-16，图3-17）可通过调整不同的参数来控制膨宫介质的流动（流速、压力、吸力）。在门诊设置中，通常将其设置到中间值30～40mmHg，流速为200ml/min，冲洗压力为50～75mmHg，吸引压力为0.25bars。较低的压力避免膨宫介质进入腹腔，因此避免了迷走神经反射与疼痛反应。

关于膨宫介质的并发症，参考宫腔镜并发症的章节。

在门诊宫腔镜中，与使用二氧化碳作为膨宫介质相比，生理盐水介质的使用提高了患者的依从性，及发生腔内出血时更好的成本效益率。而且，在使用双极电极时盐水介质是必需的。

使用液体膨宫介质有以下方法：

- 压力灌注法：2袋3L或5L生理盐水连接到Y形管（图3-14），放置到高于会阴体90～100cm的位置，形成大约70mmHg的灌注压力。
- 使用类似血压监测仪的设备产生压力，压力袋（80～120mmHg）（图3-15）。
- 使用自动化冲洗吸引系统，拥有清晰的操作界面，可获取持续最佳的宫腔压力。

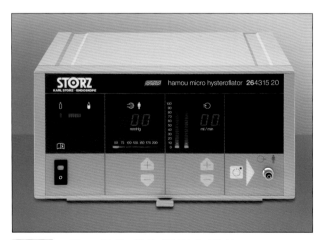

图3-13　以二氧化碳为膨宫介质的Hamou Micro-Hysteroflator® SCB系统

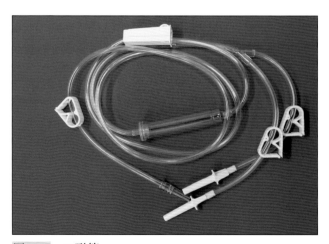

图3-14　Y形管

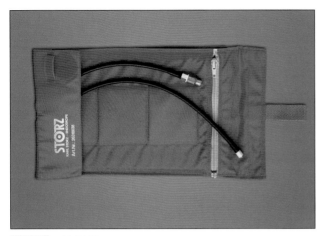

图3-15 挤压袋

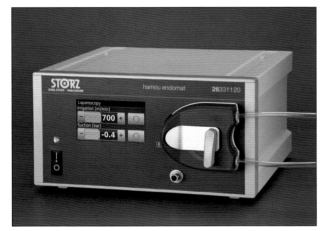

图3-17 冲洗吸引泵: Hamou Endomat®（最新型号，KARL STORZ，德国）

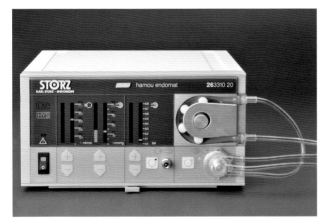

图3-16 冲洗吸引泵: Hamou Endomat®（旧款，KARL STORZ，德国）

目前最新的膨宫系统为E.A.S.I. Hysteromat®（图3-18）。E.A.S.I.系统中微处理器精准控制膨宫

介质的灌流，确保维持宫腔压力。该款膨宫泵可预先设定膨宫压力并储存记忆。针对不同的宫腔镜手术，无论是在门诊还是手术室，都可选择特定的参数，及所要用的每一种宫腔镜模式。通过这种方式，医生可选择不同的已经设置好的压力及流量参数，在手术开始前选定作为起始参数。接下来，可根据个别病例的需求重新调整参数。预设定设置可通过触摸屏或脚踏来选择几个膨宫模式：

- 止血模式提高灌流及吸引压力，加速灌流，改善手术视野。
- 双极器械模式用于微型手术器械使用过程中保持宫腔压力。确实在一些门诊宫腔镜中，膨宫介质流入通道与器械通道合并在一起。有

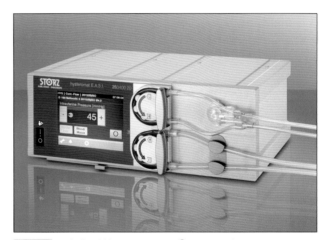

图3-18 膨宫系统: Hysteromat® E.A.S.I.（KARL STORZ，德国）

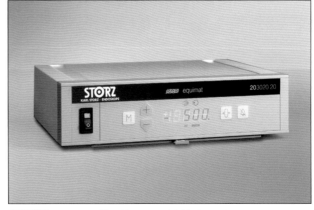

图3-19 Equimat®系统：监测液体流量（KARL STORZ，德国）

情况表明在使用器械时，膨宫压力下降。5Fr（1Fr ≈ 0.3mm）冷器械只有器械末端为5Fr，而双极器械整个工作长度均为5Fr。与使用冷器械相比，在应用双极器械时，会有膨宫压力的下降。

Hamou Endomat®和Hysteromat®（E.A.S.I.）均可与实时监测液体流量的Equimat®系统连接。该系统可以监测液体流入量和流出量。如果超出临界值，有可能发生液体吸收过量的危险，警报便会响起。

三、门诊宫腔镜诊断治疗专用仪器

1.宫腔镜

门诊宫腔镜获益于外鞘小于5mm的宫腔镜的出现，可以使患者在比较舒适的状态下诊断或做小型的手术，且不需要扩张宫颈口，仅会引起轻微疼痛。

以20世纪70年代的低画质、5.5 ~ 6mm外径为特征的第一代宫腔镜为基础，第二代宫腔镜出现了。外径仅为2.9 ~ 4mm，紧接着外径只有2mm但仍能提供高品质画质的宫腔镜问世，在硬度和柔韧性上都得到了提升，开创了宫腔镜变革的里程碑，原因有二。

首先内镜小型化明显改善了患者的依从性；实际上，内镜外径减小1 ~ 2mm，会使外鞘横断面减少50% ~ 75%。随着更细直径、给患者带来更少疼痛的器械出现，这一发展促使宫腔镜手术作为门诊手术的接受度越来越高。

其次，小型内镜带有工作通道及持续灌注的操作鞘的外径，减小到5mm。例如第一代宫腔镜的外径仅为诊断宫腔镜。

广泛应用于门诊诊断和治疗的宫腔镜如下：

（1）带连续灌流外鞘的Bettocchi宫腔镜（KARL STORZ，德国）

由2.9mm，30°内镜及5mm外径组成（图3-20A）。2mm内镜的连续灌流外鞘仅有4mm（图3-20B）。这两种宫腔镜都有两种外鞘，用于灌流和吸引（可安装吸引系统），以实现宫腔连续灌流（图3-20C）。5Fr操作通道，泪滴状横断面（图3-21B）。

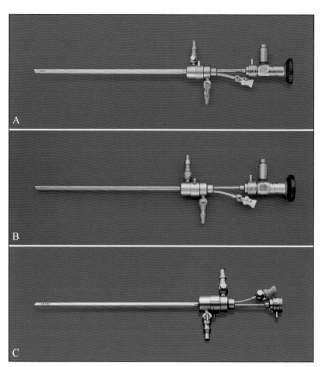

图3-20　Bettocchi连续灌流门诊宫腔镜（KARL STORZ，德国）

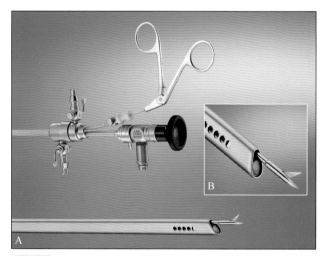

图3-21　Bettocchi连续灌流门诊宫腔镜（A）先端泪滴状横断面设计（B）

（2）Bettocchi一体化宫腔镜

一体化宫腔镜是在4mm Bettocchi宫腔镜基础上的又一进步，其具有Hopkins®2mm内镜（图3-22）。一体化宫腔镜的设计制作初衷是为了更结实耐用及更符合人体工程学。

这些特征实际上是先前版本的重要特征，为了使稳定耐用性和硬度同时得到改善，内镜只由操作手柄和内鞘组成（图3-22）。手柄的人体工程学设计（图3-23）使术者将内镜插入和操作时，患者更为舒适。在手柄的下端（图3-24），包含了连接装置，可连接导光束及冲洗吸引管路。操作通道配有自动硅胶阀门（图3-25）防止泄漏，也允许快速插入5Fr冷器械或双极器械。

（3）TROPHYscope®-Campo门诊宫腔镜（KARL STORZ，德国）

Campo门诊宫腔镜的独特设计在于其外径只有2.9mm，可以实现单向灌流，如需连续灌流，可以使用4.4mm连续灌流鞘。目前，外鞘有两种型号，外径3.7mm连续灌流鞘和带5Fr操作通道的外径4.4mm的连续灌流鞘。

外鞘与内鞘组装后，有主动和被动两种位置。在被动位置，外径仍为2.9mm，可以满足诊断所需，只要轻轻按下外鞘上的按钮，向前推动外鞘，即可变为主动位置（图3-26、图3-27）。

（4）纤维宫腔镜

纤维宫腔镜的外鞘仅为3.5mm，通过锁定装置

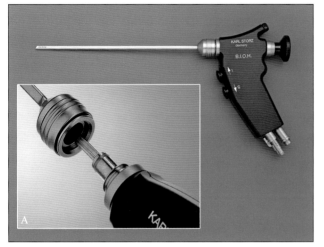

图3-22 Bettocchi一体化宫腔镜（A）：通过操作手柄将内镜插入鞘中的特写图

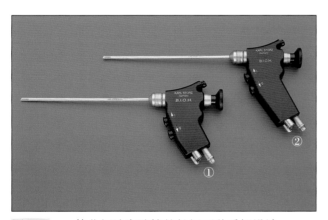

图3-23 一体化门诊宫腔镜的长短两种手柄设计

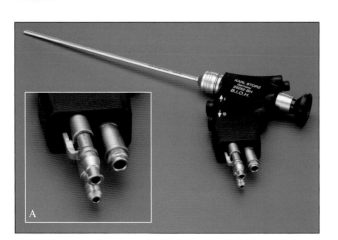

图3-24 一体化门诊宫腔镜手柄下端特写图

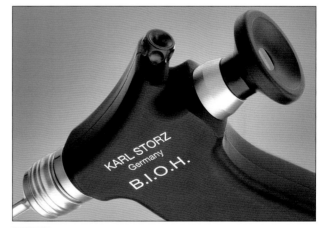

图3-25 Bettocchi一体化宫腔镜的自动硅胶阀门特写图

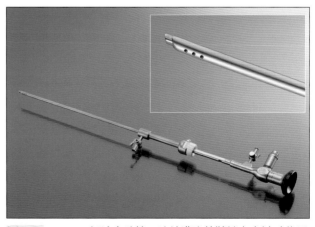

图3-26 Campo门诊宫腔镜：连续灌流外鞘锁定在被动位置

控制内镜先端（图3-28A），防止先端部在插入宫颈过程中意外偏转。4 Fr器械通道允许使用3 Fr操作器械（图3-29），膨宫介质也可无阻碍通过。由于内镜先端部可进行翻转，最大到90°（图3-28B），工作长度为24cm，可以看到宫腔内的各个角落。通过锁定装置，可将先端部固定在所需的位置。

2.微型手术器械

（1）冷器械

在很长一段时间内，冷器械是唯一用于门诊宫腔镜手术的器械。通过器械通道进入宫腔，可用于活检、息肉摘除、宫腔内IUD取出、宫腔粘连/纵隔切开等。图3-30、图3-31为最常见的冷器械，其中最常用的为带有齿的抓钳（也称为鳄嘴钳）（图3-30），因其可以抓取更多组织，比活检钳或活检勺钳（图3-31）更受青睐。由于钳口的设计，其更

加稳定，钳口上有一凸出的针头，抓取的组织可以有效地取出。为了更好地使用门诊宫腔镜去除息肉、肌瘤等组织，5Fr器械也在不断进步（图3-32），尤其可用于外科手术，如门诊宫腔镜下子宫成形术，使用有刻度的触诊探针可准确切除纵隔（图3-33）。

（2）双极电极

1997年，一款为宫腔镜设计的可通用的电外科系统发布，称为Versapoint™（Gynecare，爱惜康公司）。包含一台高频率双极发生器，不仅可连接电切环，也可以连接双极电极（5Fr）。

目前市面上可用的5-Fr Versapoint®电极有三种（图3-34）：①针状电极，用于精准组织汽化；②螺旋状电极，用于弥漫组织汽化；③球状电极，用于组织电凝。针状电极是应用的最广泛的，因其切割精准，在低能量设置下，可靠近子宫肌层，患

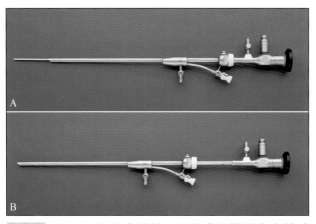

图3-27　Campo门诊宫腔镜：连续灌流鞘锁定在被动（A）和主动（B）两种位置

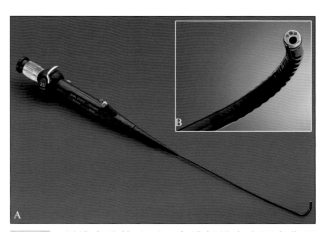

图3-28　纤维宫腔镜（A）。先端部锁定在固定位置（B）

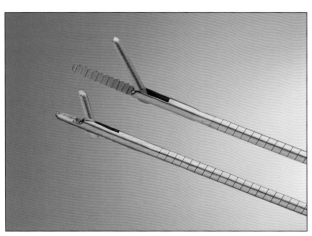

图3-29　纤维3Fr操作器械用于纤维宫腔镜

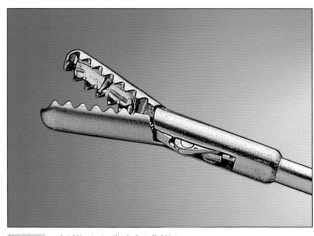

图3-30　抓钳（也称为鳄嘴钳）

者的不适程度降低。

2016年，一款新的能量平台进入市场（Autocon® Ⅲ 400，KARL STORZ，德国）（图3-35），其可以兼

容二代电极（5Fr）（图3-36）。新一代双极电极的主要区别是其可重复使用，减少手术费用。适应证和技术与Versapoint®类似。Autocon® Ⅲ 400有多种参数

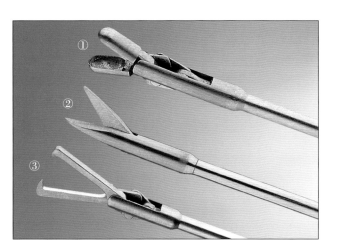

图 3-31 半硬性冷器械：①活检勺钳 ②尖头剪刀 ③挟钩钳

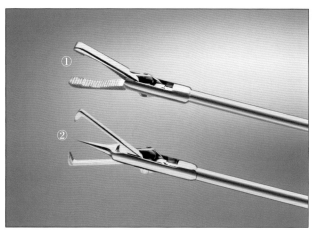

图 3-32 新型5Fr冷器械：①Di Spiezio Sardo抓钳 ②Hesseling/Di Spiezio Sardo带有尖头的抓钳

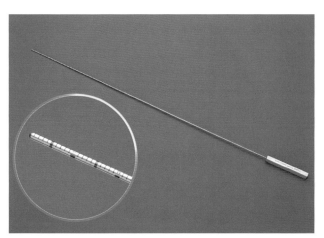

图 3-33 Bettocchi/Di Spiezio Sardo触诊探针，可用于精确测量宫腔长度、宫颈长度及纵隔组织（mm或cm）

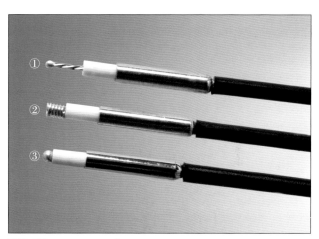

图 3-34 Versapoint®电极（Gynecare，爱惜康）：①钩状 ②螺旋状 ③球状

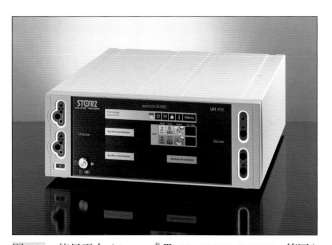

图 3-35 能量平台（Autocon® Ⅲ 400，KARL STORZ，德国）

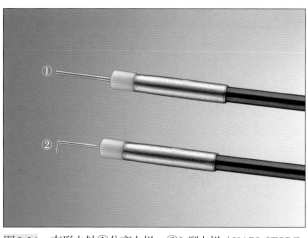

图 3-36 直形电针①分离电极 ②L型电极（KARL STORZ，德国）

设置，可以满足不同手术所需。此款能量平台不仅适用于宫腔镜，也可应用于如各种内镜、腹腔镜、开放性手术等。

四、手术室宫腔镜的专用器械

1.电切镜

门诊宫腔镜器械也可用于手术室，尤其是病变类型和大小很难预料的病例，有可能宫颈扩张过度或不足，或无法扩张。大多数情况在全身麻醉（全麻）或局部麻醉（局麻）条件下将宫颈扩张后，即可使用电切镜。

从19世纪70年代开始电切镜便应用于妇科。1978年，R.S.Neuwirth成为第一个发表在电切镜下实施子宫肌瘤去除术的人。电切镜的出现给妇科手术带来了一场变革，其可以治疗病变，而在以往需实施子宫切除术。

电切镜主要由以下组成（图3-37）：

- 工作手件
- 内鞘
- 外鞘
- 电切环

工作手件是电切镜的重要组成部分，其包含机械装置可以推进或撤回电切环。

工作手件有主动和被动两种位置。工作手件处于主动位置，电切环最大程度伸出鞘的前端，工作手件处于被动位置，电切环将会最大程度的收回到电切镜鞘内。

内鞘是一个金属轴包裹轴内镜，配有Luer Lock开关可以连接灌流管，使膨宫介质进入宫腔。鞘体上配有机械装置可以翻转工作手件，而鞘体不会随着翻转，避免进水管和出水管缠绕。

外鞘为另一个金属管套在内鞘上，两鞘之间形成间隙，膨宫介质可自由流动，从而形成持续灌流。

将电切环安装到电切镜手件上，可做各种手术。既可以连接能量平台（图3-38、图3-40、图3-43），也可在特定情况下作为冷器械使用（图3-39、图3-42）（带角度电切环可用于切除息肉、

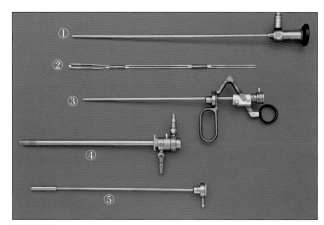

图3-37 电切镜组成：①Hopkins®内镜 ②带有电切环 ③工作手件 ④组装后的内外鞘 ⑤标准鞘芯

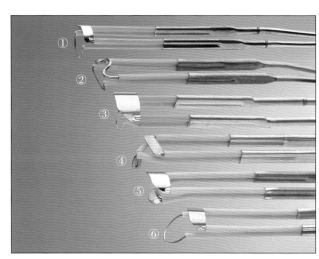

图3-38 26Fr工作手件的电切环及双极电极。①经典电切环，带有角度 ②改良后的电切环 ③电切环，小环 ④针状电切环（Collins电极） ⑤球状电凝电极 ⑥直型电切环

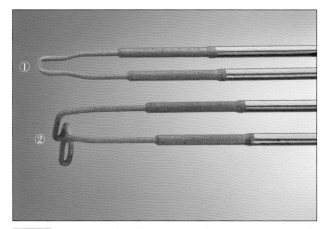

图3-39 用于剜除黏膜下肌瘤的冷器械。与26Fr工作手件搭配使用（KARL STORZ，德国）。矩形电极 ①直型 ②耙型电极

肌瘤，直型电切环用于宫角部内膜消融，Collins电极用于粘连及纵隔松解，"冷环"可机械剜除肌壁间肌瘤或部分肌壁间肌瘤）。用于汽化或电凝组织的电极系统有多种（图3-38⑤，图3-40④和⑤，图3-41和图3-43②），现在，有多种电切镜可用，不同在于外径及电极类型（单极或双极）。有三种不同规格22Fr（7.3mm）、26Fr（8.7mm）、27Fr（9mm）。

2.刨削系统

Bigatti系统是宫腔镜手术的又一创新器械（Bigatti宫内刨削系统，IBS）（图3-44）。通过

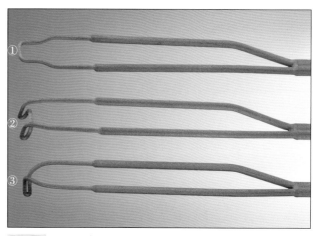

图3-42　用于剜除黏膜下肌瘤的冷器械。与26Fr工作手件搭配使用（KARL STORZ，德国）。①矩形电极，直型　②耙型电极　③刀型电切环

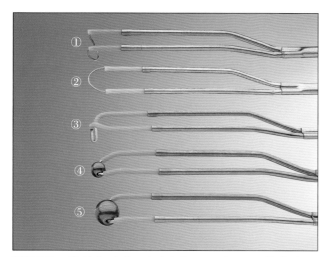

图3-40　①单极电切环及电极：电切环，带角度②5mm电切环，直型　③针状电极（Collins电极）④球状电凝电极3mm和⑤5mm

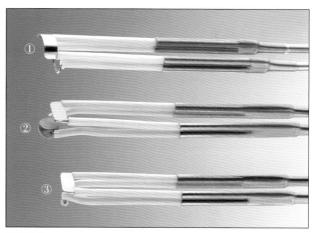

图3-43　用于22Fr工作手件的电切环及双极电极：①电切环　②球状电凝电极　③针状电极（Collins电极）

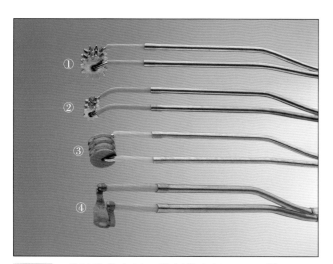

图3-41　单极汽化电极：①刺状电极5mm　②3mm③筒状电极　④VaporCUT®电极

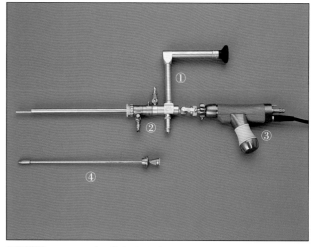

图3-44　Bigatti妇科宫内刨削系统（KARL STORZ，德国）。6° Hopkins®广角镜，由①平行目镜　②24Fr操作鞘　③DrillCut-X® Ⅱ妇科手件　④闭孔器组成

表3-1 不同品牌的产品数据对比

电切镜				
品牌	外径（Fr）	视向角（°）	单极	双极
Ethicon Women's Health & Urology	27	12-30	NO	YES
KARL STORZ, Germany	26	0-12-30	YES	YES
KARL STORZ, Germany	22	0-12-30	YES	YES
Olympus Surgical Technologies Europe	26	0-12-30	YES	YES
Richard Wolf	27	30	YES	YES
Richard Wolf	24.5 / 21	12	YES	YES

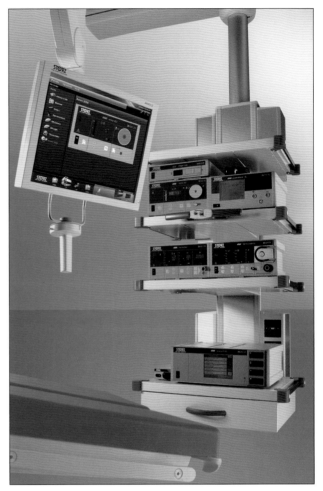

图3-45　AIDA医用数据管理系统（KARL STORZ，德国）

Hopkins®广角平行目镜内镜的器械通道，可实施多项手术。IBS系统为6°超广角镜，镜鞘为24Fr。刨削刀头通过器械通道实施手术。将灌流鞘的进水口连接到膨宫泵上，保持一定的宫腔压力，从而获得良好的手术视野，踩踏脚踏，吸引和刨削同时激发，边刨削边将切割的组织随灌流液吸引出宫腔外。

五、门诊或手术室宫腔影像平台设置

1.数据存储系统

由于摄像系统和监视器在宫腔镜中的应用，可获得录像，用于教学、研究等。

近些年，对外科手术录像文件的需求在不断增长。主要因为医疗事故诉讼增多，需更多的努力及成本改善医疗质量。

目前在宫腔镜中应用的最先进的录像设备为AIDA®医用数据管理系统（KARL STORZ，德国）（图3-45）。其可以采集高质量SD或HD录像，并可以对影像、图片等进行编辑，且采集的数据可以存储在DVD、CD-ROM硬盘、USB或医院的网络服务器上。在检查或手术过程中，通过屏幕按钮、声控、脚踏、键盘、摄像机按钮等均可储存静态图像、动态影像和声音。存储的静态图像可以在屏幕的右侧显示，以便于鉴别。使用触摸屏或键盘，可以读取患者数据。图片和影像资料可以事先设定的时间内储存在AIDA系统中，随时用于各种目的（如展示、研究、行销等）。在手术过程中如果有其他需求，可连接院内网络数据系统，将之前储存的患者信息（超声图像、X线片）等显示在屏幕上。

2.一体化摄像系统

一体化便携式摄像系统应用于宫腔镜。在空

间拥挤对的情况下，使用TELE PACK® XLED系统（图3-46），可为用户带来最大化的舒适度。该系统集成15in LCD高解析度液晶显示屏，摄像机，冷光源及数据存储模块，包括通过SD卡或USB管理数据。

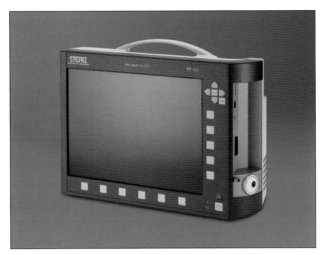

图 3-46　TELE PACK® XLED 系统
（KARL STORZ，德国）

图片信息

图 3-2　Images ① to ④ by courtesy of Prof. M. Canis, Clermont-Ferrand, France.Images ⑤ and ⑥ by courtesy of Prof. A. Schneider, Berlin, Germany.

4

子宫内膜息肉

目　录

定义、病因和分类 28

临床表现 28

宫腔镜前诊断 29

宫腔镜诊断 29

治疗 31
- ■门诊宫腔镜治疗 31
- ■电切镜手术治疗 32
- ■非典型子宫腺肌瘤样息肉的保守治疗 34
- ■息肉局部不典型增生的保守性治疗 35

参考文献 35

第4章　子宫内膜息肉

一、定义、病因和分类

子宫内膜息肉是一种子宫内膜的良性增生，由柱状上皮包围间质形成其中含有大量脉体和血管。息肉可单发或多发，无蒂或带蒂。通常位于子宫底部，特别是在宫角处。文献报道子宫内膜息肉在女性人口中的发生率为20%～30%，尤其多见于40～50岁女性。

根据病理学分类如下（图4-1）：

■ **增生性息肉**：最常见的类型，起源于子宫内膜基底层，对雌激素敏感。因此，它是雌孕激素失衡、雌激素长期刺激的结果。增生性息肉可能导致弥漫性子宫内膜增生，或与局灶性非典型增生有关。较大的子宫内膜息肉和（或）绝经后妇女中息肉非典型病变并不罕见。

■ **萎缩性息肉**：是绝经后妇女的子宫内膜息肉的

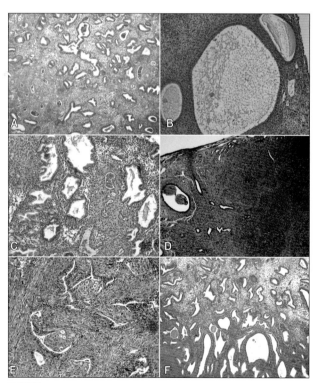

图4-1　组织学表现：A.增生性息肉（E/E 10×）；B.萎缩囊性息肉（E/E 40×）；C.功能性息肉（E\E 20×）；D.腺肌瘤样息肉，平滑肌组织与腺体间质比正常的间质混合；E.混有桑葚样组织的腺肌瘤样息肉；F.假性息肉

典型类型，通常是功能性或增生性息肉的退行性改变。

■ **功能性息肉**：最不常见的类型，由于对卵巢激素周期性刺激有反应，功能性息肉表现出与周围子宫内膜相似的腺体改变。

■ **腺肌瘤样息肉**：其特征是息肉中含有平滑肌细胞和纤维组织。

■ **非典型的腺肌瘤样息肉**：是成分混杂的子宫体肿瘤。主要由平滑肌组织组成，良性子宫内膜腺体和伴有不典型增生的间质混杂其中。约9%的该型息肉可转化为子宫内膜癌。

■ **假性息肉**：通常为小的无蒂息肉（<1cm），其结构与周围子宫内膜完全相同。只有在月经周期的分泌期才能被发现，月经来潮后脱落。

子宫内膜息肉由多种因素导致，如遗传因素、特殊的炎症因子、内分泌因素和医源性因素（表4-1）。一项最新研究探索了子宫内膜息肉和子宫内膜异位症、子宫腺肌病之间的相关性。

表4-1　子宫内膜息肉病因

■**遗传和家族因素**
染色体突变（第6和第20号染色体）、家族性腺瘤样息肉病、糖尿病、高血压
■**炎性因素**
子宫内膜炎局部刺激产生炎症因子
■**内分泌因素**
雌激素过多症（肥胖、多囊卵巢综合征、绝经、绝经后期、雌激素分泌性腺间质肿瘤、慢性肝病）
■**医源性因素**
不合理的雌激素治疗、服用他莫昔芬治疗乳腺癌

二、临床表现

子宫内膜息肉患者可能无任何临床表现，需要通过一系列检查才能被发现，而更多情况下子宫内膜息肉表现为：

■ **异常子宫出血**：息肉是异常子宫出血（abnormal uterine bleeding，AUB）最常见的病因。

异常出血包括经间期出血和（或）接触性出血
（尤其是宫颈息肉）。子宫内膜息肉通常为单
发，由局部高雌激素导致，但这并非息肉的直
接病因。当子宫内膜息肉体积较大和（或）数
量较多时，可导致子宫内膜破溃出血。在绝经
患者中，子宫异常出血症状可因息肉数量、大
小和血管生成不同而不同，通常此类患者息肉
的恶变危险增加。

■ **不孕**：15%～25%的不孕妇女患有子宫内膜
息肉，证明息肉对女性生育力可能存在潜在
影响。其作用机制仍在研究：子宫息肉造成
子宫内膜炎症反应，阻碍精子移动和胚胎着
床；特异性生化介质的合成受损；内膜表面积
增大，可能导致胎盘蛋白的分泌。促血管生成
因子促进新生血管形成，防止精子与透明带的
结合。许多研究表明，息肉切除后妊娠率增加
（15%～24%）。然而，由于缺乏随机对照试
验，还不能确定息肉切除术在提高妊娠率方面
的作用。

■ **罕见症状**：子宫内膜息肉达到一定体积时会引起
子宫反射性收缩，息肉被挤向宫颈，甚至被完全
排出。这一过程会引起不同程度的疼痛症状。大
息肉也可出现坏死，致使阴道分泌物呈恶臭味。

三、宫腔镜前诊断

■ **经阴道超声**（transvaginal sonography，TVS）：
约2/3息肉有内膜局灶性高回声和显著增厚
表现（图4-2、4-3），有时内膜呈现多个低
回声区域。偶见内膜内低回声条带。通常可
以利用多普勒微循环血流检测仪（Doppler
fluximetry）识别息肉血管轴，育龄期女性效果
更明显（图4-5）。

■ **宫腔声学造影**（sonohysterography，SHG）：
可明确显示息肉大小及生长位置（图4-5）。

四、宫腔镜诊断

宫腔镜对于子宫内膜息肉，不仅是其诊断方法，
亦是治疗手段。

内镜检查报告需包含以下要点：

■ **数量**：大部分为单发息肉，多发息肉亦可见
（图4-6）。

■ **尺寸**：5Fr鳄鱼嘴抓钳钳部的最大开合为6mm，
打开钳部与息肉比对，可对息肉的大小进行估

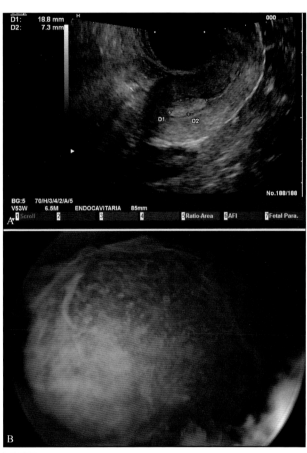

图4-2　超声（A）及宫腔镜（B）所见：位于子宫后壁
的内膜息肉（18.8cm×73mm）

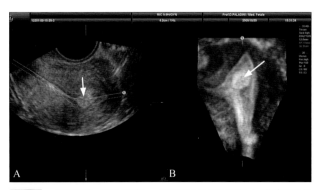

图4-3　经阴道二维超声：矢状面显示子宫内膜高回声
区，考虑内膜息肉（A）。三维超声冠状重建后可明确
息肉（箭头）的确切位置和大小（B）

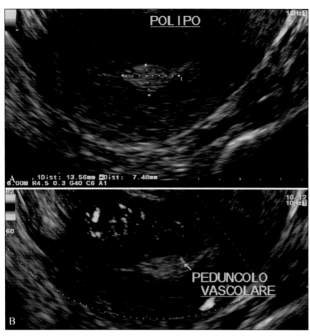

图4-4　经阴道二维超声：矢状面可见排卵期内膜三线征，间有一13mm×7mm局灶性增厚椭圆形病灶，考虑内膜息肉（A）。彩色多普勒可见前壁息肉样病变基底处血管走行（B）

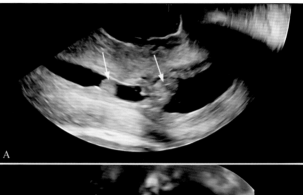

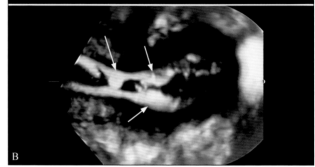

图4-5　子宫超声造影：图中至少可见一子宫内膜息肉和一宫颈息肉（A）。3D冠状重建可见子宫内膜局灶增厚，呈"二尖瓣状"，这其实是并存的两枚息肉（B）

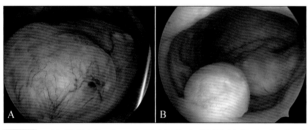

图4-6　液体膨宫后，宫腔镜检查所见单发息肉（A）和多发息肉（B）

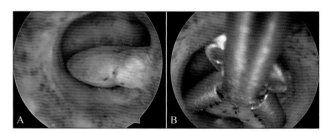

图4-7　息肉大小的估计：以鳄鱼嘴抓钳钳端作参照，图中息肉大小约6mm

计（图4-7）。

■ **与输卵管开口的位置关系**（图4-8）。

■ **质地**：虽然息肉质地通常较柔软，但腺肌瘤样息肉可较质硬或半肌瘤样（图4-9）。

■ **基底部的特征**：固着的或带蒂的（图4-10）。

■ **邻近的内膜**：息肉邻近内膜的特征对于区分功能性息肉和子宫内膜增生至关重要。功能性息肉与其周围内膜相似，而表面不规则、炎症、坏死，或并存的腺瘤，则高度提示子宫内膜增生可能（图4-11）。相同形态学表现也可出现在非增生性子宫内膜息肉中。当腺体结构异常时，高度提示子宫内膜增生可能（图4-11），可用来鉴别子宫内膜增生与非增生性子宫内膜

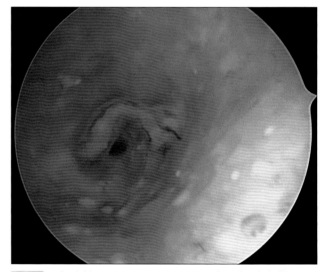

图4-8　宫腔镜下所见：一绝经后患者左侧输卵管开口处的窄蒂息肉

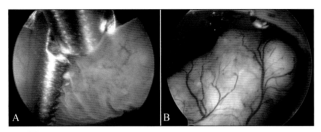

图4-9　液体膨宫后，宫腔镜检查所见功能性内膜息肉（A）和腺肌瘤样息肉（B）。息肉质地较软，5Fr鳄鱼嘴抓钳就能很容易地抓取病变（A）。息肉质地较硬，外观发白，难以与黏膜下肌瘤相鉴别（B）

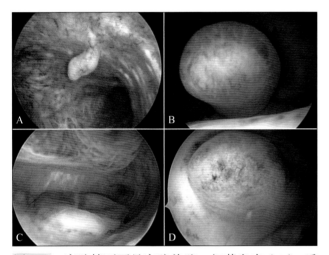

图4-10　宫腔镜下可见宫腔前壁一细蒂息肉（A），后壁一带蒂息肉（B），后壁一无蒂增生性息肉（C），宫底处一无蒂功能性息肉（D），C图同时可见前壁处一息肉样病变

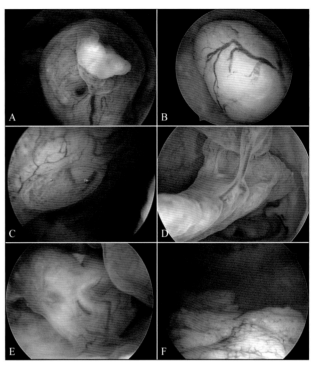

图4-11　液体膨宫剂膨宫后，宫腔镜所见增生性息肉。A：可见息肉有明显炎性坏死及腺囊样扩张，血管走形规则，与息肉的主血管轴走行一致；病理诊断：增生性息肉，无不典型增生。B：息肉外观呈白色，血管走行迂曲；病理诊断：内膜息肉，局部呈不典型增生，不除外腺癌；C：息肉呈"弹坑样"外观，血管清晰可见，布满腺体开口；病理诊断：增生性息肉，无不典型增生；D：息肉表面不规则，血管清晰可见，裸露在外；病理诊断：内膜息肉，局部复杂增生伴不典型增生息肉血管清晰可见，呈多囊样坏死，腺管扩张；E：病理诊断：内膜息肉并局灶复杂增生，不伴不典型增生。F：无蒂息肉，基底宽，质地密实，外观发白，血管走行不典型；病理诊断：不典型腺肌瘤样息肉

息肉。

■ **浅表血管化：** 明显迂曲的浅表血管化提示子宫内膜息肉（图4-11）可能发生不典型改变。

■ **与其他疾病伴发：** 子宫肌瘤、子宫腺肌病、苗勒管畸形等（图4-12）。

五、治疗

使用宫腔镜切除子宫内膜息肉具有双重意义。首先是去除症状，其次是去除所有有恶性潜能的病变。就手术医生的经验而言，息肉的大小（＞2cm）和位置［宫底和（或）宫角处］是限制手术可行性的主要因素。由于息肉的诊断和治疗在同时进行，因此育龄期女性必须在月经周期的增殖早期时进行

手术。增厚的子宫内膜会减少完全切除的可能。

据报道，宫腔镜下子宫内膜息肉电切术可应用于子宫内膜息肉引起的异常子宫出血。尽管目前尚无随机对照试验，许多文献仍报道了内膜息肉切除术后妊娠率上升。

1.门诊宫腔镜治疗

考虑到成本因素，小息肉（＜0.5cm）可应用5Fr器械［锋利的剪刀和（或）抓钳］切除。该技术包括：使用鳄鱼嘴抓钳定位息肉，在其根蒂处打开抓钳，再轻轻合上抓钳，用钳夹夹住息肉抓出子

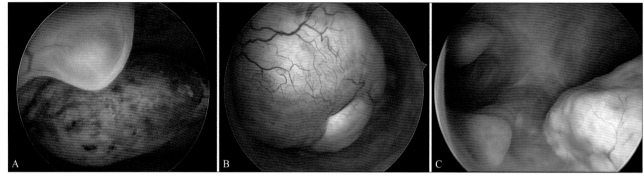

图 4-12　宫腔镜下所见与其他子宫病变并存的内膜息肉。A：与宫腔内囊肿并存的息肉；B：生长超过黏膜下肌瘤的息肉；C：息肉与不全子宫纵隔、左后外侧壁 2 型黏膜下肌瘤并存

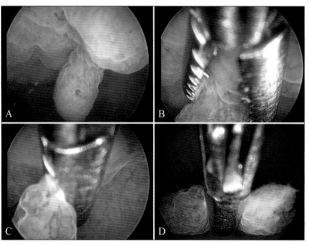

图 4-13　使用鳄鱼嘴抓钳进行内膜息肉切除术。A：可见一枚小于 0.5cm 的内膜息肉，B：钳部抓取息肉根部，C：然后闭合钳部，D：朝向宫底处轻轻移除病变。最后一步至关重要，因为大部分医生闭合钳部后就向宫腔镜远端撤离，导致息肉蒂部残留

宫。如此重复多次，直到完全去除息肉。较大的息肉（> 0.5cm）可整块切除（用抓钳或双极电极自病灶根部切除），但若宫颈内口不够宽松则不能将息肉完整取出（图 4-15、图 4-16）。因此可改用

电切镜将息肉切碎，通过抓钳从宫腔内取出（图 4-17）。大于宫颈内口的息肉究竟该用哪种方法取出目前尚无统一定论，由于息肉形态以及其在宫腔内位置不同而方法各异。基本原则是先去除息肉体，再去除根蒂部。

事实上，因为内膜下层邻近神经末梢，切除息肉根时患者痛感最强烈。将双极电极顶端弯曲成钩形，既可以有效地切除息肉又能避免对肌层切割过深。新面世的双极电钩可以避免对肌层切割过深（图 4-15 ～图 4-17）。

2. 电切镜手术治疗

目前，没有任何指南规定电切镜下息肉切除术的适用范围、位置或病变的数量。根据一些文献，子宫内膜息肉的电切治疗应该用于不愿接受姑息手术的患者，或者因息肉的大小和（或）数量不能在门诊短期内完成诊治者。息肉电切技术是一种连续切割技术，以带蒂息肉为例，应从息肉游离端向根蒂部连续切除（图 4-18）。

如果子宫内膜息肉过长，通过宫颈管，可直接

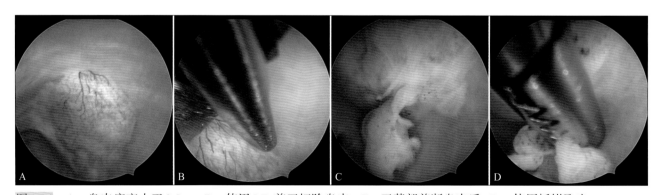

图 4-14　A：息肉病变小于 0.5cm；B：使用 5 Fr 剪刀切除息肉；C：于蒂部剪断息肉后；D：使用抓钳取出

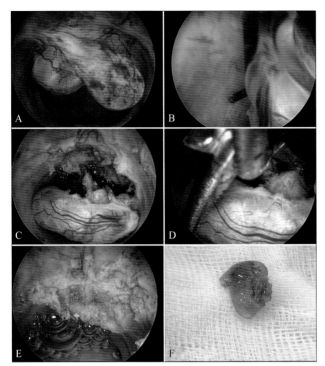

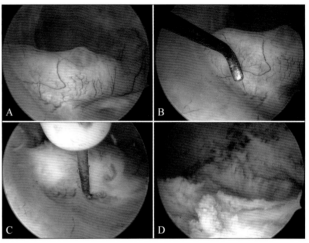

图 4-15　使用带有双极电钩的 "en-bloc" 器械进行子宫内膜息肉切除术。A 图示一枚位于子宫前壁的宽蒂息肉，先用双极电钩于蒂部切除息肉，（B、C）再用一特制的抓钳（详见第 3 章，图 4-32）整块取出息肉（D）。电钩既能保证于根部精确切除息肉，又可避免切割过深伤及子宫壁（E）。切除的息肉组织约 1.3cm（F）

图 4-16　"en-bloc" 法子宫内膜息肉电切术。在切除宽蒂内膜息肉时，双极电钩（KARL STORZ，德国）还可用于准确识别息肉蒂部，以便能自根部切除息肉

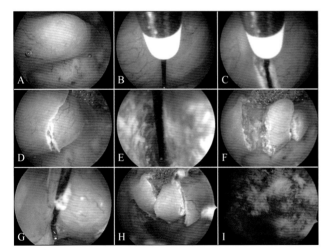

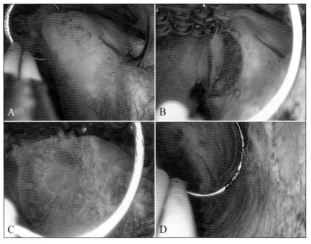

图 4-17　使用双极电钩（KARL STORZ，德国）将息肉切成碎块。在切除过程中，手术医生需要确保白陶瓷在视野中央以控制切割的深度（B、C）。并且切除的碎块要大小合适以便取出宫腔

图 4-18　使用 26 Fr 双极电切镜（KARL STORZ，德国）切除宽蒂息肉。注意在切除过程中，电切环的调整要始终凸面朝向病变基底部。切除病变基底部是整个过程中最关键的：既要切除干净，又不能伤及正常肌层

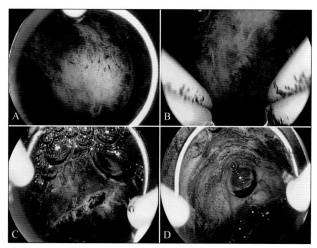

图4-19　使用26Fr双极电切镜（KARL STORZ，德国）切除带蒂息肉。在这种情况下，息肉大小超过宫颈内口时，需要用传统方法电切碎息肉

切除蒂部（通常在这种情况下，手术医生会在切除整个息肉后收回电切环，使宫腔镜夹带着息肉一起退出宫腔）。大的带蒂息肉切除方法与此类似

（图4-19）。

有时息肉的位置使带有角度的电切环使用受限，需要使用更特殊的电切环。当息肉蒂部位于子宫底时，建议使用直角环切割，便于在视野范围内进行切除，防止切除过深（图4-20）。当息肉位于输卵管开口处时，带有角度的电切环操作不便，更适合使用直角环切割，更易进入输卵管开口处。

在处理无蒂息肉时，可以先不通电，当完全暴露出息肉底部时再激活电循环。这样可尽量减少对于子宫壁的任何热损伤及降低穿孔风险（图4-21）。

3.非典型子宫腺肌瘤样息肉的保守治疗

首选治疗方法是子宫切除。然而，对于麻醉高危患者和（或）有生育要求的患者，根据Ivan医生对 I 期子宫内膜癌保守治疗的修改建议，可以运用一种新型四步电切术：第一步：切除病灶；第二步：切除邻近病变的子宫内膜；第三步：切除病变

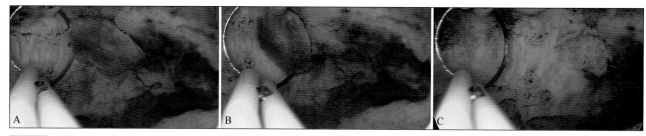

图4-20　使用26Fr双极电切环（KARL STORZ，德国）辅助切除宫底部息肉

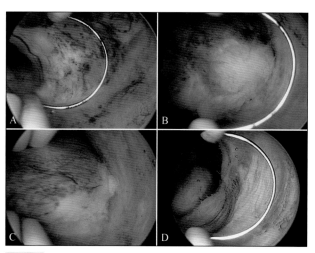

图4-21　冷刀技术用于切除无蒂息肉。在电切环前进过程中（A、B），逐步暴露息肉根蒂部，然后电切环通电准确切除（C、D）

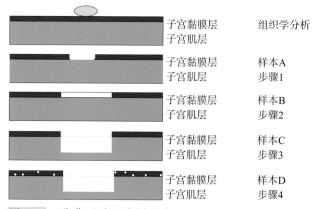

图4-22　非典型腺肌瘤样息肉（AAP）

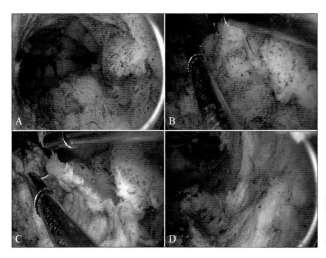

图4-23　使用17Fr双极电切镜（Gynecare Versapoint™，爱惜康）切除并取出位于后壁的非典型无蒂子宫内膜息肉。切除的部分也包括病变周围部分区域

下方的肌层；第四步：子宫内膜活检（图4-22）。术后1、3和6个月进行随访，排除病灶的不完全切除和复发。

4.息肉局部不典型增生的保守性治疗

该病的一线治疗方案是子宫切除术。如果息肉基底部和周围内膜没有病变，病变非多发，宫腔镜子宫内膜息肉电切术不失为一种保守和微创的治疗方法，该方法具有良好的整体治疗效果。在围绝经期以及无生育要求的妇女中，子宫内膜剥除术既可诊断疾病，又起到预防作用，不失为一种合适的手术方案。在有生育要求的育龄期患者中，任何伴有局灶性不典型增生的息肉都可以进行保守治疗，切除息肉，邻近的子宫内膜切除后送检，随后再使用激素治疗，同时密切随访。

贾柠伊　译

王丽君　尚宏瑜　审

参考文献

1. Bakour SH, Khan KS, Gupta JK. The risk of premalignant and malignant pathology in endometrial polyps. Acta Obstetricia et Gynecologica Scandinavica 2000; 79(4): 317–20.

2. Batioglu S, Kaymak O. Does hysteroscopic polypectomy without cycle cancellation affect IVF? Reproductive BioMedicine Online 2005; 10: 767–9.

3. Bettocchi S, Ceci O, Nappi L, Di Venere R, Masciopinto V, Pansini V, Pinto L, Santoro A, Cormio G. Operative offce hysteroscopy without anesthesia: analysis of 4863 cases performed with mechanical instruments. The Journal of the American As sociation of Gynecologic Laparoscopists 2004; 11(1): 59–61.

4. Costa-Paiva L, Godoy CE Jr, Antunes A Jr, Caseiro JD, Arthuso M, Pinto-Neto AM. Risk of malignancy in endometrial polyps in premenopausal and postmenopausal women according to clinicopathologic characteristics. Menopause 2011; 18(12): 1278–82.

5. de Kroon CD, de Bock GH, Dieben SW, Jansen FW. Saline contrast hysterosonography in abnormal uterine bleeding: a systematic review and meta-analysis. British Journal of Obstetrics and Gynecology 2003; 110(10): 938–47.

6. DeWaay DJ, Syrop CH, Nygaard IE, Davis WA, Van Voorhis BJ. Natural history of uterine polyps and leiomyomata. Obstetrics and Gynecology 2002; 100: 3–7.

7. Ferrazzi E, Zupi E, Leone F, Savelli L, Omodei U, Moscarini M, Barbieri M, Cammareri G, Capobianco G, Cicinelli E, Coccia ME, Donarini G, Fiore S, Litta P, Sideri M, Solima E, Spazzini D, Testa AC, Vignali M. How often are endometrial polyps malignant in asymptomatic postmenopausal women? A multicenter study. The American Journal of Obstetrics and Gynecology 2009; 200(3): 235.e1–6.

8. Garuti G, Centinaio G, Luerti M. Outpatient hysteroscopic polypectomy in postmenopausal women: a comparison between mechanical and electrosurgical resection. The Journal of Minimally Invasive Gynecology 2008; 15(5): 595–600.

9. Goldstein SR, Zeltser I, Horan CK, Snyder JR, Schwartz LB. Ultrasonography based triage for perimenopausal patients with abnormal uterine bleeding. The American Journal of Obstetrics and Gynecology 1997; 177: 102–8.

10. Goldstein SR. Unusual ultrasonographic appearance of the uterus in patients receiving tamoxifen. The American Journal of Obstetrics and Gynecology 1994; 170: 447–51.

11. Haimov-Kochman R, Deri-Hasid R, Hamani Y, Voss E. The natural course of endometrial polyps: Could they vanish when left untreated? Fertility and Sterility 2009; 92: 828.e11–12.

12. Henriquez D.D.C.A., Van Dongen H, Wolterbeek R, Jansen FW. Polypectomy in premenopausal women with abnormal uterine bleeding: effectiveness of hysteroscopic removal. The Journal of Minimally Invasive Gynecology 2007; 14(1): 59–63.

13. Indraccolo U, Barbieri F. Relationship between adenomyosis and uterine polyps. European Journal of Obstetrics & Gynecology and Reproductive Biology 2011; 157(2): 185–9.

14. Lass A, Williams G, Abusheikha N, Brinsden P. The effect of endometrial polyps on outcomes of in vitro fertilization (IVF) cycles. The Journal of Assisted Reproduction and Genetics 1999; 16: 410–15.

15. Lieng M, Qvigstad E, Sandvik L, Jørgensen H, Langebrekke A, Istre O.

Hysteroscopic resection of symptomatic and asymptomatic endometrial polyps. The Journal of Minimally Invasive Gynecology 2007; 14(2): 189–194.

16. Litta P, Cosmi E, Saccardi C, Rui R, Ambrosini G. Outpatient operative polypectomy using a 5 mm-hysteroscope without anaesthesia and/or analgesia: advantages and limits. European Journal of Obstetrics and Gynecology 2008; 139(2): 210–214.

17. Machtinger R, Korach J, Padoa A, Fridman E, Zolti M, Segal J, Yefet Y, Goldenberg M, Ben-Baruch G. Transvaginal ultrasound and diagnostic hysteroscopy as a predictor of endometrial polyps: risk factors for premalignancy and malignancy. International Journal of Gynecological Cancer 2005; 15: 325–328.

18. Mihm LM, Quick VA, Brumfeld JA, Connors AF, Jr., Finnerty JJ. The accuracy of endometrial biopsy and saline sonohysterography in the determination of the cause of abnormal uterine bleeding. The American Journal of Obstetrics and Gynecology 2002; 186: 858–60.

19. Mollo A, Stile A, Alviggi C, Granata M, De Placido G, Perrella A, d'Antonio A, Cicinelli E. Endometrial polyps in infertile patients: do high concentrations of interferon gamma play a role? Fertility and Sterility 2011; 96(5): 1209–12.

20. Muzii L, Bellati F, Pernice M, Manci N, Angioli R, Panici PB. Resectoscopic versus bipolar electrode excision of endometrial polyps: a randomized study. Fertility and Sterility. 2007; 87(4): 909–17.

21. Perez-Medina T, Bajo-Arenas J, Salazar F, Redondo T, Sanfrutos L, Alvarez P, Engels V. Endometrial polyps and their implication in the pregnancy rates of patients undergoing intrauterine insemination: a prospective, randomized study. Human Reproduction 2005; 20: 1632–5.

22. Preutthipan S, Herabutya Y. Hysteroscopic polypectomy in 240 premenopausal and postmenopausal women. Fertility and Sterility 2005; 83: 705–9.

23. Rackow BW, Jorgensen E, Taylor HS. Endometrial polyps affect uterine receptivity. Fertility and Sterility 2011; 95(8): 2690–2.

24. Richlin SS, Ramachandran S, Shanti A, Murphy AA, Parthasarathy S. Glycodelin levels in uterine flushings and in plasma of pactients with leiomyomas and polyps: implications for implantation. Human Reproduction 2002; 17: 2742–7.

25. Salim S, Won H, Nesbitt-Hawes E, Campbell N, Abbott J. Diagnosis and manage ment of endometrial polyps: a critical review of the literature. The Journal of Minimally Invasive Gynecoly 2011; 18(5): 569–81.

26. Savelli L, De Iaco P, Santini D, Rosati F, Ghi T, Pignotti E, Bovicelli L. Histopathologic features and risk factors for benignity, hyperplasia, and cancer in endometrial polyps. The American Journal of Obstetrics and Gynecoly 2003; 188: 927–31.

27. Schwärzler P, Concin H, Bösch H, Berlinger A, Wohlgenannt K, Collins WP, Bourne TH. An evaluation of sonohysterography and diagnostic hysteroscopy for the assessment of intrauterine pathology. Ultrasound in Obstetrics and Gynecology 1998; 11(5): 337–42.

28. Scrimin F, Wiesenfeld U, Candiotto A, Inglese S, Ronfani L, Guaschino S. Resectoscopic treatment of atypical endometrial polyps in fertile women. The American Journal of Obstetrics and Gynecology 2008; 199(4): 365.e1–3.

29. Shen L, Wang Q, Huang W, Wang Q, Yuan Q, Huang Y, Lei H. High prevalence of endometrial polyps in endometriosis-associated infertility. Fertility and Sterility. 2011; 95(8): 2722–4 e1.

30. Shokeir TA, Shalan HM, ElcShafei MM. Signifcance of endometrial polyps detected hysteroscopically in eumenorrheic infertile women. Journal of Obstetrics and Gynaecology Research 2004; 30: 84–9.

31. Shushan A, Revel A, Rojansky N. How often are endometrial polyps malignant? Gynecologic and Obstetric Investigation 2004; 58(4): 212–5.

32. Spiewankiewicz B, Stelmachów J, Sawicki W, Cendrowski K, Wypych P, Swiderska K. The effectiveness of hysteroscopic polypectomy in cases of female infertility. Clinical & Experimental Obstetrics & Gynecology 2003; 30(1): 23–5.

33. Stamatellos I, A.Apostolides, Stamatopoulos P. Pregnancy rates after hysteroscopic polypectomy depending on the size or number of the polyps. Archives of Gynecology and Obstetrics 2008; 277(5): 395–9.

34. Taylor PJ, Lewinthal D, Leader A, Pattinson HA. A comparison of Dextran 70 with carbon dioxide as the distention medium for hysteroscopy in patients with infertility or requesting reversal of a prior tubal sterilization. Fertility and Sterility 1987; 47: 861–3.

35. Valle RF. Therapeutic hysteroscopy in infertility. International Journal of Fertility & Sterility 1984; 29: 143–8.

36. Van Den Bosch T, Van Schoubroeck D, Luts J, Bignardi T, Condous G, Epstein E, Leone FP, Testa AC, Valentin L, Van Huffel S, Bourne T, Timmerman D. Effect of gel-instillation sonography on Doppler ultrasound fndings in endometrial polyps. Ultrasound in Obstetrics and Gynecology 2011; 38(3): 355–9.

37. Varasteh NN, Neuwirth RS, Levin B, Keltz MD. Pregnancy rates after hysteroscopic polypectomy and myomectomy in infertile women. Obstetrics and Gynecology 1999; 94(2): 168–171.

38. Wada-Hiraike O, Osuga Y, Hiroi H, Fujimoto A, Maruyama M, Yano T, Taketani Y. Sessile polyps and pedunculated polyps respond differently to oral contraceptives. Gynecological Endocrinology 2011; 27(5): 351–5.

39. Wethington SL, Herzog TJ, Burke WM, Sun X, Lerner JP, Lewin SN, Wright JD. Risk and Predictors of Malignancy in Women with Endometrial Polyps. The Annals of Surgical Oncology 2011; 18(13): 3819–23.

40. Xuebing P, Tinchiu L, Enlan X, Jing L, Xiaowu H. Is endometrial polyp formation associated with increased expression of vascular endothelial growth factor and transforming growth factor-beta1? European Journal of Obstetrics & Gynecology and Reproductive Biology 2011; 159(1): 198–203.

41. Yanaihara A, Yorimitsu T, Motoyama H, Iwasaki S, Kawamura T. Location of endometrial polyp and pregnancy rate in infertility patients. Fertility and Sterility 2008; 90(1): 180–2.

图片信息

图 4-1   Images by courtesy of Dr. L. Insabato and Dr. G. Mansueto.

图 4-3   Images by courtesy of Prof. D. Paladini.

图 4-4   Images by courtesy of Dr. C. Sica and Dr. B. Tormettino.

图 4-5   Images by courtesy of Prof. D. Paladini.

5

子宫内膜增生

目 录

定义与分类 38

临床表现 39

宫腔镜前诊断 39

宫腔镜诊断 39

■概述 39

■宫腔镜下子宫内膜增生的形态学判断标准 40

■子宫内膜不典型增生宫腔镜判断标准 42

■窄带成像内镜 43

■子宫内膜活检 43

治疗 44

■子宫内膜增生不伴不典型增生 44

■子宫内膜增生伴不典型增生 44

参考文献 45

本章由Giancarlo Garuti医生作主要贡献

第5章　子宫内膜增生

一、定义与分类

子宫内膜增生（endometrial hyperplasia，EH）是子宫内膜不均匀增厚的异常表现，特点为子宫内膜腺体显著异常增殖，基质仅占不到一半。子宫内膜增生和子宫内膜癌拥有相同的危险因素，都能够导致体内内源性与外源性雌激素过多，因此EH通常被认为是 I 型子宫膜癌的前兆。子宫内膜增生在育龄期妇女中发病率约为1.3%，在绝经妇女中发病率增长至15%，在50 ~ 60岁妇女中达到峰值。目前，子宫内膜增生的病理分型常使用世界卫生组织（WHO）和国际病理协会（ISGP）基于KURMA在1985年的研究推荐分型，共四型。

■ **单纯性增生**：与正常增殖期子宫内膜相似，有同样的腺体/间质比例，不同之处在于单纯性增生会出现异常腺体（图5-1）。
■ **复杂性增生**：腺体结构复杂性改变，腺体异常增殖导致腺体/间质比例失调（图5-2）。

根据有或无细胞学不典型增生分为第三、四类子宫内膜增生：

■ **单纯性不典型增生**（图5-3）
■ **复杂性不典型增生**（图5-4）

然而，这种经典病理学分型有一定局限性，在这种分类方法下不典型增生常需与高分化腺癌反复

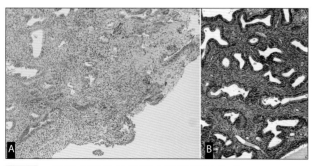

图5-1　子宫内膜单纯性增生组织学标本（A：10×；B：20×）

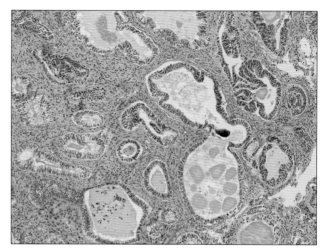

图5-2　子宫内膜复杂性增生组织学标本（10×）

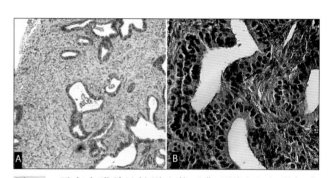

图5-3　子宫内膜单纯性增生伴不典型增生组织学标本（A：4×；B：40×）

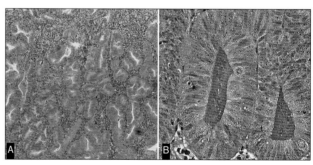

图5-4　子宫内膜复杂性增生伴不典型增生组织学标本（A：20×；B：63×）

鉴别。这主要由于50%不典型增生与不典型增生伴发恶性肿瘤呈现相同的组织学表现。

过去十年里一个新的组织学分类方式诞生，应用计算机化成像分析流式细胞仪观察增生改变，将不典型增生伴发恶性肿瘤定义为子宫内膜上皮内瘤变（EIN或者高危型增生），对于没有危险因素的增生则定义为子宫内膜增生（endometrial hyperplasia，EH）或低危型增生。EIN这一概念表示组织病理学有细胞异型性，有恶变潜能。

尽管这种仅仅基于细胞学的分类方法饱受争议，但其从治疗角度为临床带来了诸多便利。此种分类方式不单纯依据组织形态学，而是根据病变的自然发展史和恶变潜能进行分类。它表明子宫内膜增生属于良性病变，但EIN有致癌潜能，是子宫内膜癌的先兆，故这两种增生治疗方式不同。为了简化，本章沿用WHO和国际妇科病理学家协会对子宫内膜增生的分类方法。

二、临床表现

异常子宫出血（abnormal uterine bleeding，AUB）是子宫内膜增生的主要症状，育龄期及绝经后女性均可出现。极少部分患者，0.5%～1.5%无任何临床表现。然而有一种患者并非无临床表现，而是由于宫颈口狭窄影响血流出，导致诊断治疗延误。但围绝经期女性异常子宫出血常与子宫内膜良性变有关，如子宫肌瘤或子宫内膜息肉，临床上较少考虑EH，故此种情况易导致诊断及治疗延误。在西方国家，每年约17/10万女性患单纯性增生或复杂性增生，55/10万女性患非典型增生。

临床上在除外生殖道其他病变后有以下任意表现时怀疑子宫内膜增生：

■ **遗传性危险因素**：结直肠癌、遗传性非息肉性结直肠癌（human non polyposis colorectal cancer，HNPCC）、子宫内膜癌、乳腺癌、吸烟、糖尿病。
■ **内源性雌激素过多**：肥胖、多囊卵巢综合征等。雌激素过多症常与绝经、绝经晚期、雌激素分泌型性索间质肿瘤、慢性肝病，或外源性雌激素过多（非对抗性雌激素治疗，乳腺癌的他莫昔芬治疗）密切相关。
■ **局灶性子宫内膜疾病**：子宫内膜息肉等，局部可伴发子宫内膜增生。

三、宫腔镜前诊断

在宫腔镜检查前进行其他辅助检查是诊断子宫

内膜增生的重要手段，有治疗子宫异常出血、评估增生恶性潜能、辅助制定诊疗计划、协助评估子宫内膜癌治疗的多重作用。

经阴道超声检查（transvaginal ltrasonography，TVS）：当临床上有可疑子宫内膜增生时首先应进行TVS检查（图5-5）。TVS对子宫内膜厚度的检测十分灵敏，绝经妇女内膜厚度＞4mm，育龄期妇女内膜＞12mm时可提示有子宫内膜疾病。

宫腔声学造影（sonohysterography，HSG）：当超声示子宫内膜线不均匀或呈扭曲样改变时常进行此项检查，其敏感度大大高于超声检查。绝经期妇女在HSG下子宫内膜厚度＞2.5mm时提示有子宫内膜增生。

3D超声检查（three-Dimensional ultrasound，3D US）：3D超声检查着重探测宫腔容积。近年来研究显示3D超声检查在子宫异常出血方面比其余检查更有特异性，灵敏度更高，可判断子宫内膜增生及良性肿瘤（图5-5）。

四、宫腔镜诊断

宫腔镜检查使医生可以对子宫内膜形态进行更直观地观察并进行活检。

1.概述

子宫内膜增生的典型形态学改变见表5-1，本表格是对1987年至1996年发表文献的总结，未经临床随机对照试验（RCTs）验证。

此标准在近20年内被广泛采用，至今仍作为子宫内膜增生与其他子宫内膜良恶性疾病鉴别的重要依据。需要强调的是，由于宫腔镜诊断受术者主观

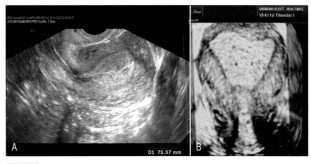

图5-5　经阴道超声检查（A）：子宫内膜增厚伴囊性改变。在3D模式下此表现更加清晰（B）

表5-1　子宫内膜增生的宫腔镜下诊断标准

■局灶性或弥漫性不均匀息肉样改变或内膜乳头状增生

■血管异常表现

■腺体囊性扩张

■腺管开口结构异常（增厚、密度不均、扩张）

判断的影响较大、重复性较差，其准确性受到一定限制。根据Clark于2002年发表的荟萃分析，宫腔镜对子宫内膜增生诊断敏感度不超过78%。因此，留取病理标本十分必要，组织病理学是诊断子宫内膜增生的金标准。

2.宫腔镜下子宫内膜增生的形态学判断标准

很多文章都详细描述了子宫内膜增生的形态学表现，然而受术者的主观感受、患者内膜形态差异等因素的影响，这些判断标准的准确性参差不齐。因此在行宫腔镜检查前需要充分结合临床实际与患者个人情况。

（1）子宫内膜不均匀增厚

由于育龄期女性的子宫内膜疾病都有内膜不均匀增厚的表现，因此这一判断标准特异性较差。在妇女育龄期，呈周期性分泌的类固醇激素使子宫内膜成为人体最活跃的组织。在雌激素作用下子宫内膜呈分泌期改变，增厚的内膜往往不均匀，因此在卵泡中晚期或停经后的延长卵泡期内常见内膜增厚或伴微乳头状微小息肉样改变（图5-6）。在黄体期，孕酮的作用使黄体水肿、假蜕膜分化、分泌功能出现，导致子宫内膜表面增厚，形成息肉样改变，以黄体期晚期为著（图5-7）。这种表现易与病

理性子宫内膜增生、内膜新生物形成相混淆。（图5-8）。80%的宫腔镜检查的假阳性都是将功能性子宫内膜不均匀增厚误诊为其他疾病造成的。

在妇女绝经期，宫腔镜下可见内膜萎缩等一系列变化，提示妇女绝经状态（图5-8）。镜检需要在

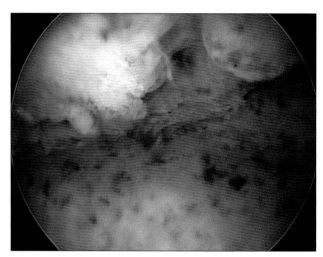

图5-6　宫腔镜下卵泡期中晚期子宫内膜微小息肉样变

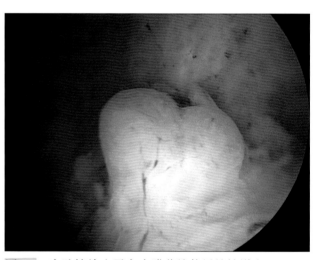

图5-8　宫腔镜检查子宫内膜萎缩伴局灶性增生

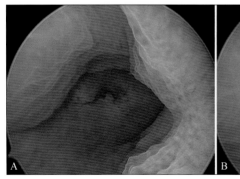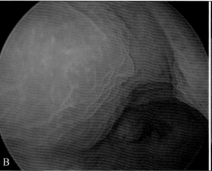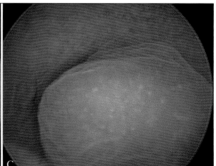

图5-7　宫腔镜下黄体期晚期子宫内膜增厚伴息肉样改变

正确月经周期内进行，一般选在早卵泡期或中卵泡期，以减弱内膜功能性增生造成的偏倚。

组织学活检的最佳取样时机在黄体期，此时雌激素的促增殖作用被黄体酮的分泌作用削弱，降低由于体内高雌激素造成的假阳性率。雌孕激素或孕激素的使用可导致非功能性子宫内膜弥漫性增厚（图5-9），这种增厚与药物类型及使用方式密切相关。药物性子宫内膜增厚是药物作用于子宫内膜造成的内膜成熟分化、黄体蜕膜化、黏膜性水肿。

子宫内膜炎，尤其是慢性子宫内膜炎，会造成子宫内膜渗出、水肿，使其被误诊为子宫内膜增生，宫腔镜下可见内膜呈弥散性息肉样变。因此子宫内膜增厚对诊断子宫内膜增生特异性较差，往往与其他造成内膜异常改变的疾病同时出现。因此留取病理标本是十分必要的，有助于提高宫腔镜病理检查准确率（图5-10）。

（2）血管异常表现

子宫内膜增生血管异常表现没有统一的概念。内膜增生时出现特异的腺体间质改变，在宫腔镜下表现为子宫内膜静脉-毛细血管异常。与异常血管化导致的明显血管增生不同，子宫内膜增生表现为弥漫性血管微小畸变、毛细血管密度增加、静脉毛细血管网扩张。由于宫腔镜的影像有主观、不可重

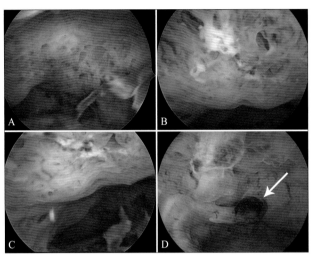

图5-10　宫腔镜下示子宫内膜复杂性增生（A-C）和子宫内膜复杂增生伴不典型增生（D）。子宫内膜弥漫性增厚伴高度血管化，腺管口扩张（A-C）。子宫内膜弥漫性增厚伴白色假性息肉，出现不典型血管化和血管稠密（箭头）（D）

复的特点，此种异常表现通常需要专业人士的判读（图5-11）。促血管生成类药物如他莫昔芬、黄体酮等作用于子宫内膜后亦可造成内膜血管异常表现。此外，内膜纤维化、子宫内膜炎有浅层血管异常的表现。

综上，内膜血管异常在与其他形态学表现如内膜不均匀增厚、腺管囊性扩张、腺体异常共同出现时才有诊断价值。

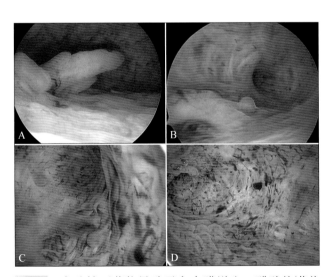

图5-9　宫腔镜下药物导致子宫内膜增生：醋酸盐诺美孕酮（A），以去氧孕烯为主要成分的避孕药（B），醋酸炔诺酮（C、D）

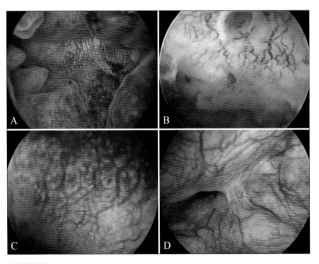

图5-11　宫腔镜检查下子宫内膜增生，静脉-毛细血管网异常

（3）腺体囊性扩张

组织学示所有子宫内膜增生均有腺体囊性扩张样改变。据L.H. Uno等（1995年）研究显示，当子宫内膜仅出现腺体囊性扩张这一条征象时便可以考虑子宫内膜增生。育龄期女性正常子宫内膜无腺体囊性扩张，因此这一特点对诊断EH高度特异。当伴有内膜增厚、腺管口结构异常时诊断更加明确（图5-12A）。

绝经后女性萎缩的子宫内膜上可见腺体囊性扩张，散在多发或聚集形成假性息肉（图5-12B），易与病理性腺体扩张相混淆。然而，绝经期妇女子宫内膜增生并不难诊断，当在萎缩的子宫内膜上观察到继发于腺体大量增生的非息肉样囊性变时（图5-12C）即可考虑子宫内膜增生。一些药物如他西莫芬作用于子宫内膜，造成基质增生、水肿，可以导致腺体囊性扩张。

（4）腺管口结构改变

腺管口只能在大倍数近景下观察到，正常生理情况下腺管开口结构规则。畸变的腺管形态扭曲，腺管口扩张，颜色深于正常腺管，腺管口呈黄白色（图5-13）。其发生基础是组织结构的增殖，增殖程度与子宫内膜异常增生的严重程度成正比。当腺管口结构畸变伴子宫内膜萎缩和腺管口畸变伴黏膜不增厚时也可提示子宫内膜增生可能，应当留取病理标本。

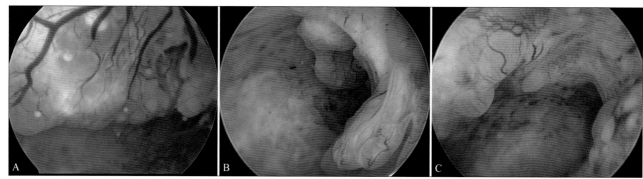

图5-12　育龄期女性子宫内膜复杂性增生伴不典型增生（A），腺体囊性扩张伴内膜不均匀增厚，腺管开口结构异常，部分区域坏死。绝经后女性生理性腺体囊性扩张聚集形成假性息肉（B）。绝经后女性子宫内膜非息肉样囊性变（C）

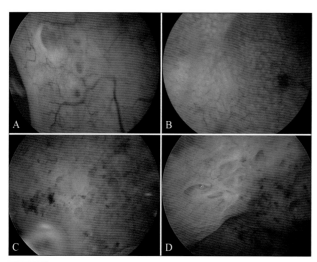

图5-13　子宫内膜增生腺管口结构畸变：腺管口异常扩张（A、C、D），扩张伴静脉-毛细血管网异常（A）。图B示密集白色腺体"领状"改变

3.子宫内膜不典型增生宫腔镜判断标准

子宫内膜不典型增生（atypical hyperplasia, AH）是每位宫腔镜医生都应掌握的疾病，宫腔镜不但可以治疗子宫内膜不典型增生，还可以判断子宫内膜发生不典型增生的同时是否存在恶性肿瘤（50%子宫内膜不典型增生伴发恶性肿瘤）。目前尚未形成统一的宫腔镜下子宫内膜不典型增生判断标准（图5-14A）。有些学者对子宫内膜非不典型增生与子宫内膜不典型增生进行了鉴别（表5-2、表5-3）。

子宫内膜不典型增生应与子宫内膜癌相鉴别，然而，完全弄清这一问题仍需要大量的研究。子宫内膜癌有特点鲜明的镜下表现，十分容易辨别（详

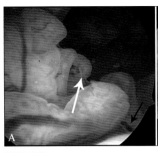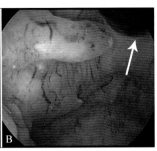

图5-14　宫腔镜下子宫内膜复杂增生伴不典型增生。子宫内膜不典型增厚伴息肉样改变（A），可见间桥（白箭头）。不典型血管化，如血管剥落（黑箭头）。白色子宫内膜不规则、弥漫性增厚，表面乳突状突起，有假性息肉（B）；血管形态不规则且有异物性聚集表现（箭头）

表5-2　低危型子宫内膜增生

表面	内膜厚度	颜色	腺管开口	血管
规则或不规则	+	白	规则或不规则	±

表5-3　高危型子宫内膜增生

表面	内膜厚度	颜色	腺管开口	血管
不规则乳突样凸起、息肉样改变、间桥存在、子宫异常出血史	++	白	多数不可见	++

见本书第6章），但临床上很少在宫腔镜直视下诊断子宫内膜癌，往往会取病理等病理报告结果出来后再诊断。但是，子宫内膜癌的病理结果常只显示子宫内膜不典型增生，反而干扰临床医生的判断。因此，诊断子宫内膜癌需要多途径、多学科参与。

与子宫内膜不典型增生不同的是，当术者在镜下见到子宫内膜癌典型征象后，即便术后病理结果显示子宫内膜不典型增生，术者也可倾向于自己术中的判断。此外，留取的病理标本中能够包含病变部位十分重要，往往决定了疾病的诊断。活检规范是在可疑肿物黏膜表现异常的部分留取至少长为0.5cm的未坏死组织，内含子宫内膜-肌层交界区。

4.窄带成像内镜（narrow-band imaging，NBI）

近些年，利用滤光镜过滤掉内镜光源所发出的红、蓝、绿光源电波中的宽带光谱，仅留下窄带光谱的窄带成像技术为诊断子宫内膜疾病提供了新方式。窄带成像宫腔镜利用两种不连续光谱：415nm（蓝）和540nm（绿）。此光源突出了黏膜表面和血管网，使原先观察不到的部分清晰可见。近年来研究表明NBI技术在诊断子宫内膜增生性疾病中敏感性极高，尤其对鉴别低危型和高危型子宫内膜增生十分灵敏。

5.子宫内膜活检

当镜下见到子宫内膜结构畸变（局灶性为主）而怀疑子宫内膜增生时应进行活检以明确诊断（详见本书第六章）。应在子宫内膜不均匀增厚处、腺体囊性扩张处、血管异常表现处留取标本（组织学：子宫内膜复杂性增生伴不典型增生）（图5-15A）。

当出现可疑内膜增生、可疑的组织病理学判断时，在病灶处全面、准确地留取活检变得尤为重要。正确的取材方法可为病理学家提供足量的既包含间质又包含肌层的子宫内膜。宫腔镜下术者

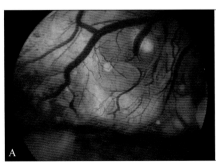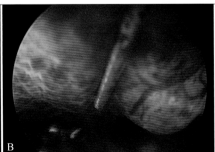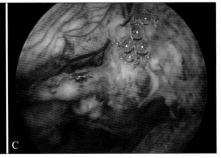

图5-15　针型双极（KARL STORZ，德国）进行子宫内膜活检。子宫内膜不均匀增生伴腺体囊性扩张及血管异常（组织病理学：复杂性增生伴重度不典型增生）

对子宫内膜病变的预测性诊断十分常见，当操作者认为镜下子宫内膜为增生状态时，应进行活检。Loffer准则（1989年）认为当宫腔镜视野清晰，子宫内结构无畸形，子宫内膜薄且规则时可不进行活检。但现代宫腔镜的使用中活检及其普遍。

五、治疗

除了要以组织病理学为基础制定治疗方案外，还要综合考虑各项因素，如患者年龄、期望疗效、合并疾病、医疗条件等。

1.子宫内膜增生不伴不典型增生

子宫内膜非不典型增生的主要治疗方式为药物治疗，以黄体酮或达那唑为主，口服或局部应用皆可。用药之后的后续治疗没有统一规定的指南，大部分医生认为高危患者（如服用他西莫芬、遗传性非息肉性大肠癌、子宫内膜癌家族史、肥胖、高血压）应定期行宫腔镜检查加诊刮术，直至病理示子宫内膜被完全抑制。

宫腔镜下保守性手术治疗适用于药物治疗无效或无法进行药物治疗的患者：

- 有生育要求的患者，行部分子宫内膜去除术，保留子宫内膜基底层。
- 经宫颈子宫内膜电切术（TCRE）详见另一章。

由于电切镜下子宫内膜剥除术（电灼）和二代内膜剥除术（NovaSure，热球子宫内膜去除术，微波子宫内膜去除术，冷冻子宫内膜去除术）治疗后无法存留有代表性的内膜标本进行定期检查，应作为治疗禁忌。

2.子宫内膜增生伴不典型增生

子宫内膜不典型增生的标准治疗方案为分期手术，子宫及双侧附件切除。子宫内膜增生伴不典型增生的保守治疗（药物或手术）近年来才取得一定进展，适用于有生育要求、有麻醉风险、不能耐受传统手术方式的患者。

保守性药物治疗以雌激素拮抗剂或其他抑制内膜增生的药物为主，如GnRH拮抗剂等。药物治疗有效率为75%。近年来一种在子宫内部局部用药的药物治疗方案备受推崇，即宫内节育器内源激素缓释系统（曼月乐，拜耳公司）。药物治疗亦可用于保留子宫内膜基底层的保守手术后或TCRE术后治疗（图5-16）。

2007年一份回溯性研究（22例）显示TCRE疗效很好，仅有一例于手术10后年发现子宫内膜癌。保守治疗的治疗准则要求对患者进行密切随访和复查，其中包括定期行宫腔镜检查、定期妇科超声检查等。由于手术后宫颈及宫腔可发生粘连，因此我们应该意识到探查宫腔内部在后续随访及复查是一件相对困难的事情。

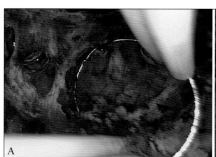 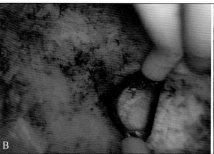 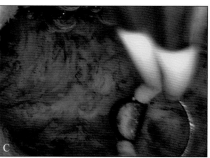

图5-16　利用26Fr双极电切镜（KARL STORZ，德国）成角电极与球形电极进行子宫内膜去除术。患者是复杂性子宫内膜增生伴不典型增生，放弃保留生育功能的要求，进行手术

孟师慧　译

李晶华　审

参考文献

1. Abulafa O, Sherer DM. Angiogenesis of endometrium. Obstetrics & Gynecology1999; 94: 148–153.

2. Agostini A, Cravello L, Shojai R, Schaeffer V, Bretelle F, Roger V, Blanc B. Risk of fnding an endometrial cancer when atypical hyperplasia was incidentally diagnosed onhysteroscopic resection products. The European Journal of Obstetrics & Gynecologyand Reproductive Biology 2002; 103: 58–59.

3. Allison KH, Reed SD, Voigt LF, Jordan CD, Newton KM, Garcia RL. Diagnosing endometrial hyperplasia: why is it so diffcult to agree? The American journal of surgicalpathology 2008; 32: 691–698.

4. Angioni S, Loddo A, Milano F, Piras B, Minerba L, Melis GB. Detection of benignintracavitary lesions in postmenopausal women with abnormal uterine bleeding: aprospective comparative study on outpatient hysteroscopy and blind biopsy. TheJournal of Minimally Invasive Gynecology 2008; 15: 87–91.

5. Bedner R, Rzepka-Gorska I. Hysteroscopy with directed biopsy versus dilatation andcurettage for the diagnosis of endometrial hyperplasia and cancer in perimenopausal women. European journal of gynaecological oncology 2007; 28: 400–402.

6. Bettocchi S, Di Venere R, Pansini N. Endometrial biopsies using small diameterhysteroscopes and 5Fr instruments: how can we obtain enough material for correcthistologic diagnosis? The Journal of the American Association of GynecologicLaparoscopists 2002; 9: 290–292.

7. Bingol B, Gunenc MZ, Gedikbasi A, Guner H, Tasdemir S, Tiras B. Comparison ofdiagnostic accuracy of saline infusion sonohysterography, transvaginal sonographyand hysteroscopy in postmenopausal bleeding. Archives of Gynecology and Obstetrics 2011; 284(1): 111–7.

8. Carlson JV, Mutter GL. Endometrial intraepithelial neoplasia is associated withpolyps and frequently has metaplastic change. Histopathology 2008; 53, 325–332.

9. Clark TJ, Voit D, Gupta JK, Hyde C, Song F, Khan KS. Accuracy of hysteroscopy in thediagnosis of endometrial cancer and hyperplasia. A systematic quantitative review.JAMA 2002; 288: 1610–1621.

10. Daud S, Jalil SS, Griffn M, Ewies AA. Endometrial hyperplasia-the dilemma of management remains: a retrospective observational study of 280 women. TheEuropean Journal of Obstetrics & Gynecology and Reproductive Biology 2011; 159(1): 172–5.

11. Di jkhuizen FP, Mol W, Brolmann HA, Heintz AP. The accuracy of endometrialsampling in the diagnosis of patients with endometrial carcinoma and hyperplasia, a meta-analysis. Cancer 2000; 89: 1765–1772.

12. Dotto JE, Lema B, DottoJEJr, Hamou J. Classifcation of microhysteroscopic imagesand their correlation with histologic diagnoses. The Journal of the American Association of Gynecologic Laparoscopists 2003; 10: 233–246.

13. Edris F, Vilos GA, Al-Mubarak A, Ettler HC, Hollet-Caines J, Abu-Rafea B. Resectoscopic surgery may be an alternative to hysterectomy in high risk women withatypical endometrial hyperplasia. The Journal of Minimally Invasive Gynecology 2007; 14: 68–73.

14. Epstein E, Ramirez A, Skoog L, Valentin L. Dilatation and curettage fails to detectmost focal lesions in the uterine cavity in women with postmenopausal bleeding.Acta Obstetricia et GynecologicaScandinavica 2001; 80: 1131–1136.

15. Farquhar C, Ekeroma A, Furness S, Arroll B. A systematic review of transvaginalultrasonography, sonohysterography and hysteroscopy for the investigation of abnormal uterine bleeding in premenopusal women. Acta Obstetricia et GynecologicaScandinavica 2003; 82: 493–504.

16. Garuti G, Cellani F, Centinaio G, Sita G, Nalli G, Luerti M. Histopathologic behavior ofendometrial hyperplasia during tamoxifen therapy for breast cancer. GynecologicOncology 2006; 101: 269–273.

17. Garuti G, Cellani F, Colonnelli M, Grossi F, Luerti M. Outpatient hysteroscopicpolypectomy in 237 patients: feasibility of a one stop "see and treat" procedure.The Journal of the American Association of Gynecologic Laparoscopists 2004; 11: 500–504.

18. Garuti G, Cellani F, Garzia D, Colonnelli M, Luerti M. Accuracy of hysteroscopicdiagnosis of endometrial hyperplasia: a retrospective study of 323 patients.The Journal of Minimally Invasive Gynecology 2005; 12: 247–253.

19. Garuti G, Centinaio G, Luerti M. Outpatient hysteroscopic polypectomy in postmenopausal women: a comparison between mechanical and electrosurgical resection.Minimally Invasive Gynecology 2008; 15: 595–600.

20. Garuti G, Mirra M, Luerti M. Hysteroscopic view in atypical endometrial hyperplasias: a correlation with pathologic fndings on hysterectomy specimens. The Journal of Minimally Invasive Gynecology 2006; 13: 325–330.

21. Garuti G, Sambruni I, Colonnelli M, Luerti M. Accuracy of hysteroscopy in predictinghistopathology of endometrium in 1500 women. The Journal of the American Association of Gynecologic Laparoscopists 2001; 8: 207–213.

22. Gimpelson RJ, Rappold HO. A comparative study between panoramic hysteroscopywith directed biopsies and dilatation and curettage, a review of 276 cases. TheAmerican Journal of Obstetrics and Gynecology 1988; 152: 489–492.

23. Gull B, Carlsson SA, Karlsson B, Ylostalo P, Milsom I, Granberg S. Transvaginalultrasonography of the endometrium in women with postmenopausal bleeding: itis always necessary to perform an endometrial biopsy? The American Journal of Obstetrics and Gynecology 2000; 182: 509–515.

24. Hague S, Maner S, Oehler MK. Tamoxifen induction of angiogenic factor expressionin endometrium. British Journal of Cancer 2002; 86: 761–767.

25. Iram S, Musonda P, Ewies AA. Premenopausal bleeding: when should the endometrium be investigated? A retrospective non comparative study of 3006 women. TheEuropean Journal of Obstetrics & Gynecology and Reproductive Biology 2009; 148: 86–89.

26. Kisu I, Banno K, Kobayashi Y, Ono A, Masuda K, Ueki A, Nomura H, Hirasawa A, Abe T, Kouyama K, Susumu N, Aoki D. Narrow band imaging hysteroscopy: a comparativestudy using randomized video images. International Journal of Oncology 2011; 39(5): 1057–62.

27. Kisu I, Banno K, Susumu N, Aoki D. Magnifying hysteroscopy with narrow-band imaging for visualization of endometrial lesions. International Journal of Gynaecology& Obstetrics 2011; 115(1): 74–5.

28. Kisu I, Banno K, Tsuji K, Masuda K, Ueki A, Kobayashi Y, Yamagami W, Susumu N, Aoki D. Narrow band imaging in gynecology: A new diagnostic approach withimproved visual identifcation (Review). International Journal of Oncology 2012; 40(2): 350–6.

29. Kurman R, KaminskiP, Norris H. The behavior of endometrial hyperplasia. A longterm study of "untreated" hyperplasia in 170 patients. Cancer 1985; 56: 403–411.

30. Lacey JV, Sherman ME, Rush BB, Ronnett BM, Ioffe OB, Duggan MA, Glass AG, Richesson DA, Chatterjee N, Langholz B. Absolute risk of endometrial carcinomaduring 20-year follow-up among women with endometrial hyperplasia. Journal of Clinical Oncology 2010; 28: 788–792.

31. Lecuru F, Le FevreBelda MA, Bats AS, Tulpin L, Metzger U, Olshwang S, LaurentPuig P. Performance of offce hysteroscopy and endometrial biopsy for detectingendometrial disease in women at risk of human non polyposis colon cancer: a prospective study. International Journal of Gynecological Cancer 2008; 18: 1326–1331.

32. Litta P, Merlin F, Saccardi , Pozzan C, Sacco G, Fracas M, Capobianco G, DessoleS. Role of hysteroscopy with endometrial biopsy to rule out endometrial cancerin postmenopausal women with abnormal uterine bleeding. Maturitas 2005; 50: 117–123.

33. Loffer FD. Hysteroscopy with selective endometrial sampling compared withdilatation and curettage for abnormal uterine bleeding: the value of a negativehysteroscopic view. Obstetrics & Gynecology 1989; 73: 16–20.

34. Loverro G, Bettocchi S, Cormio G, Nicolardi V, Porreca MR, Pansini N, Selvaggi L.Diagnostic accuracy of hysteroscopy in endometrial hyperplasia. Maturitas 1996; 25: 187–191.

35. Mencaglia L, Perino A, Hamou J. Hysteroscopy in perimenopausal and

postmenopausal women with abnormal uterine bleeding. Journal of Reproductive Medicine 1987; 32: 577–582.

36. Montgomery BE, Daum GS, Dunton CJ. Endometrial hyperplasia: a review. Obstetrical & Gynecological Survey 2004; 59: 368–378.

37. Mutter GL, Kauderer J, Baak JPA, Alberts D. Biopsy histomorphometry predictsuterine myoinvasion by endometrial carcinoma: a Gynecologic Oncology Groupstudy. Human Pathology 2008; 39: 866–874.

38. Mutter GL. Endometrial Intraepithelial Neoplasia (EIN): will it bring order or chaos?Gynecological Oncology 2000; 76: 287–290.

39. Neven P. Endometrial changes in patients on tamoxifen. The Lancet 1995; 346: 1292–1293.

40. Perez-Medina T, Bajo J, Folgueira G, Haya J, Ortega P. Atypical endometrial hyperplasia treatment with progestogens and gonadotropin realising hormone analogues: long term follow-up. Gynecological Oncology 1999; 73: 299–304.

41. Phillips V, McCluggage WG. Results of a questionnaire regarding criteria for adequacy of endometrial biopsies. Journal of clinical pathology. 2005; 58(4): 417–9.

42. Rahimi S, Marani C, Renzi C, Natale ME, Giovannini P, Zeloni R. Endometrial polypsand the risk of atypical hyperplasia on biopsies of unremarkable endometrium: a study on 694 patients with benign endometrial polyps. International Jounal of Gynecological Pathology 2009; 28: 522–528.

43. Randall TC, Kurman RJ. Progestin treatment of atypical hyperplasia and well differentiated carcinoma of the endometrium in women under age 40. Obstetrics & Gynecology 1997; 90: 434–440.

44. Reed SD, Voigt LF, Newton KM, Garcia RH, Allison HK, Epplein M, Jordan D, Swisher E, Weiss NS. Progestin therapy of complex endometrial hyperplasia withand without atypia. Obstetrics and gynecology. 2009; 113(3): 655–62.

45. Reed SD, Newton KM, Clinton WL, Epplein M, Garcia R, Allison K, Voigt LF, WeissNS. Incidence of endometrial hyperplasia. The American Journal of Obstetrics andGynecology 2009; 200(6): 678 e1–6.

46. Scrimin F, Mangino FP, Wiesenfeld U, Candidotto A, Guaschino S. Is resectoscopictreatment of atypical endometrial polyps a safe option? The American Journal of Obstetrics and Gynecology 2006; 195: 1328–1330.

47. Scrimin F, Wiesenfeld U, Candiotto A, Inglese S, Ronfani L, Guaschino S. Resectoscopic treatment of atypical endometrial polyps in fertile women. The AmericanJournal of Obstetrics and Gynecology 2008; 199: 365.

48. Tabata T, Yamawaki T, Yabana T, Ida M, Nishimura K, Nose Y. Natural history of endometrial hyperplasia, study of 77 patients. Arch GynecolObstet 2001; 265: 85–88.

49. Tinelli R, Surico D, Leo L, Pinto V, Surico N, Fusco A, Cicinelli MV, Meir YJ, Cicinelli E.Accuracy and effcacy of narrow-band imaging versus white light hysteroscopy forthe diagnosis of endometrial cancer and hyperplasia: a multicenter controlled study.Menopause. 2011; 18(9): 1026–9.

50. Trimble CL, Kauderer J, Zaino RJ. Concurrent endometrial carcinoma in women witha biopsy diagnosis of atypical endometrial hyperplasia: a Gynecologic OncologyGroup study. Cancer 2006; 106: 812–819.

51. Uno LH, Sugimoto O, Carvalho FM, Bagnoli VR, Fonseca AM, Pinotti JA. Morphologichysteroscopic criteria suggestive of endometrial hyperplasia. Int J GynecolObstet 1995; 49: 35–40.

52. Vilos GA, Harding PG, Ettler HC. Resectoscopic surgery in women with abnormaluterine bleeding and non-atypical endometrial hyperplasia. The Journal of theAmerican Association of Gynecologic Laparoscopists 2002; 9: 131–137.

53. Yahata T, Nonaka T, Watanabe A, Sekine M, Tanaka K. Complete hysteroscopicresection of a large atypical polypoid adenomyoma, followed by a successfulpregnancy. Fertility and Sterility 2011; 95(7): 2435.

54. Yarvela IY, Santala M. Treatment of non-atypic endometrial hyperplasia using thermal balloon endometrial ablation therapy. Gynecologic and Obstetric Investigation 2005; 59: 202–206.

55. Zaino RJ, Kauderer J, Trimble CL. Reproducibility of the diagnosis of atypicalendometrial hyperplasia: a Gynecologic Oncology Group study. Cancer 2006; 106: 804–811.

图片信息

图 5-1   Image (A) by courtesy of Dr. G. Garuti.

Image (B) by courtesy of Dr. G. Mansueto.

图 5-2   Image by courtesy of Dr. G. Garuti.

图 5-3   Images by courtesy of Dr. G. Garuti.

图 5-4   Image (A) by courtesy of Dr. G. Garuti.

Image (B) by courtesy of Dr. G. Mansueto.

图 5-5   Images by courtesy of Dr. G. Nazzaro and Dr. M. Miranda.

图 5-11   Image (A) by courtesy of Dr. G. Garuti.

6

子宫内膜癌

目 录

定义、病因及分类 48

临床表现 48

宫腔镜前诊断 48

宫腔镜诊断 49

■肿瘤的生长模式 52

■子宫内膜癌的宫内扩散 52

■宫颈管浸润 52

■前哨淋巴结活检 53

■宫腔镜检查的风险 53

治疗 53

参考文献 54

第6章　子宫内膜癌

一、定义、病因及分类

子宫内膜癌（endometrial carcinoma）是西方国家最常见的盆腔肿瘤，是导致女性死亡的主要原因之一。在美国，调查发现子宫内膜癌发病率为2.6%，死亡率约0.5%。在欧洲，子宫内膜癌是女性第四位常见肿瘤，仅次于乳腺肿瘤、直肠癌以及肺癌。在意大利，每年大约有5000例子宫内膜癌新发病例。75%的患者在绝经后确诊，高发年龄在64～74岁之间，大约25%的病例发生于围绝经期，另外，2%的女性在40岁甚至更年轻时发病。

子宫内膜癌根据其发病机制分为两个类型：Ⅰ型或"雌激素依赖性"的子宫内膜癌：可以发生在绝经前或围绝经期女性，与过度暴露了内源性或外源性的雌激素环境中密切相关。其他危险因素包括：未育、绝经期晚、肥胖、由多囊卵巢引起的长期无排卵、分泌雌激素的肿瘤、糖尿病以及高血压。他莫昔芬与未使用孕激素进行拮抗的激素替代疗法也都能够增加"雌激素依赖性"子宫内膜癌发生概率。另一方面，口服避孕药，经产妇都是降低疾病发生的保护因素。

腺癌是子宫内膜癌最常见的组织学类型，主要是子宫内膜增生的临床表现（图6-1）。以高分化或中分化为主，通常很少侵犯子宫肌层。积极治疗预后较好，早期子宫内膜癌5年生存率为

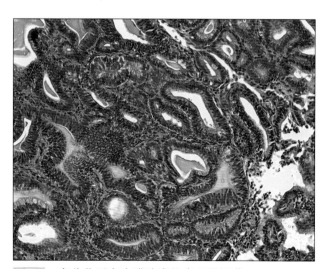

图6-1　高分化子宫内膜腺癌的病理学图像

65%～95%。Ⅱ型子宫内膜癌大约占内膜癌总数的三分之一，多发生在70～80岁老年女性的身上。不同于Ⅰ型，Ⅱ型子宫内膜癌与高雌激素刺激无关，而是与萎缩的子宫内膜以及子宫内膜息肉有关。最常见的病理类型为浆液性癌、透明性细胞癌、腺鳞癌以及未分化性癌。这种类型的肿瘤常常是低分化的，与萎缩的子宫内膜密切相关。有可能侵及子宫肌层，预后一般较差，5年生存率仅达30%～40%。许多文献都采用这种分类方式，因两种类型的子宫内膜癌发病机制不同，具有不同的分子信号通路，与不同的基因突变有关。

二、临床表现

绝经后出血（PMB）是子宫内膜癌最常见的症状，在子宫内膜癌患者中约占10%。内膜癌的发病率随着年龄的增长而上升。在育龄期妇女中，子宫内膜癌与月经不规律，排卵期出血（intermenstrual bleeding，IMB）或偶发的月经量过多相关。无论在绝经或育龄期，异常子宫出血的症状都在疾病早期发生，所以近80%的病例都可以早期诊断。

在一些病例中，通过宫颈细胞学检查我们首先发现患者存在宫颈上皮内瘤变（cervical glandular intraepithelial neoplasia，CGIN），经后续检查才发现患者患有子宫内膜癌。

但是，0.5%～1.5%的患者在很长时间内都没有任何症状。尤其是围绝经期的患者可能存在宫颈外口或内口粘连，存在延迟诊断的风险。在这些患者中，并没有异常子宫出血，既往的子宫内膜病理大部分也都是功能性或者良性的病变。

晚期的一个常见症状为白带增多，黄白色伴有恶臭的阴道分泌物，这主要由肿瘤挤压、坏疽、液化变性所引起。疼痛是最后阶段的表现，尤其当肿瘤已经侵及到腹腔或者盆腔器官时，如乙状结肠和结肠、小肠或膀胱。

三、宫腔镜前诊断

子宫内膜癌中，约80%的患者可以在疾病早期

明确诊断，这些人5年生存率超过80%。子宫内膜癌的早期诊断大大提高了患者的生存率。

经阴道超声（transvaginal sonography，TVS）：临床怀疑子宫内膜癌时的首选检查。超声检查提示有恶性肿瘤的指征包括：绝经后子宫内膜厚度＞4mm或是围绝经期子宫内膜＞10mm（TVS最好在内膜增殖早期进行）；异常的子宫内膜回声；子宫内膜及肌层交界处不均匀回声；特殊的多普勒色彩成像及加权（扭曲不规则的低流速杂乱血管）（图6-2）。TVS的诊断准确性主要依赖于超声界限的选择、激素的状态和患者的症状。有异常子宫出血的绝经后女性以4～5mm子宫内膜厚度作为基准，诊断子宫内膜癌病理的敏感性高达95%，其特异性也达到了55%。当变为3mm时，敏感性达到99%。在无症状的绝经后女性中，基线标准为11mm。在这类人群中，如果子宫内膜低于这个基准，发生子宫内膜癌的潜在危险很小（0.002%）。在使用他莫昔芬的女性中基线标准为8mm。彩色多普勒超声联合宫腔内造影剂（盐水灌注宫腔声学造影，saline infusion sonohysterography，SIS）可以使TVS的准确性进一步提高，达到敏感度96%，特异性88%。彩色多普勒的使用为常规超声成像提供了额外的帮助。实际上，子宫血管的异常表现可以对子宫内膜良恶性做出判断，也可以用来鉴别局限性或弥漫性内膜病变。

即使超声检查对子宫内膜癌有较高特异性和敏感度，但超过50%的绝经后女性仍需要进一步检查。在下述人群中TVS的敏感性下降：围绝经期女性（月经周期改变造成子宫内膜厚度改变，或表现为良性的子宫内膜病理）；使用他莫昔芬的女性（子宫内膜息肉及腺囊的萎缩在这些女性中经常发生，这便造成了很难做出子宫内膜癌的诊断）；使用激素替代治疗的女性；＞70岁的女性（34%的老年女性为子宫内膜癌Ⅱ型，表现为菲薄的或者超声无法分辨的子宫内膜）。

四、宫腔镜诊断

宫腔镜检查是诊断恶性子宫内膜病变的金标准，通过直视宫腔及宫颈管，系统评估内膜形状，寻找扩散的病灶，同时进行定位内膜活检。子宫内膜癌可以发生在宫腔的任何部位，表现为两种形式：局灶型及弥漫型。

局灶型多表现为息肉样改变（图6-3A），有少数更表现为局限于特定内膜区域的溃疡或者结节状病变。这种病变不同于良性的子宫内膜息肉，是不规则、糟脆的，并有明显的出血和坏死倾向。只有宫腔镜顶端触碰到组织表面时才能凭此评估病变性质。

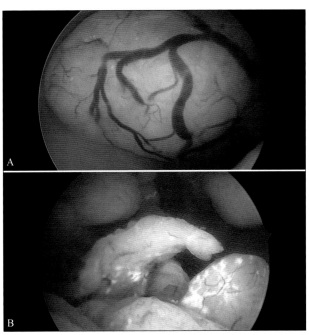

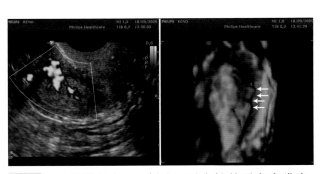

图6-2　经阴道超声：一例绝经后女性的子宫内膜癌；标记增厚的子宫内膜与子宫肌层交界处不规则回声；清晰可见扭曲不规则的血管网供应着被浸润的子宫内膜（A）；3D重建图像清晰地显示了子宫肌层浸润灶的边缘（B）（箭头所示）

图6-3　使用膨宫液的宫腔镜下局灶型（A）和弥散型（B）。子宫内膜癌的回像A：记录了特别突出的多发血管和只发生在左侧宫角的非典型形态的息肉样赘生物。B：肿瘤表面的坏死是显而易见的，可以表现为不均一厚度，易碎的息肉或假息肉

弥漫型子宫内膜癌通常发生在宫腔内较为宽阔的区域，可能由非局限型内膜癌的播散造成（良性的病变主要位于宫腔的上三分之一），或继发于由于多源性肿瘤（图6-3B）。

恶性病变好发于左侧宫角区域，在行宫腔镜检查时须格外重视。通过宫腔镜精确完整地暴露子宫内膜表面使得术者在诊断的同时可以排除其余位置病变。宫腔镜精准的诊断增加了准确留取子宫内膜病理的可能性，敏感度高达97.5%，特异性达100%。

子宫内膜活检的技术有很多种，通过钳夹留取组织是其标准技术，其方法是使用子宫内膜活检钳找寻组织，然后夹闭钳子，闭合的钳子可以缩回镜鞘中，而宫腔镜仍滞留于宫腔（图6-4）。然而因受限于采集器钳子的容积，通过这项技术向病理科所提供的采集组织量是极其小的。

Bettocchi等在2002年提出了一种新的内膜取样技术，被定义为"钳夹技术"，其目地是夹取更大体积的内膜组织，以便足够去做病理学分析。这种类型的采集器多使用鳄鱼嘴抓钳，其齿状钳部的长度是普通抓钳的2倍，能够采集更多组织。钳夹时要仔细，避免碰到肌肉组织引起不必要的疼痛刺激。取样结束后抓钳要与宫腔镜一起退出宫腔（图6-5）。这种方式不仅可以钳夹到子宫内膜，还可以夹带出周围组织，为病理检查提供更多材料。有些学者建议定位取材，但是随机采集高危患者内膜也同样可以提高诊断的敏感性与特异性。

尽管子宫内膜活检可以诊断子宫内膜癌，但无法对肿瘤进行分期。事实上，除了癌灶外，活检也能取到癌灶周围增生内膜。然而，如今常用的

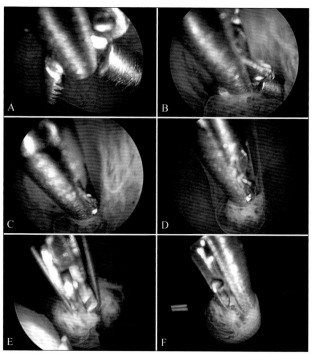

图6-5　采用鳄鱼钳的子宫内膜采取技术：一旦被采集的组织被确认，鳄鱼钳就会张大嘴采集充足的子宫内膜（A）；下一步，钳子从组织上夹取0.5～1cm（B）。这时候，钳叶关闭，不必回到操作孔道，直视下和宫腔镜一起离开宫腔（F）

FIGO分期法是通过分化较好的肿瘤组织与分化较差组织所占比例进行分期，因此活检留取到的癌周增生组织不能代表全部组织的增生情况，未留取到的组织恶性度可能更高。为了避免此类偏倚，有些学者提议使用电切环采集内膜。电切环可以直视采集更多内膜组织（约5mm厚）并能在直视下判断肿瘤侵犯程度（图6-6）。然而常规门诊宫腔镜无法进行此项操作，此操作是正规手术室进行的手术，需要充分扩张宫颈。

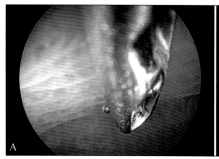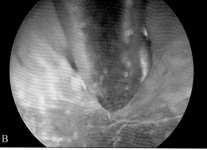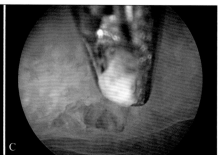

图6-4　传统的子宫内膜采取技术（钻取活组织）。钳叶打开，获取内膜后闭合，之后钳叶回到原来的通道中，宫腔镜不退出宫腔

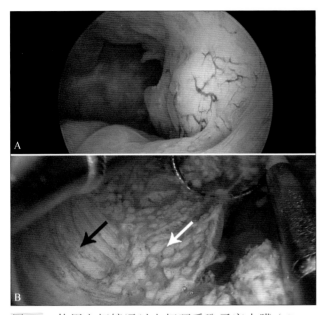

图6-6 使用电切镜通过电切环采取子宫内膜（Gyne-care Versapoint™，爱惜康内镜公司）可以采集更多的组织。电切环可以前进得更深，一直超过内膜与肌层的交界层。可以（B）清晰地分辨腺体组织（白色箭头）和肌肉组织（黑色箭头）

子宫内膜癌在宫腔镜下有以下特征（图6-7）：

■ 内膜呈发白的青灰色：依照不同的月经周期阶段，正常的子宫内膜大多呈淡粉色到淡黄色之间。发白的青灰色可能预示子宫内膜癌。
■ 内膜上有坏疽、缺血和钙化灶：子宫内膜癌高度可能。
■ 内膜不典型血管化：不规则赘生物上被覆紊乱的血管走向。
■ 内膜表面不规则、溃烂：内膜上可见发白增厚区域或不规则溃疡，高度怀疑子宫内膜癌。
■ 质地柔软：恶性病变在宫腔镜检查中通常较软，质脆易出血。

膨宫液的使用可以让内膜"漂浮在水中"，便于观察异常血管，评价内膜。与气体膨宫介质相比，膨宫液在显示血管方面更加清晰。妇科肿瘤医

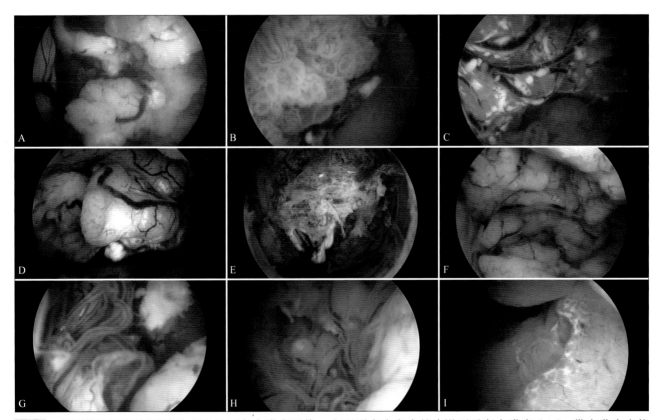

图6-7 使用膨宫液的宫腔镜检查下的子宫内膜癌图像。主要形态为息肉的弥漫型子宫内膜癌（A）。带有乳头瘤状的中度分化的子宫内膜癌（G2）（B）。弥漫型子宫内膜癌的特征：异型性赘生物表面的血管有着粗大的、不规则的分支，伴或不伴有一些坏死的区域（C）。形态为息肉的弥漫型子宫内膜癌（D）。形态为息肉的高分化型内膜癌（G3）（E）。形态为息肉的低分化型弥散型内膜癌（G1）（F）。在膨宫液的指示下乳头瘤状子宫内膜癌的特征：表现为裸露的血管，坏死的区域和细树突的影像，其外观与天鹅绒相似（G-H）。在增厚及发白的内膜中坏死的区域（I）

生应该充分了解各种膨宫介质的优劣，灵活选择膨宫介质，甚至可以根据情况在同一手术中更换膨宫介质。

子宫内膜癌需考虑以下几个方面：

1.肿瘤的生长模式

■ 结节样：无蒂赘生物，形状不规则，表面多发结节（图6-7）。
■ 息肉样：与息肉的特征类似，带蒂，大部分表面粗糙不规整，仅少数表面平整光滑（图6-7）。
■ 乳头状增生：以细小树枝触手的形状和绒毛状的表面为特征，在膨宫液中可以飘动（图6-7）。

最近的研究表明肿瘤的形态学与其预后没有明显关联。

2.子宫内膜癌的宫内扩散

■ 局限型肿瘤轮廓清晰，扩散通常不超过一半内膜表面积。
■ 弥漫型肿瘤可扩散至大于一半内膜表面积。

内膜癌宫腔内扩散与其预后关系紧密，因为肿瘤的扩散程度往往提示肿瘤的分期与分级。肿瘤越大往往预后不良。

3.宫颈管浸润

肿瘤浸润至宫颈管的主要宫腔镜影像特征是（图6-8、图6-9）：

■ 颈管处有突起的病灶。
■ 宫颈表面和子宫峡部的轮廓不规则。
■ 宫颈管黏膜表面血管明显、丰富。

已扩散的宫颈恶性肿瘤（Ⅱ期）与扩散至宫颈的子宫内膜癌（Ⅰ期）需利用宫腔镜仔细鉴别。宫腔镜可以直视颈管，并进行活检。然而，尽管宫腔镜检查是子宫内膜癌最常用的诊断方式，有时也会出现误诊的情况。有时赘生物的性质难以用肉眼确定，误诊的情况偶尔发生。颈管息肉、颈管子宫内

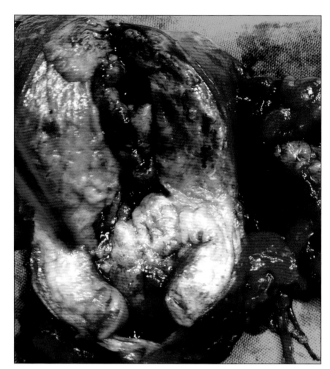

图6-8　子宫内膜癌侵袭宫颈管的大体图像

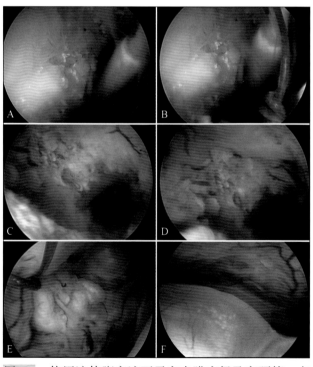

图6-9　使用液体膨宫液下子宫内膜癌侵及宫颈管，在（A）和（B）中，可以注意到释放左炔诺孕酮的宫内节育器的尾部尖端（LNG，Mirena，拜耳公司）的嵌入，用来控制患者的出血症状。还可以注意到宫颈峡部不规则的表面。细小的外生型病变突出于宫颈壁，伴有异型的血管（C、D）；越到宫颈管的末端，不规则的内膜表面就越明显，其血管网络也更加清晰

膜异位灶，或从宫腔向宫颈方向生长的赘生物都可能造成假阳性的发生。

腺体减少的颈管活检标本与黏膜下无法直视的病变易造成假阳性的诊断，应再次确认。子宫峡部的病变易出现假阳性和假阴性两种误诊。颈管内视野狭窄，当有活动性出血时视野更不清晰。活检可以有效降低宫腔镜检查的误诊率，但在颈管内难以完全打开活检钳，且颈管组织更致密，操作相对困难，对操作者的技术要求较高。

其他检查方法包括磁共振成像（magnetic resonance imaging，MRI）和经阴道超声（TVS）。宫腔镜检查的敏感度高于TVS和MRI，分别为0.93%，0.67%和0.53%，但MRI的特异性高于宫腔镜检查及TVS（分别为0.91%，0.89%和0.78%）。

因此，宫腔镜检查是排除宫颈管病变的最可靠的方法，而MRI是使用成像模式预测病变是否侵及宫颈管的首选诊断方法。此外，根据FIGO分期（2009）的更改，当病变侵及颈管内膜间质时才诊断宫颈浸润，因此要求留取足量标本，大大增加了活检难度。

4.前哨淋巴结活检

术中淋巴结定位结合前哨淋巴结（sentinel lymph node，SLN）活检是过去20年肿瘤外科最重要的一项创新。这种技术已被广泛应用于乳腺癌、宫颈癌和外阴癌。然而迄今为止，只有少数研究显示它对子宫内膜癌有效。

最近，有学者发现使用宫腔镜注射示踪剂（蓝色示踪剂[99m]锝放射性胶体），可以定位子宫内膜癌中淋巴结的位置。这种技术要求在子宫切除后3小时内，将注射针通过迷你宫腔镜放入宫腔，示踪剂逐渐沿着癌周内膜进入子宫内膜及肌层。但这项技术在广泛普及前仍需要大规模临床试验对其进行验证。

5.宫腔镜检查的风险

宫腔镜检查是否会增加肿瘤细胞播散入腹腔的概率这一问题已经被广泛讨论，众说纷纭。争议自20世纪90年代开始，大量研究报道称在子宫切除术之前行诊断性宫腔镜检查的患者腹腔冲洗液的细胞学检测提示腹腔积液恶性细胞明显增加。然而，之后的文献报道了与之相对立的结论。

一些学者表示，恶性子宫内膜细胞的剧增不仅发生在诊断性宫腔镜之后，还发生在其他宫腔诊断性操作或治疗过程中，如非直视下子宫内膜活检。此外，最近的Meta分析表明，通过诊断性宫腔镜进入腹腔的恶性子宫内膜细胞并不改变子宫内膜癌的分期，也同样不影响患者的预后。根据最新FIGO子宫内膜癌分期标准，我们应强调腹腔冲洗液阳性并不改变肿瘤的分期。

总之，尽管在这一问题上仍有争议，大多数作者认为在宫腔镜检查中，利用较低膨宫压力，肿瘤细胞几乎没有任何机会进入腹腔。因此宫腔镜检查仍被视为子宫内膜癌诊断的一线方法。

五、治疗

子宫内膜癌的治疗标准主要依靠疾病分期和腹腔细胞学来制定。最常见的是在筋膜外子宫切除术同时行双侧输卵管及卵巢切除术，再由肿瘤的分期决定是否进行淋巴清扫。对于年轻有生育要求的患者及麻醉高风险患者，若肿瘤为IA～G1期（FIGO 2009），可以采用保守治疗与手术治疗相结合的方式。

Mazzon等（2009）发表了一篇文献报道称6例患有子宫内膜癌IA期，并拒绝切除子宫的女性的育龄期女性，全部接受了保守性的孕激素药物治疗（醋酸甲地孕酮160mg/d，6个月）。Mazzon认为宫腔镜下子宫内膜癌的保守治疗是局部去除肿瘤组织，分成以下3个步骤：

第1步：去除局部的肿瘤病灶。

第2步：去除肿瘤病灶周围的内膜。

第3步：去除肿瘤病灶周围的子宫肌层，所有被去除的组织都要分开送病理学检查（图6-10）。

当与恶性肿瘤相邻的子宫内膜和子宫肌层组织没有癌变时，宫腔镜治疗充分有效。如果切缘未净，则需进一步手术治疗。

在保守治疗后，可以使用高效孕激素治疗，包括口服和宫腔内直接放药。宫腔内给药是在宫腔内放置左炔诺孕酮释放宫内节育器（LNG，拜尔公司），使用寿命在5年左右。

患者需要积极而充分地了解保守治疗的风险：

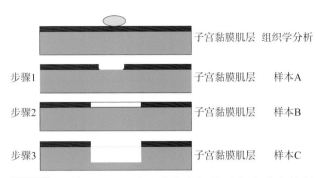

图6-10　图解Mazzon对于分化良好的子宫内膜癌的保守治疗方法的具体手术步骤

步骤1：去除局部的肿瘤病变。

步骤2：去除恶性肿瘤周围内膜。

步骤3：去除肿瘤病变周围子宫肌层，所有被去除的组织都要分开送至组织病理学检查。

癌症有进展可能，保守治疗有失败可能，治疗起初的并发症和之后的复发与转移。因此，肿瘤分期应在宫腔镜手术之前进行。同时，应在保守治疗3个月后密切随访，随后每3个月一次宫腔镜检查并定位活检。所有参与Mazzon研究的女性，在6、9和12个月的随访检查中（超声和宫腔镜）均无肿瘤生长的迹象，内膜均无异型性。此外，其中4例女性已妊娠并成功分娩。

保守治疗后预后良好的研究结论并不多见，仍需大样本前瞻性研究证明这一结论。研究应包含严格的入组标准、规范手术及药物治疗、足够长的短期及长期随访。

张奇　译

徐云　审

参考文献

1. Arikan G, Reich O, Weiss U, Hahn T, Reinisch S, Tamussino K, Pickel H, Desoye G.Are endometrial carcinoma cells disseminated at hysteroscopy functionally viable?Gynecological Oncology 2001; 83: 221-6.

2. Berman ML, Ballon SC, Lagasse LD, Watring WG. Prognosis and treatment of endometrial cancer. American Journal of Obstetrics & Gynecology 1980; 136: 679-6.

3. Biewenga P, de Blok S, Birnie E. Does diagnostic hysteroscopy in patients withstage I endometrial carcinoma cause positive peritoneal washings? GynecologicalOncology 2004; 93: 194-8.

4. Boente MP, Yordan EL Jr, McIntosh DG, Grendys EC Jr, Orandi YA, Davies S, Beck D, Graham JE Jr, Miller A, Marshall R. Prognostic factor and long term survival in endometrial adenocarcinoma with endocervical involvement. Gynecological Oncology 1993; 51: 316-322.

5. Boronow RC, Morrow CP, Creasman WT, Disaia PJ, Silverberg SG, Miller A, Blessing JA. Surgical staging in endometrial cancer: clinical pathologic fndings of aprospective study. Obstetrics & Gynecology 1984; 63: 825-832.

6. Bradley WH, Boente MP, Brooker D, Argenta PA, Downs LS, Judson PL, Carson LF.Hysteroscopy and cytology in endometrial cancer. Obstetrics & Gynecology 2004; 104: 1030-1033.

7. Bramante S, Guida M, Sparice S, Lavitola G, Pellicano M, Acunzo G, Cirillo P, NappiC. Hysteroscopy in the diagnosis of endometrial carcinoma. Tumori 2003; 89: 237-8.

8. Chang YN, Zhang Y, Wang YJ, Wang LP, Duan H. Effect of hysteroscopy on the peritoneal dissemination of endometrial cancer cells: a meta-analysis. Fertility & Sterility 2011; 96 (4): 957–961.e2.

9. Cicinelli E, Comi N, Scorcia P, Petruzzi D, Epifani S. Hysteroscopy for diagnosis andtreatment of endometrial carcinoma precursor. European Journal of GynecologicalOncology 1993; 14 (5): 425-36.

10. Cicinelli E, Marinaccio M, Barba B, Tinelli R, Colafglio G, Pedote P, Rossi C, Pinto V.Reliability of diagnostic fluid hysteroscopy in the assessment of cervical invasion byendometrial carcinoma: a comparative study with transvaginal sonography and MRI.Gynecological Oncology 2008; 111: 55-61.

11. Cicinelli E, Tinelli R, Colafglio G, Fortunato F, Fusco A, Mastrolia S, Fucci AR, LeperaA. Risk of long-term pelvic recurrences after fluid minihysteroscopy in women withendometrial carcinoma: a controlled randomized study. Menopause 2010; 17 (3): 511-5.

12. Clark TJ, Voit D, Gupta JK, Hyde C, Song F, Khan KS. Accuracy of hysteroscopy in thediagnosis of endometrial cancer and hyperplasia: a systematic quantitative review.The Journal of the American Medical Association 2002; 288: 1610-21.

13. Cutillo G, Cignini P, Visca P, Vizza E, Sbiroli C. Endometrial biopsy by means of thehysteroscopic resectoscope for theevaluation of tumor differentiation in endometrialcancer: A pilot study. European Journal of Surgical Oncology 2007; 33: 907-910.

14. Delaloye JF, Pampallona S, Chardonnens E, Fiche M, Lehr HA, De Grandi P, DelaloyeAB. Intraoperative lymphatic mapping and sentinel node biopsy using hysteroscopyin patients with endometrial cancer. Gynecological Oncology 2007; 106 (1): 89-93.

15. Dotto JE, Lema B, Dotto JE Jr, Hamou J. Classifcation of microhysteroscopicimages and their correlation with histologic diagnoses. The Journal of AmericanAssociation of Gynecologic Laparoscopists 2003; 10: 233-46.

16. Elfayomy AK, Habib FA, Alkabalawy MA. Role of hysteroscopy in the detection ofendometrial pathologies in women presenting with postmenopausal bleeding andthickened endometrium. Archives of Gynecology & Obstetrics 2012; 285 (3): 839-43.

17. Gabrielli S, Marabini A, Bevini M, Linsalata I, Falco P, Milano V, Zantedeschi B, Bovicelli A, Stagnozzi R, Cacciatore B, Gubbini G, Bovicelli L. Transvaginal sonography vshysteroscopy in the preoperative staging of endometrial carcinoma. Ultrasound inObstetrics & Gynecology 1996; 7 (6): 443-446.

18. Garuti G, De Giorgi O, Sambruni I, Cellani F, Luerti M. Prognostic signifcance ofhysteroscopic imaging in endometrioid endometrial adenocarcinoma. GynecologicalOncology 2001; 81: 408-413.

19. Gien LT, Kwon JS, Carey MS. Sentinel node mapping with isosulfan blue dye inendometrial cancer. Journal of Obstetrics & Gynaecology Canada 2005; 27 (12): 1107-12.

20. Guralp O, Kushner DM. Iatrogenic transtubal spill of endometrial cancer: risk ormyth. Archives of Gynecology & Obstetrics 2011; 284 (5): 1209-21.

21. Heyman J, Reuterwell O, Brenner S. The radiumhemmet axperience with radiotherapy in cancer of the corpus of the uterus. Acta Radiologica 1941; 22: 14-98.

22. Kadar N, Malfetano JH, Homesley HO. Determinants of survival of surgically stagespatients with endometrial carcinoma histologically confned to the uterus: implications for therapy. Obstetrics & Gynecology 1992; 80: 655-

659.

23. Keith WK, Cheung TH, Yim SF, Chung TH. Hysteroscopic dissemination of endometrial carcinoma using carbon dioxide and normal saline: a retrospective study.Gynecological Oncology 2002; 84: 394-398.

24. Keith WK, Cheung TH, Yim SF, Chung TH. Preoperative hysteroscopic assessmentof cervical invasion by endometrial carcinoma: a retrospective study. GynecologicalOncology 2001; 82: 279-282.

25. Lee DO, Jung MH, Kim HY. Prospective comparison of biopsy results from curettageand hysteroscopy in postmenopausal uterine bleeding. Journal of Obstetrics &Gynaecology Research 2011; 37 (10): 1423-6.

26. Leminem A. Forss M, Lehtovirta P. Endometrial adenocarcinoma with clinicalevidence of cervical involvement: accuracy of diagnostic procedures, clinical course, and prognostic factors. Acta Obstetricia et Gynecologica Scandinavica 1995; 74: 61-66.

27. Leveque J, Goyat F, Dugast J, Loeillet L, Grall JY, Le Bars S. Value of peritoneal citology after hysteroscopy in surgical stage I adenocarcinoma of the endometrium.Oncology Reports 1998; 5: 713– 5.

28. Marchetti M, Litta P, Lanza P, Lauri F, Pozzan C. The role of hysteroscopy in earlydiagnosis of endometrial cancer. European Journal of Gynaecological Oncology 2002; 23: 151-3.

29. Mazzon I, Corrado G, Masciullo V, Morricone D, Ferrandina G, Scambia G. Conservative surgical management of stage IA endometrial carcinoma for fertility preservation. Fertility and sterility. 2010; 93 (4): 1286-9.

30. Menzies R, Wallace S, Ennis M, Bennett A, Jacobson M, Yip G, Wolfman W. Signifcance of abnormal sonographic fndings in postmenopausal women with andwithout bleeding. Journal of Obstetrics & Gynaecology Canada 2011; 33 (9): 944-51.

31. Morrow CP, DiSaia PJ, Townsend DE. Current management of endometrial carcinoma. Obstetrics & Gynecology 1973; 42: 399-406.

32. Nagele F, Wieser F, Deery A, Hart R, Magos A. Endometrial cell dissemination atdiagnostic hysteroscopy: a prospective randomized cross-over comparison ofnormal saline and carbon dioxide uterine distension. Human Reproduction 1999; 14: 2739-42.

33. Obermair A, Geramou M, Gücer F, Denison U, Graf AH, Kapshammer E, Medl M, Rosen A, Wierrani F, Neunteufel W, Frech I, Preyer O, Speiser P, Kainz C. Impactof hysteroscopy on disease-free survival in clinically stage I endometrial cancer patients. International Journal of Gynecological Cancer 2000; 10: 275-79.

34. Park H, Seong SJ, Yoon BS. The effect of operative hysteroscopy conducted beforeprogestin treatment in early stage endometrial cancer from the view of fertility.Gynecological Oncology 2011; 123 (2): 427-8.

35. Raspagliesi F, Ditto A, Kusamura S, Fontanelli R, Vecchione F, Maccauro M, Solima E.Hysteroscopic injection of tracers in sentinel node detection of endometrial cancer: a feasibility study. American journal of obstetrics and gynecology. 2004; 191 (2): 435-9

36. Revel A, Tsafrir A, Anteby SO, Shushan A. Does hysteroscopy produce intraperitoneal spread of endometrial cancer cells? Obstetrical & gynecological survey.2004; 59 (4): 280-4

37. Rose PG, Mendelsohn G, Kornbluth I. Hysteroscopic dissemination of endometrialcarcinoma. Gynecologic oncology. 1998; 71 (1): 145-6

38. Shirali E, Yarandi F, Eftekhar Z, Shojaei H, Khazaeipour Z. Pregnancy outcome inpatients with stage 1a endometrial adenocarcinoma, who conservatively treatedwith megestrol acetate. Archives of Gynecology & Obstetrics 2012; 285 (3): 791-5.

39. Selvaggi L, Cormio G, Ceci O, Loverro G, Cazzolla A, Bettocchi S. Hysteroscopy doesnot increase the risk of microscopic extrauterine spread in endometrial carcinoma.International Journal of Gynecological Cancer 2003; 13: 223-7.

40. Toki T, Oka K, Nakayama K, Oguchi O, Fujii S. A comparative study of pre-operativeprocedures to assess the endometrial carcinoma. British Journal of Obstetrics &Gynaecology 1998; 5: 512-516.

41. Trimble CL, Kauderer J, Zaino R, Silverberg S, Lim PC, Burke JJ 2nd, Alberts D, CurtinJ. Concurrent endometrial carcinoma in women with a biopsy diagnosis of atypicalendometrial hyperplasia: a Gynecologic Oncology Group Study. Cancer 2006; 106 (4): 812-9.

42. Uno LH, Sugimoto O, Carvalho FM, Bagnoli VR, Fonseca AM, Pinotti JA. Morphologichysteroscopic criteria suggestive of endometrial hyperplasia. International journalof gynaecology and obstetrics: the offcial organ of the International Federation of Gynaecology and Obstetrics. 1995; 49 (1): 35-40.

43. Vuento MH, Pirhonen JP, Mäkinen JI, Tyrkkö JE, Laippala PJ, Grönroos M, SalmiTA. Screening for endometrial cancer in asymptomatic postmenopausal womenwith conventional and colour Doppler sonography. British Journal of Obstetrics & Gynaecology 1999; 106: 14-20.

44. Weiner J, Bigelow B, Demopoulos RI, Beckman EM, Weiner I. The value of endocervical sampling in the staging of endometrial carcinoma. Diagnostic gynecology andobstetrics. 1980; 2 (4): 265-8.

45. Zerbe MJ, Zhang J, Bristow RE, Grumbine FC, Abularach S, Montz FJ. Retrogradeseeding of malignant cells during hysteroscopy in presumed early endometrialcancer. Gynecological Oncology 2000; 79: 55-8.

图片信息

图6-1　Image by courtesy of Dr. L. Insabato.

7

慢性子宫内膜炎

目 录

定义和病因 58

临床表现 58

宫腔镜前诊断 58

宫腔镜诊断 59

■宫腔镜直视下诊断 59

■组织病理学诊断 61

治疗 61

参考文献 61

慢性子宫内膜炎

第 7 章　慢性子宫内膜炎

一、定义和病因

子宫内膜炎是发生在子宫内膜的炎症，按照病因分为不同类型。子宫内膜炎可表现为急性或慢性，急性子宫内膜炎多数病程短暂，常继发于胎盘残留、不全流产，可同时合并盆腔炎、泌尿生殖道感染（细菌性或病毒性），未及时治疗或治疗不当会转为慢性炎症。慢性子宫内膜炎常继发于急性子宫内膜炎，也可为隐匿发病的子宫内膜炎，开始即为慢性，无急性炎症期表现。

Kasius 等 2011 年报道称，在无症状的不孕症患者中慢性子宫内膜炎患病率为 2.8%。然而，由于慢性子宫内膜炎通常无临床症状，人群中的实际发病率难以准确统计。慢性子宫内膜炎可以由微生物感染引起，也可由机械-化学性损伤引起。

近年来子宫内膜炎常见的病原体为化脓性细菌（链球菌、葡萄球菌、肠球菌、大肠杆菌）和其他常见病原体：沙眼衣原体、淋球菌、支原体、解脲脲原体，部分产后子宫内膜炎继发于单纯疱疹病毒和巨细胞病毒感染，在艾滋病患者中更常见。根据实验室细菌培养结果，我们认为子宫内膜炎是多种微生物的混合感染，但不除外取样过程中器械、阴道或宫颈管微生物对样本的污染，从而导致培养结果的误差。近年来西方国家结核性子宫内膜炎发病率显著升高，可能与移民增加有关。机械-化学损伤性子宫内膜炎多由宫内节育器或子宫托引起。

二、临床表现

慢性子宫内膜炎多无临床表现，可以表现为不孕、反复流产、异常子宫出血、痛经、性交痛、阴道异常分泌物及泌尿系症状、发热等。

■ **不孕**：子宫内膜炎症可能干扰卵母细胞受精及胚胎着床。Johnston-MacAnanny（2010）一篇回顾性研究称，行试管婴儿技术反复种植失败的女性中 30% 患有慢性子宫内膜炎。

然而，慢性子宫内膜炎导致不孕的具体机制并不清楚，目前仍是研究的热点。近来有报道称，慢性子宫内膜炎合并不孕患者的子宫内膜自然杀伤细胞的分布发生了改变。尤其是 $CD56^+$ 表达的淋巴细胞减少，$CD16^+$ 表达的淋巴细胞增加，从而导致母体对胚胎的免疫耐受性发生了改变，对胚胎的植入及滋养细胞的形成过程产生不良影响。Kitaya（2011）称慢性子宫内膜炎与反复流产有关，9.3% 的反复流产患者患有慢性子宫内膜炎。

■ **异常子宫出血**：可表现为经间期出血。然而目前两者间的关系尚不明确。
■ **痛经**：目前存在假说认为炎症导致子宫内膜细胞膜受损释放前列腺素、可能是引起痛经的主要原因。
■ **性交痛**。
■ **阴道异常分泌物及泌尿系症状**：偶有恶臭、脓性白带，同时会伴有尿频，和（或）出现类似于膀胱炎的症状，伴有膀胱刺激征。
■ **发热**：慢性子宫内膜炎患者在急性期会发生高热，当疾病转为慢性后患者会发生低热。

结核性子宫内膜炎几乎全部继发于呼吸系统或腹腔结核，附件易受累。育龄期年轻女性常见，绝经后妇女罕见。症状表现不一，有的伴有很明显症状，有的则为隐匿式发病。在结核性子宫内膜炎患者中，早期可有月经过多的表现，晚期因内膜遭到不同程度破坏，表现为月经稀少或闭经，并伴有不孕。

三、宫腔镜前诊断

经阴道超声（TVS）：慢性子宫内膜炎缺乏特征性改变，因此很难通过二维超声诊断。

非特异性表现有：

■ 宫腔积血
■ 宫腔粘连
■ 子宫内膜增厚，但与月经周期不同步。

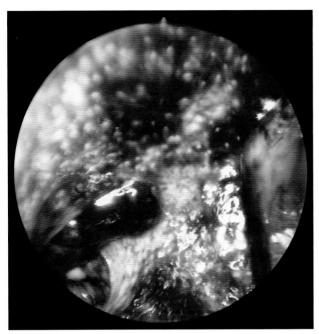

图7-1　二氧化碳膨宫后慢性子宫内膜炎的宫腔镜下表现：近距离观显示"草莓征"，类似阴道镜下的"点状白斑"

四、宫腔镜诊断

在增殖期行宫腔镜检查，可以看到子宫内膜炎的镜下表现。在以二氧化碳为膨宫介质的宫腔镜检查中，慢性子宫内膜炎特征性表现为子宫内膜发红，白色的腺体开口镶嵌其上，形成典型的"草莓状"图像（可能与炎症引起的血管增殖有关），类似阴道镜下的"点状白斑"。

其他表现有子宫内膜质脆，触之易出血。这一表现并无特异性，可能与二氧化碳膨宫时引起的子宫内膜血管床的损伤、免疫系统紊乱或高血压等因素有关，有时因出血量极少而被忽略。生理盐水膨宫液对子宫内膜微循环无不良影响，有利于子宫内膜炎的诊断。

1.宫腔镜直视下诊断

Cicinelli 等（2005）提出宫腔镜下慢性子宫内膜炎的诊断标准（图7-2～图7-4）：

- ■ **充血**：血管网凸出，在腺体周围更加明显。
- ■ **间质水肿**：子宫内膜在增殖期依旧苍白、增厚。
- ■ **小息肉**：子宫内膜表面有小于1mm蒂状凸起，内有血管，其中炎细胞（淋巴细胞、浆细胞、嗜酸性粒细胞）与正常间质细胞混杂。

Cicinelli在2005年的一项研究显示，宫腔镜检查时如果未见子宫内膜的间质水肿及充血，诊断的阴性预测值很高（98.8%），这意味着在缺乏这些表现时，医生有充分的理由排除子宫内膜炎的诊断。相反，如果宫腔镜下发现了小息肉，同时合并子宫内膜充血或间质水肿，往往可诊断子宫内膜炎，阳性预测值高达98.4%。组织学认为，局部的子宫内膜充血及单发的息肉提示轻度子宫内膜炎；广泛子宫内膜充血，弥漫小息肉或息肉样增生的内膜则为中、重度子宫内膜炎。

总之，宫腔镜下子宫内膜充血、间质水肿和小息肉对于子宫内膜炎的诊断准确性高达93.4%。子宫内膜炎未及时治疗则有可能形成粘连，这部分内容将在另一章进行讨论。

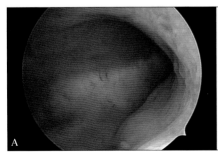
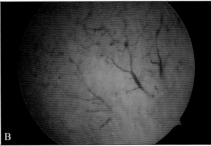
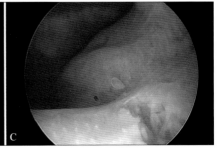

图7-2　一例27岁的既往3次IVF失败的不孕症患者宫腔镜下慢性子宫内膜炎的表现：使用盐水膨宫，不影响子宫内膜微循环，更清楚显示慢性子宫内膜炎特征。A：宫腔全貌；B：近距离可见宫底部的血管网；C：右下方可见明显的间质水肿，尽管宫腔镜检查在子宫内膜增殖早期进行，仍可见在苍白增厚的子宫内膜上留下的宫腔镜管进入后道痕迹。还可以更清楚地看到子宫内膜上凸起的小息肉（＜1mm）

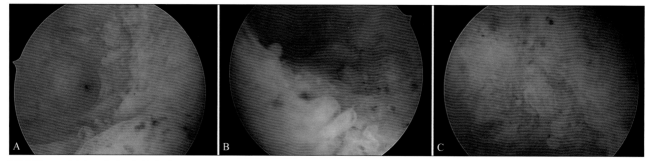

图 7-3　一例有 3 次自然流产史的 34 岁女性宫腔镜下显示的子宫内膜炎征象。子宫后壁很明显的间质水肿（A）和子宫各壁的小息肉（A ~ C）

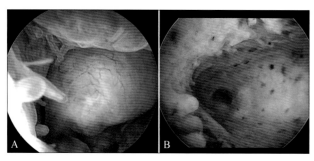

图 7-4　液体膨宫后宫腔镜下的小息肉：散在分布于子宫各壁，形态各样，常合并息肉和/或假息肉存在

　　结核性子宫内膜炎在宫腔镜下有以下特征表现：子宫内膜变薄、苍白、不平整，子宫壁上有不规则分布的白色小点（图 7-5）。应与肉芽肿性子宫内膜炎（结节病）和真菌性子宫内膜炎相鉴别，由巨细胞病毒导致的子宫内膜炎也可表现为肉芽肿性炎。

　　还有一种极少见的子宫内膜炎，在肉眼下易与子宫内膜癌相混淆，这种内膜炎为黄色肉芽肿性子宫内膜炎（xanthogranulomatous endometritis）。其病因仍未明确，主要发生在有宫颈狭窄及宫腔积脓的老年女性。组织学上，它表现为特征性的黄色肉芽肿，其内包括富含脂质的组织细胞、巨细胞、淋巴细胞、中性粒细胞和浆细胞。

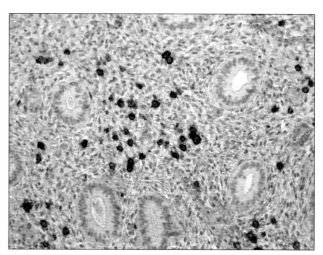

图 7-6　免疫组化染色后子宫内膜间质内 CD138 阳性高表达的浆细胞

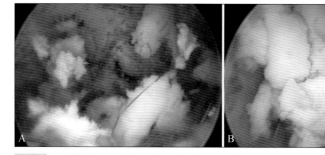

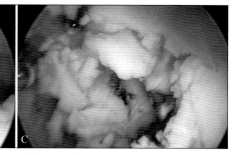

图 7-5　液体膨宫后慢性结核性子宫内膜炎的宫腔镜表现。可见部分子宫壁上被不规则分布的白色点状物质占据，子宫内膜薄、苍白且不均匀，上面可见不规则弥漫分布的充血的内膜及突出的血管，尤其在宫底部更明显（A）。从近处看可见白色的物质，部分黏着在子宫壁上，大小形态不一，且分布不均（B、C）

2.组织病理学诊断

组织学可见子宫内膜间质水肿、密度增加、间质炎性浸润，主要是淋巴细胞和浆细胞的浸润（图7-6）。一些学者认为间质炎性浸润可作为子宫内膜炎的特异性诊断标准，对于仅有间质浆细胞浸润的患者，也可诊断子宫内膜炎。然而，大多数作者认为建立组织学的诊断标准是很重要的（同时满足几个指标时方可诊断慢性子宫内膜炎，而非只满足某个单一指标）。

子宫内膜异常淋巴细胞分布和B淋巴细胞数目增加有助于诊断，正常子宫内膜B淋巴细胞比例小于1%。

五、治疗

治疗上需给予广谱抗生素，一般选用多西环素（100mg，每12小时1次，共用14天），也可选用头孢类、大环内酯类或喹诺酮类抗生素。患者配偶最好也同时接受治疗。当抗生素治疗无效和（或）子宫内膜炎无好转时，应考虑子宫内膜细菌培养，并行药敏试验。确诊为结核性子宫内膜炎的患者，应给予特定的抗结核治疗（异烟肼、乙胺丁醇、利福平、吡嗪酰胺2个月，随后4个月使用异烟肼和利福平）。

马月霄　译

张露平　审

参考文献

1. Andrews WW, Goldenberg RL, Hauth JC, Cliver SP, Cooper R, Conner M. Interconceptional antibiotics to prevent spontaneous preterm birth: a randomized clinical trial. American Journal Obstetrics and Gynecology 2006; 194: 617–23.

2. Cicinelli E, De Ziegler D, Nicoletti R. Chronic endometritis: correlation among hyseroscopic, hystologic and bacteriologic fndings in a prospective trial with 2190 consecutive offce hysteroscopies. Fertility and Sterility 2008; 89: 677–84.

3. Cicinelli E, Resta L, Nicoletti R, Tartagni M, Marinaccio M, Bulletti C, Tartagni M, Marinaccio M, Bulletti C, Colafglio G. Detection of chronic endometritis at fluid hysteroscopy. Journal of Minimally Invasive Gynecology 2005; 12: 514–8.

4. Cicinelli E, Resta L, Nicoletti R, Zappimbulso V, Tartagni M, Saliani N. Endometrial micropolyps at fluid hysteroscopy suggest the existence of chronic endometritis. Human Reproduction 2005; 20: 1386–9.

5. Cicinelli E, Tinelli R, Colafglio G, Saliani N, Pastore A. Tubercular endometritis: a rare condition reliably detectable with fluid hysteroscopy. Journal of Minimally Invasive Gynecology 2008; 15: 752–54.

6. Cicinelli E, Tinelli R, Lepera A, Pinto V, Fucci M, Resta L. Correspondence between hysteroscopic and hystologic fndings in women with chronic endometritis. Acta Obstetricia et Gynecologica Scandinavica 2010; 89: 1061–5.

7. Cravello L, Porcu G, D'Ercole D, D'Ercole C, Roger V, Blanc B. Identifcation and treatment of endometritis. Contraception Fertilitè Sexualitè 1997; 25: 585–6.

8. Dogan-Ekici AI, Usubütün A, Küçükali T, Ayhan A. Xanthogranulomatous endo metritis: a challenging imitator of endometrial carcinoma. Infectious Diseases in Obstetrics and Gynecology 2007; 347–63.

9. Eckert LO, Moore DE, Patton DL, Agnew KJ, EschenbachDA. Relationship of vaginal bacteria and inflammation with conception and early pregnancy loss following in vitro fertilization. Infectious Diseases in Obstetrics and Gynecology 2003; 11: 11–17.

10. Espinoza J, Erez O, Romero R. Preconceptional antibiotic treatment to prevent preterm birth in women with a previous preterm delivery. American Journal of Obstetrics and Gynecol 2006; 194: 630–7.

11. Farooki MA. Epidemiology and pathology of chronic endometritis. International Surgery 1967; 48: 566–73.

12. Feghali J, Bakar J, Mayenga JM, Segard L, Hamou J, Driguez P, Belaish-Allart J. Systematic hysteroscopy prior to in vitro fertilization. Gynecologie Obstetrique & Fertilitè 2003; 31: 127–31.

13. Giraldo-Isaza MA, Jaspan D, Cohen AW. Postpartum endometritis caused by herpes and cytomegaloviruses. Obstetrics and Gynecology 2011; 117: 466–7.

14. Gravett MG, Hitti J, Hess DL, Eschenbach DA. Intrauterine infection and preterm delivery: evidence for activation of the fetal hypothalamicpituitary-adrenal axis. American Journal of Obstetrics and Gynecology 2000; 182: 1404–13.

15. Greenwood SM, Moran JJ. Chronic endometritis: morphologic and clinical observations. Obstetrics and Gynecology 1981; 58: 176–84.

16. Hollier LM, Laurie Scott L, Murphree SS, Wendel GD. Postpartum endometritis caused by herpes simplex virus. Obstetrics and Gynecology 1997; 89 (5): 836–8.

17. Johnston-Mac-Ananny EB, Hartnett J, Engmann LL, Nulsen JC, Sanders MM, Benadiva CA. Chronic endometritis is a frequent fnding in women with recurrent implantation failure after in vitro fertilization. Fertility and Sterility 2010; 93: 437–41.

18. Kamiyama S, Teruya Y, Nohara M, Kanazawa K. Impact of detection of bacterial endotoxin in menstrual effluent on the pregnancy rate in in vitro fertilization and embryo transfer. Fertility and Sterility 2004; 82: 788–92.

19. Kasius JC, Fatemi HM, Bourgain C, Sie-Go DM, Eijkemans RJ, Fauser BC, Devroey P, Broekmans FJ. The impact of chronic endometritis on reproductive outcome. Fertility and Sterility 2011; 96(6): 1451–6.

20. Kitaya K. Prevalence of chronic endometritis in recurrent miscarriage. Fertility and Sterility 2011; 95: 1156–8.

21. Matteo M, Cicinelli E, Greco P, Massenzio F, Baldini D, Falagario T, Rosenberg P, Castellana L, Specchia G, Liso A. Abnormal pattern of lymphocyte subpopulations in the endometrium of infertile women with chronic endometritis. American Journal of Reproductive Immunology 2009; 322–329.

22. Pitsos M, Sturnick J, Heller D. Association of pathologic diagnoses with clinical fndings in chronic endometritis. Journal of Reproductive Medicine 2009; 54 (6): 373–7.

23. Polisseni F, Bambirra EA, Camargos AF. Detection of chronic endometritis by diagnostic hysteroscopy in asymptomatic infertile patients. Gynecologic and Obstetric Investigation 2003; 55: 205–10.

24. Remaldi S, Finci V, Ismail A, Zacharie S, Vassilakos P. Herpetic endometritis after pregnancy. Pathology Research and Practice 1995; 191: 31–4.

25. Romero R, Mazor M. Infection and preterm labor. Clinical of Obstetrics and Gynecology 1988; 31: 553–84.

26. Salim R, Ben-Shlomo I, Colodner R, Keness Y, Shalev E. Bacterial colonization of the uterine cervix and success rate in assisted reproduction: results of a prospective survey. Human Reproduction 2002; 17: 337–40.

27. Sharma JB Roy KK , Pushparaj M, Karmakar D, Kumar S, Singh N. Increased difficult and complications encountered during hysteronscopy in women with genital tuberculosis. Journal of Minimally Invasive Gynecology 2011; 18; 660–65.

28. Smith M, Hagerty KA, Skipper B, Bocklage T. Chronic endometritis: a combined histopathologic and clinical review of cases from 2002 to 2007. International Journal of Gynecologic Pathology 2010; 29: 44–50.

29. Taylor S, Frydman R. Hysteroscopy and sperm infection. Contraception, fertilité, sexualité 1996; 24: 549–51.

30. Zolghardri J, Momthan M, Aminian K, Ghaffarpasand F, Tavana Z. The value of hysteroscopy in diagnosis of chronic endometritis in patiens with unexplained recurrent spontaneous abortion. European Journal of Obstetrics and Gynecology and Reproductive Biology 2011; 217–220.

图片信息

图 7-29   Image by courtesy of Dr. R. Paoletti.
图 7-34   Image by courtesy of Dr. L. Insabato.

8

他莫昔芬相关病变

目　录

概述 64
宫腔镜前诊断 64
宫腔镜诊断 65
　■直接表现 65
　■恶变征象 67
治疗 67
参考文献 68

他莫昔芬相关病变

第8章　他莫昔芬相关病变

一、概述

最近几十年内分泌治疗在乳腺癌的辅助治疗中取得了巨大成功。研究表明，乳腺癌细胞的细胞周期和有丝分裂具有很强的雌激素依赖性。因此，抑制雌激素是治疗的关键：阻断雌激素的合成（促性腺激素释放激素类似物，芳香化酶抑制剂）、抑制雌激素与受体结合——选择性雌激素受体调节剂（selective estrogen receptor modulators，SERMs）。

SERMs可以与雌激素受体结合，占据受体的位点，阻断循环中雌激素与其受体的结合从而阻断细胞内的生化反应链，抑制癌细胞生存和繁殖。在SERMs类药物中，他莫昔芬（tamoxifen）是雌激素敏感的绝经后乳腺癌患者首选药物。此外，化疗同时应用他莫昔芬还可以防止乳腺癌的复发。

目前研究显示他莫昔芬对绝经后女性子宫内膜及子宫肌层和阴道上皮均有雌激素样作用，能够促进转录和翻译的过程而产生类似雌激素的作用，而且作用尚不能通过孕激素抑制。

1985年Killackey首次提出了他莫昔芬和子宫内膜癌的关系。许多研究已经证明，长期使用他莫昔芬的绝经后乳腺癌患者以及预防性使用他莫昔芬的健康人子宫增生性疾病的发生率明显增加（2～4倍），包括良性疾病（子宫内膜增生、子宫内膜息肉）和恶性疾病（子宫内膜腺癌、苗勒管瘤、透明细胞癌、中胚层混合型肿瘤、浆液性乳头状瘤等），（OR 2.4，CI 1.8～3.0），同时患者发生血栓的风险增加。使用他莫昔芬治疗的患者中36%的人患有子宫内膜病变，使用他莫昔芬的6～36个月后，约有50%的人又发生了子宫内膜病变。

他莫昔芬所致子宫内膜癌的风险随治疗时间的延长而增加（治疗＞5年：未服药者的OR值为3.6，CI：2.6～4.8），其作用一直持续到停药后5年。内膜癌风险与每日药物剂量无关。他莫昔芬是被WHO国际癌症研究机构认定的一种致癌药物，但临床仍广泛应用，在药物使用过程中对于子宫内膜的监督与随访存在很多难题。

■ 确定最佳的诊断筛查方法。
■ 在内分泌治疗之前评估子宫膜基底层的功能。

二、宫腔镜前诊断

尽管每年有超过450万人使用他莫昔芬，然而截至目前，对患者的子宫内膜监测与随访方面并没有相关共识。B超提示使用他莫昔芬的乳腺癌患者的子宫内膜层常有改变，如子宫内膜息肉、子宫内膜增生及子宫内膜癌等。然而，同一患者超声、宫腔镜及组织活检的结果常常有明显差异（45%～90%）。

几乎所有服用他莫昔芬12～24个月的患者都有子宫内膜非特异性增厚，早期组织学变化有：内膜囊性萎缩、内膜持续增殖状态、内膜化生、腺体周围胶原沉积和间质水肿（图8-1）。因此，如果仍然以绝经后女性超声下子宫内膜4～5mm为正常值便会使诊断的特异性降低。因此，为了防止过多的病人接受不必要的再次检查，一些作者提出对于服用他莫昔芬患者，超声下内膜厚度在8～12mm时怀疑有子宫内膜病变才有意义（图8-2）。然而许多文献报道，当患者子宫内膜4～8mm时也可能有内膜病变，因此仅靠超声诊断是不可靠的。

用子宫动脉的多普勒流速仪（doppler velocimetry）和宫腔声学造影（sonohysterography，

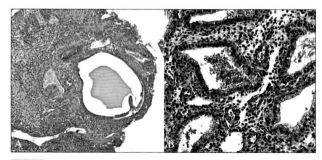

图8-1　使用他莫昔芬治疗后的子宫黏膜层的组织学改变。A：子宫内膜间质蜕膜样改变和局部腺体的囊性变（10×）；B：腺体对于药物的反应，间质疏松，内膜功能紊乱（40×）

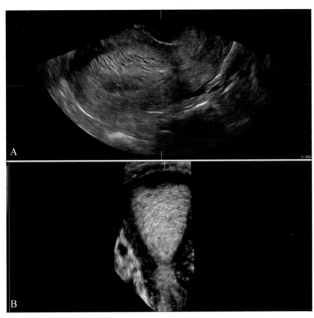

图 8-2 他莫昔芬治疗后子宫内膜增厚的超声图像。A：二维阴道超声矢状面观可见，子宫内膜高回声，呈微囊样改变，厚度约25.9mm。B：加强的三维超声子宫内膜冠状面图像，显示为增厚的子宫内膜

SHG）也能够提出提高诊断准确性，但前者可重复性差，并且需要由了解内膜血管生成及他莫昔芬相关知识的医师来操作。即使SHG敏感性高达90%，特异性为80%，但是由于宫颈-阴道萎缩性瘢痕发生率较高，使得该项检查的依从性降低（约75%），实际操作起来较为困难。因此，宫腔造影不适合作为他莫昔芬相关病变的筛查方法。

三、宫腔镜诊断

目前对于使用他莫昔芬的患者宫腔镜检查的适应证仍存在争议，也没有明确的指南，因此，患者何时在何种情况下需要进行宫腔镜检查完全由妇科医生的个人经验来决定。若患者有异常子宫出血，超声提示子宫内膜厚度大于8mm，则提示存在子宫内膜病变。只要出现上述任何一个症状就可以进行宫腔镜检查。

在他莫昔芬治疗前是否应该行宫腔镜检查以除外子宫内膜的恶变这一问题仍存在争议。Garufi（2007）认为21.7%的乳腺癌患者在使用他莫昔芬治疗之前就已经发生了内膜病变，其中有2.7%为不典型增生。因此，他建议在使用他莫昔芬前行宫

腔镜检查评估宫腔情况。

1.直接表现

最近，Perez-Medina等（2011）通过对使用他莫昔芬治疗的绝经后妇女进行宫腔镜随访，提出了该类患者5个宫腔镜特殊表现。这5类表现是随机发生的，子宫内膜萎缩在治疗早期更常见，随着时间的延长更易看到子宫内膜囊性变。

（1）内膜萎缩

在宫腔镜下可见子宫内膜变薄、萎缩、苍白，内膜下血管减少，在薄层子宫内膜下可见分布规则的血管结构（图8-3）。组织学表现为子宫内膜组织减少甚至缺失、内膜腺体和间质萎缩。在Perez-Medina等2011年的报道中，使用他莫昔芬治疗的第一年，子宫内膜萎缩发生率最高，约为58.3%。由于他莫昔芬的主要作用是使子宫内膜萎缩，因此这种内膜改变十分常见。

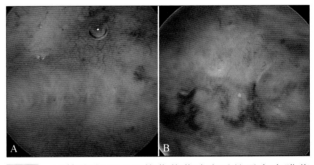

图 8-3 液体膨宫下可见他莫昔芬治疗后的子宫内膜萎缩图像

（2）血管增生

镜下可见子宫内膜不均匀增厚伴血管增生，可呈现息肉样或乳头样改变。内膜表层可观察到血管极不规则（图8-4）。造成宫腔镜或手术器械接触后内膜易出血。组织学可见内膜上皮细胞萎缩、间质增生、弹性成分增加，最主要的变化是血管增生。血管增生在他莫昔芬治疗的第二年最常见，Perez-Medina认为其发生率约为52.8%。他莫昔芬在引起子宫内膜萎缩的同时，也引起间质及血管的增生，这是使用他莫昔芬治疗后发生异常子宫出血的原因。

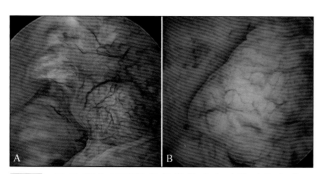

图8-4　液体膨宫下可见他莫昔芬治疗后的子宫内膜血管增生图像

（3）内膜囊性变

子宫内膜囊性变表现为内膜增厚，腺体密度增加，形态不规则，有不同程度的肿胀。囊性变可导致间质水肿，造成腺体开口的阻塞和扩张（图8-5）。组织学表现为内膜萎缩和腺体密度增高，腺体阻塞，导致腺体出现萎缩而且明显扩张。囊性变为他莫昔芬患者宫腔镜下内膜的典型改变，在大多数病例中，囊性变继发于其他改变后，在Perez-Medina报道中69%的患者使用他莫昔芬3～4年后会发生囊性变。

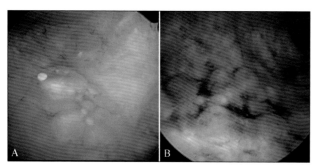

图8-5　囊性变：液体膨宫下他莫昔芬治疗后的子宫内膜囊性变的宫腔镜下表现

（4）内膜息肉

息肉样改变可为单个或多个息肉，同时伴有血管的增生，在组织学上表现为局部间质过度增生，息肉表面被覆萎缩的子宫内膜。但恶性息肉样病变很少见，常表现为以下几点（图8-6、图8-7）：

■ 平均直径2cm。
■ 腺体囊性扩张。
■ 上皮的异常改变（化生）

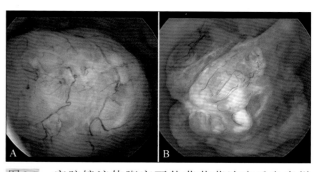

图8-7　宫腔镜液体膨宫下他莫昔芬治疗后息肉样改变

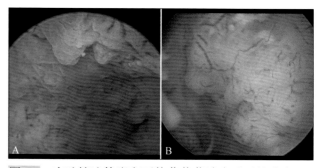

图8-8　宫腔镜液体膨宫下他莫昔芬治疗后恶性改变

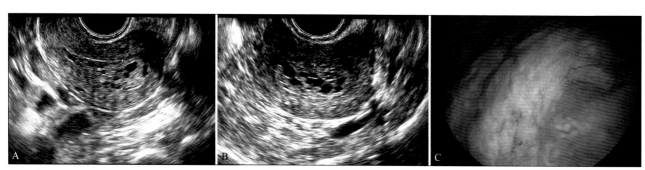

图8-6　他莫昔芬治疗后息肉样改变的超声及宫腔镜下图像

■ 局部腺体周围有间质聚集。

在Perez-Medina报道中发现他莫昔芬治疗后7.1%患者的子宫内膜出现息肉样改变，但应注意以下几点：

■ 息肉大小与恶变程度无关。
■ 使用他莫昔芬的时间与息肉的恶变程度无关。
■ 50%恶性息肉患者没有临床症状。

2.恶变征象

宫腔镜下提示子宫内膜恶性病变的征象有：子宫内膜不规则迂曲生长、棉花团样改变、质脆易出血，还可看到不典型的扭曲的血管（图8-8）。组织学上表现为复杂性增生伴或不伴不典型增生，和（或）图像提示原位腺癌、子宫内膜及腺体密度增加，伴有细胞及细胞核的异型性。

在Perez-Medina报道中，仅有8例患者的子宫内膜有恶变表现，其中仅有5例患者经组织学证实为子宫内膜癌，占总病例的1.5%，5例患者中有4个患者有异常子宫出血。最后一例无出血的子宫内膜癌反驳了以往许多学者们认为"他莫昔芬造成的子宫内膜恶性病变在早期即出现临床症状，能够早期诊断治疗，因此预后良好"这一观点。

四、治疗

接受他莫昔芬治疗的患者宫腔内息肉应被完整切除并送病理，因为息肉常合并以下情况：

■ 恶变率高于一般人群。
■ 有转化为中胚层恶性肿瘤的风险。

宫腔镜下息肉电切术可在门诊使用抓钳和（或）双极电切环（图8-9）进行，然而对于大息肉或基底部较宽的息肉，应在全身麻醉下进行息肉电切术，详见第4章（子宫内膜息肉）。在Perez-Medina报道中，子宫内膜癌的发病率很低，这与其他文献报道相符。

宫腔镜下的患者子宫内膜形态决定了是否应该进行子宫内膜活检，因此，在宫腔镜检查中有可疑或明确恶变时应用抓钳多点取活检。然而，当需要取萎缩处的组织时，则需要选择更合适的取样方法，如使用5Fr剪刀和双极，从宫腔镜器械孔道插入，定点精确取样，然后将组织完整取出（图8-10、图8-11）。在宫腔镜检查中，应根据镜下表现适当放宽活检指征。

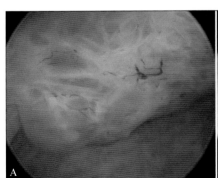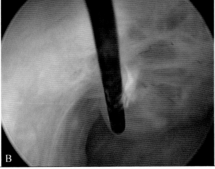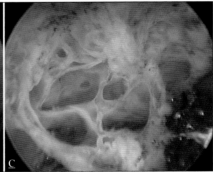

图8-9 双极电切（KARL STORZ，德国）他莫昔芬引起无蒂的囊性息肉

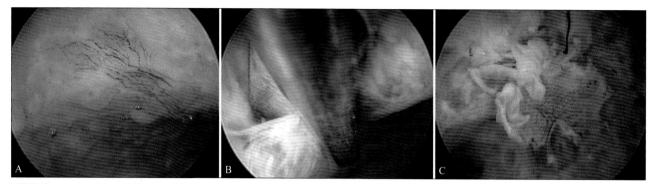

图8-10　A：用钝性的剪刀在萎缩的子宫内膜上取样活检，确定采样点；B：剪刀与子宫内膜表面平行，直接剪取；C：使样本与周围子宫肌层分离。然后用抓钳取出

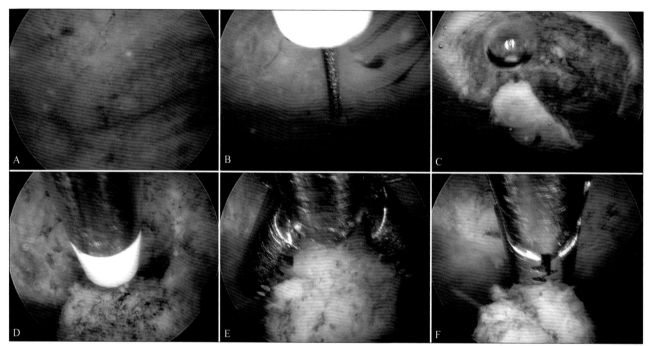

图8-11　使用直的双极电极（KARL STORZ，德国）于萎缩内膜上活检取样，双极应与内膜表面平行（B）；子宫肌层：避免切除过深（C、D），抓钳取出样本（E、F）

马月霄　译

张露平　审

参考文献

1. Achiron R, Lipitz S, Sivan E, Goldenberg M, Mashiach S. Sonohysterography for ultrasonographic evaluation of tamoxifen-associated cystic thickened endometrium. Journal of Ultrasound in Medicine 1995; 14: 685–88.

2. Breast Cancer Trialist Collaborative Group.Systemic treatment of early breast cancer by hormonal, cytotoxic or immune therapy. Lancet 1992; 339: 1–15.

3. Burke C. Endometrial cancer and tamoxifen. Clinical Journal of Oncology Nursing 2005; 9: 247–49.

4. Dibi RP, Zettler CG, Pessini SA, Ayub AV, de Almeida SB, da Silveira GP. Tamoxifen use and endometrial lesions: hysteroscopic, histological, and immunohistochemical fndings in postmenopausal women with breast cancer. Menopause 2009; 16: 293–300.

5. Giorda G, Crivellari D, Veronesi A, Perin T, Campagnutta E, Carbone A, Scarabelli C. Comparison of ultrasonography, hysteroscopy, and biopsy in the diagnosis of endometrial lesions in postmenopausal tamoxifen-treated patients. Acta Obstetricia et Gynecologica Scandinavica 2002; 81: 975–80.

6. Garuti G, Grossi F, Centinaio G, Sita G, Nalli G, Luerti M. Pretreatment and prospective assessment of endometrium in menopausal women taking tamoxifen for breast cancer. European Journal of Obstetrics and Gynecology and Reproductive Biology 2007; 132(1): 101–6.

7. Karlsson B, Granberg S, Wikland M, Ylostalo P, Torvid K, Marsal K, Valentin L. Transvaginal ultrasonography of endometrium in women with postmenopausal bleeding. A Nordic multicenter study. American Journal of Obstetrics and Gynecology 1995; 173: 1637–48.

8. Killackey MA, Hakes TB, Pierce VK. Endometrial adenocarcinoma in breast cancer patients receiving antiestrogens. Cancer treatment reports 1985; 69(2): 237–8.

9. Le Donne M, Lentini M, De Meo L, Benedetto V, Mesiti M. Uterine pathologies in patients undergoing tamoxifen therapy for breast cancer: ultrasonographic, hysteroscopic and histological fndings. European Journal of Gynaecological Oncology 2005; 26: 623–26.

10. Lindahl B, Andolf E, Ingvar C, RanstamJ, Will en R. Adjuvant tamoxifen in breast cancer patients affects the endometrium by time, an effect remaining years after end of treatment and results in an increased frequency of endometrial carcinoma. Anticancer Research 2008; 28: 1259–62.

11. Mbatsogo BA, Le Bouëdec G, Michy T, Bourdel N, Fouilloux G, Dauplat J.Endometrial cancers arising in polyps associated with tamoxifen use. Gynecologie Obstetrique & Fertilite 2005; 33: 975–79.

12. Mc Gurgan P, Taylor LJ, Duffy SR, O'Donovan PJ. Does tamoxifen therapy affect the hormone receptor expression and cell proliferation indices of endometrial polyps? An immunohistochemical comparison of endometrial polyps from postmenopausal women exposed and not exposed to tamoxifen. Maturitas 2006; 54: 252–59.

13. Perez-Medina T, Lopez-Mora P, Rojo J. Comparison of the hysteroscopy-biopsy with the D & C in the diagnosis of abnormal uterine bleeding. Progresos de Obstetriciay Ginecologia 1994; 37: 479–86.

14. Polin SA, Ascher SM. The effect of tamoxifen on the genital tract. Cancer Imaging 2008; 8: 135–45.

15. Perez-Medina T, Bajo J, Huertas MA, Rubio A. Predicting atypia inside endometrial polyps. Journal of Ultrasound in Medicine 2002; 21: 125–28.

16. Pérez-Medina T, Salazar FJ, San-Frutos L, Ríos M, Jiménez JS, Troyano J, Cayuela E, Iglesias E. Hysteroscopic dynamic assessment of the endometrium in patients treated with long-term tamoxifen. Journal of Minimally Invasive Gynecology 2011; 18(3): 349–54.

17. Sendag F, Sahin C, Zeybek B, Terek MC, Oztekin K, Bilgin O. Retrospective analysis of hysteroscopic fndings in breast cancer patients having adjuvant tamoxifen treatment. European Journal of Gynaecological Oncology 2010; 31: 415–17.

18. Shi AA, Lee SI. Radiological reasoning: algorithmic workup of abnormal vaginal bleeding with endovaginal sonography and sonohysterography. American Journal of Roentgenology 2008; 191: 68–73.

19. Sendag F, Sahin C, Zeybek B, Terek MC, Oztekin K, Bilgin O. Retrospective analysis of hysteroscopic fndings in breast cancer patients having adjuvant tamoxifen treatment. European Journal of Gynaecological Oncology 2010; 31: 415–17.

20. Van Leeuwen FE, van den Belt-Dusebout AW, van Leeuwen FE, Benraadt J, Diepenhorst FW, van Tinteren H, Coebergh JWW, Kiemeney LALM, Gimbrère CHF, Otter R, Schouten LJ, Damhuis RAM, Benraadt J, Bontenbal M.Risk of endometrial cancer after tamoxifen treatment of breast cancer. Lancet 1994; 343: 448–52.

图片信息

图 8-1　Images by courtesy of Dr. L. Insabato and Dr. G. Mansueto.

图 8-2　Images by courtesy of Prof. D. Paladini.

9

黏膜下肌瘤

目　录

定义及病因　72

临床表现　72

宫腔镜前诊断　73

宫腔镜诊断　74

宫腔镜下子宫肌瘤分型　75

治疗　75

■ 0型黏膜下肌瘤　78

■ Ⅰ～Ⅱ型黏膜下肌瘤　82

参考文献　85

第 9 章　黏膜下肌瘤

一、定义及病因

子宫肌瘤（uterine myomas）又称子宫纤维瘤或子宫平滑肌瘤，是由平滑肌组织和不同数量的纤维组织组成的，是女性生殖系统最常见的良性肿瘤。育龄期女性的发病率为20%～25%。子宫平滑肌瘤最初在子宫肌层内生长，随后扩展至阻力较小的相邻的平滑肌细胞，生长为宫颈黏膜下或黏膜下肌瘤。

根据肌瘤生长位置分为三类：

■ **黏膜下肌瘤**（10%）：肌瘤向宫腔内生长可导致子宫内膜停止生长或坏死。有一部分黏膜下肌瘤基底部较宽，没有蒂部与子宫相连，一部分肌瘤与子宫壁通过柄状肌瘤组织相连，称为带蒂黏膜下肌瘤。大部分黏膜下肌瘤会影响子宫形态，肌瘤可分布在宫底、前壁、后壁以及侧壁；有些小肌瘤也会生长在宫角的部位，更少见的一部分肌瘤会生长在宫颈管里。

■ **肌壁间肌瘤**（70%）：生长在子宫肌层中。

■ **浆膜下肌瘤**（20%）：凸向浆膜下的肌瘤，可分为带蒂和无蒂两类。

在各种导致子宫肌瘤发病的危险因素中（表9-1），最主要的是血液中的高雌激素浓度。临床上子宫肌瘤最常发生在30～40岁的育龄妇女中，进入更年期后肌瘤会萎缩，这主要与血液中激素浓度下降有关。

二、临床表现

子宫肌瘤的临床表现主要跟肌瘤的大小、位置以及肌瘤的数量有关，20%的肌瘤患者没有任何临床表现，只在常规体检或行盆腔超声检查时发现肌瘤。子宫肌瘤的位置与患者症状的发生次数及严重程度密切相关。黏膜下肌瘤更容易引起痛经、月经过多及不孕。

黏膜下肌瘤最主要的症状是月经过多

表9-1　子宫肌瘤危险因素

■ 初潮年龄
■ 性激素升高
■ 不孕
■ 不对称或低对称性肥胖
■ 红色脂肪摄入过多
■ 精细食物
■ 种族差异
■ 基因差异

（30%～40%）。大量出血会导致缺铁性贫血，直接影响患者的生活质量，通常需要治疗。近期研究表明肌瘤凸向宫腔的部分越大，贫血的程度越重（Hb<100g/L）。通常情况下，当凸向宫腔的部分为50%～79%及大于80%时，其病情的严重程度是凸向宫腔部分小于50%的患者的1.98倍及2.13倍。

黏膜下肌瘤引起经量增多的发病机制尚不明确，但主要包括以下几个方面：

■ 肌瘤损伤引起血管脆弱，形成内膜溃疡。
■ 肌瘤造成的高雌激素状态引起子宫内膜增厚。
■ 子宫内膜面积的增加（肌瘤表面常由内膜组织覆盖）。
■ 机械原因导致止血功能减弱（月经后期由于肌瘤内凸导致子宫收缩不均匀，止血效果差）。
■ 静脉受压机制。
■ 血管生长因子的表达（还没有足够的数据能证明此种假说）。

尽管流行病学数据显示大部分子宫肌瘤不影响生育，大样本数据却显示子宫肌瘤（特别是黏膜下肌瘤）会影响生育，除此之外，黏膜下肌瘤还会影响妊娠结局。虽然当前并没有证据支持这个理论，但有关学者提出了一些假说来解释为什么黏膜下肌瘤会引起不孕/反复流产。

如子宫肌瘤可能会影响精子、卵子的移动以及受精卵的种植。肌瘤造成子宫形态改变，最终导致子宫收缩功能障碍和机械阻力升高。然而现在所提出的假说都没有充足的临床数据支持。

子宫肌瘤也可能造成胚胎种植失败及早期流产，主要是由于肌瘤导致的局部血管紊乱、子宫内膜炎症、血管活性物质分泌及局部雄激素水平升高等因素引起。

辅助生育技术（assisted reproductive technology，ART）以及人工授精技术（in vitro fertilization，IVF）的发展间接证明了子宫肌瘤与胚胎发育结局之间的关系。ART的相关研究认为肌瘤会对ART胚胎的结局造成不良影响，ART术前应先剔除子宫肌瘤。子宫肌瘤的位置和大小是影响ART胚胎结局的主要因素。

四项Meta分析评估了子宫肌瘤对IVF周期的影响。Pritts（2001）报道黏膜下肌瘤的患者妊娠率（RR值0.32）、胚胎种植率（RR值0.28）和生育率（RR值0.75）较无肌瘤的不孕女性均显著偏低，而且肌瘤会导致子宫形态显著改变。Donnez和Jadoul等2002年的meta分析证实黏膜下肌瘤会影响胚胎的种植。除此之外，Benecke等2005年也报道过黏膜下肌瘤的不良影响。Somigliana等2006年发表了一个更精确的Meta分析，分析指出，黏膜下肌瘤及壁间内凸肌瘤患者的妊娠率（OR：0.3对OR：0.8）及生育率（0.90 ~ 3对OR0.7）均偏低。

黏膜下肌瘤可能与慢性子宫内膜炎有关，内膜恶变的可能性会升高，增加早产、畸形、产后出血及产后感染的风险。

子宫肌瘤的患者极少出现疼痛症状，疼痛多由于肌瘤蒂扭转或者肌瘤引起的宫颈扩张导致的。后一种疼痛性质与分娩疼痛相似，偶尔会合并大出血（常常由于肌瘤表面大血管的破裂引起），肌瘤表面的血管可以自发破裂，或在创伤（性交、妇科检查或使用窥器）后破裂。

三、宫腔镜前诊断

黏膜下肌瘤没有特异性临床表现，常通过影像学检查确诊。

1.经阴道彩超（TVS）：不仅为诊断提供了依据，而且可以为手术进行术前评估。

诊断：子宫肌瘤B超下表现为边界清晰的圆形赘生物，根据其组成成分含量不同，肌瘤可表现为不同强度回声。肌肉细胞数量多的肌瘤表现为低回声，通常体积较小，易与周围子宫肌层组织区分开（图9-1A、图9-2）。纤维组织含量多的肌瘤B超下表现为强回声（图9-1B）。肌瘤伴囊性变B超表现为变性区低回声，大小不一，钙化灶多表现为高回声伴特异性后壁回声衰减。超声可以评估肌瘤大小，预测子宫及附件的并发病灶。彩色多普勒超声及能量多普勒超声可以呈现肌瘤周围的血管影像。彩色多普勒超声还可以显示肌瘤周围的血管走行。一般情况下，血管越少，肌瘤组织越多，肌瘤增长的风险越小，反之则风险越大。

术前评估：超声图像为后续宫腔镜手术提供了两个基本数据：肌瘤的大小，（根据Orsini1984年提出的公式（$D_1 \times D_2 \times D_3 \times 0.5233$）计算得出）；B超还可以测量出肌瘤游离缘的长度，以及肌瘤深入肌层的距离（图9-3）。这些数值为宫腔镜手术提供了一个安全的手术范围，预防子宫穿孔的发生。黏膜下肌瘤游离缘距肌层距离至少应有1cm才能进行手术，在有经验的术者中，这个标准可扩大到4 ~ 5mm。

2.宫腔声学造影（SHG）：有证据表明SHG准确度高于阴道超声，且可以准确地评估肌瘤的大小、位置、数量以及凸向宫腔的程度。它还可以通过测量肌瘤与宫腔之间的夹角以及肌瘤凸入宫腔的

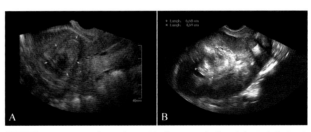

图9-1　二维阴式超声：黏膜下肌瘤主要由肌层（A）和纤维（B）组织组成

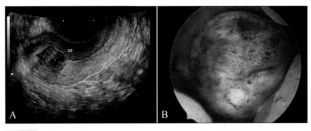

图9-2　宫腔内子宫肌瘤的超声图像（A）和宫腔镜图像（B）：直径大约2cm，主要由肌肉组织组成

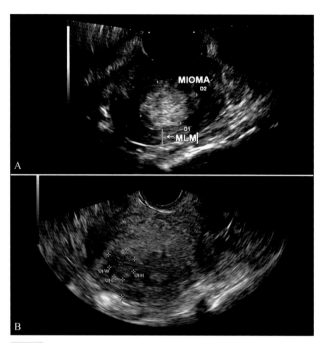

图9-3 二维阴道超声：测量的肌瘤尺寸和子宫肌层的边缘

程度确定黏膜下肌瘤的分型（图9-4）。

3.三维超声（3D US）：可以更精确地评估肌瘤的大小和形态（图9-4、图9-5）

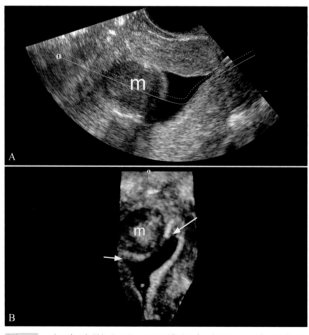

图9-4 超声造影（A）和三维超声（B）。A为超声造影下沿子宫矢状面扫描宫腔；B在三维超声下重建宫腔冠状面；可以明显看出肌瘤与宫腔的关系以及肌瘤凸向宫腔的范围

4.磁共振成像（MRI）：当子宫多发肌瘤导致子宫体积较大，或阴道超声诊断困难（如肥胖患者），MRI往往可以提供有价值的信息，而且可以鉴别腺肌瘤与子宫肌瘤（图9-6）。

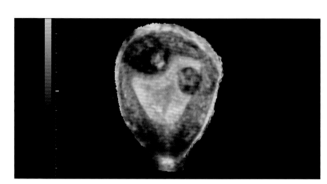

图9-5 三维超声：冠状面扫描可以区分出两个肌瘤的位置关系，较大的肌瘤位于右侧宫角为肌壁间肌瘤，和一个较小的黏膜下肌瘤

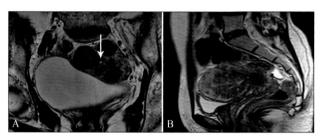

图9-6 MRI：子宫多发肌瘤（A）与子宫腺肌瘤（B）的鉴别：A：显示的是子宫多发肌壁间及浆膜下肌瘤的图像，在T2加强像下更加明显，箭头所指的部位显示有一个肌瘤已经凸入宫腔。B：T2加权像子宫矢状面扫描图像：可见宫底及宫体广泛病变，用增强剂增强之后交界区也不是很清晰，这种图像表示多发腺肌瘤

四、宫腔镜诊断

传统宫腔镜不仅能够确诊黏膜下肌瘤，而且还可以评估病人是否可以通过宫腔镜进行手术治疗。

- 部位：黏膜下肌瘤可生长于宫腔的各个部位，甚至可能生长在宫角的部位，导致输卵管开口狭窄（图9-7）。
- 大小：肌瘤的大小需要根据解剖学标记进行测量，例如与内口的距离，或通过操作器械（钳子、剪刀或电极）的大小进行对比（图9-8），但是肌瘤的大小只是手术的一个次要参考指

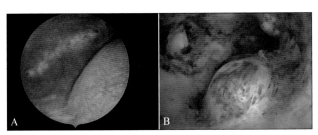

图9-7　用液体膨宫液进行宫腔镜检查：A.显示肌瘤位于宫腔下1/3，B.显示肌瘤位于宫腔上1/3

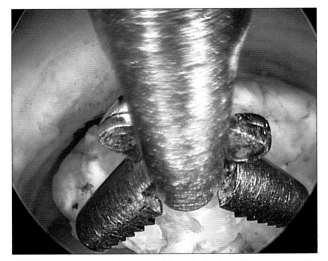

图9-8　用鳄鱼嘴样抓钳评估肌瘤大小，钳端开口的距离大约为6mm

标，对于有经验的术者来说，肌瘤的大小仅与手术时间有关。

■ **质地：**可以用电切环进行间接评估，肌瘤的质地一般比较坚韧（图9-9），有出血和坏死时质地就会变得比较软（图9-10）。因此，单凭质地很难区分变性肌瘤与平滑肌肉瘤。

■ **子宫肌层的浸润深度：**可以通过肌瘤与子宫内膜之间的夹角来判断（角度越小，肌瘤浸润肌层的深度越浅，反之亦然）（图9-11）。

■ **表面血管：**在肌瘤表面可以看到多条迂曲的血管走行，这些血管的破裂是导致患者出血的最主要因素（图9-12）。

五、宫腔镜下子宫肌瘤分型

黏膜下肌瘤的形态大小各异，为了保证一次手术能够尽可能完整地切除肌瘤，对肌瘤进行术前评估是非常必要的。

肌瘤分型标准最早由Wamsteker等在1993年提出，后来欧洲妇科内镜协会（ESGE）对这个标准进行了修改，现在临床广泛采用的是修改后的主要依据肌瘤浸润肌层深度做出的分型标准（表9-2）（图9-13）。

Lasmar等在2005年提出了一种新的分型标准，这个标准不仅涵盖肌瘤浸润肌层的深度，还包含肌瘤基底面覆盖内膜的面积、肌瘤的最大经线（cm）以及宫腔的形态。每一个参数对应0~2分，最后根据总分，把患者分为3组（表9-3）。

最近的一项多中心数据（Lasmar等，2011）研究表明，相较ESGE分型标准来说，Lasmar的标准在对肌瘤进行术前预评估方面有更加明显的优势。

六、治疗

宫腔镜下子宫肌瘤电切术是黏膜下肌瘤的首选术式，这种术式不仅可以缓解临床症状，而且可以保护子宫肌壁的完整性。大多数研究表明宫腔镜子宫肌瘤电切术是安全有效的技术，治愈率高达70%~99%。但是通常随着治疗周期的延长，治

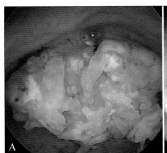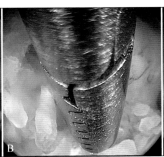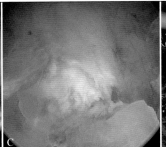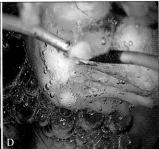

图9-9　子宫肌瘤伴钙化的宫腔镜下图像（B、C）。有齿钳都很难钳夹肌瘤最坚硬的部分（A、B），用电切环也很难进行切割，甚至会变形（D）

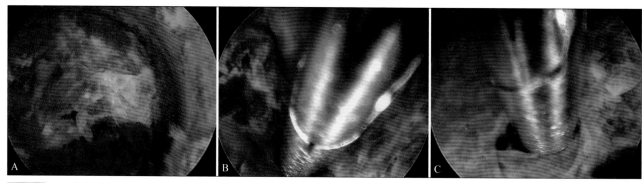

图9-10　用有鳄鱼嘴样抓钳可以对肌瘤变性的地方取活检，可根据病理学诊断鉴别该处是肌瘤表面的出血还是内部的缺血坏死，该方式甚至可发现很小的细菌感染灶

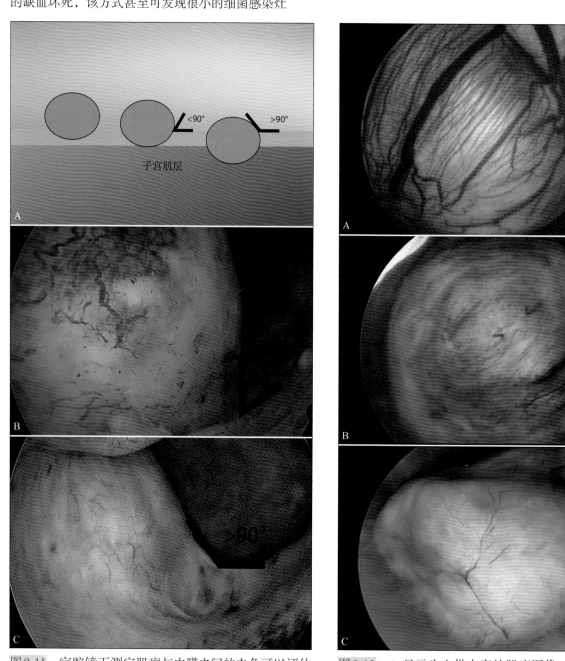

图9-11　宫腔镜下测定肌瘤与内膜之间的夹角可以评估肌瘤浸润肌层的深度（A）；若夹角小于90°（B）则肌瘤主要位于宫腔内；若夹角大于90°（C），则肌瘤主要位于肌壁间

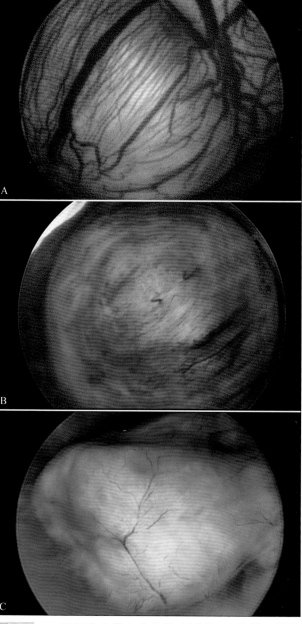

图9-12　A.显示为血供丰富的肌瘤图像；B.中等血供的肌瘤图像；C.血供少的肌瘤图像

表9-2　Wamsteker等1993年提出的黏膜下肌瘤分型标准

0型黏膜下肌瘤：肌瘤全部位于宫腔，没有肌层浸润，通过蒂部或小的基底与子宫内膜相连

1型黏膜下肌瘤：肌瘤部分位于肌壁间，凸向宫腔部分>50%

2型黏膜下肌瘤：肌瘤大部分位于肌壁间，凸向宫腔部分<50%

表9-3　Lasmar新肌瘤分型方法（2005）

分值	肌层浸润深度	肌瘤最大直径（cm）	基底宽度	位于宫腔的位置
0	0	<2	<1/3	后1/3
1	50%	>2～5	1/3～2/3	中1/3
2	50%	>5	>2/3	前1/3

注：表Ⅲ黏膜下肌瘤Lasmar分级说明

评分0-4（组Ⅰ）低复杂性宫腔镜下子宫肌瘤切除术

评分5-6（组Ⅱ）中复杂性宫腔镜下子宫肌瘤切除术（术前GnRH治疗或二次手术）

评分7-9（组Ⅲ）可以采用非宫腔镜手术

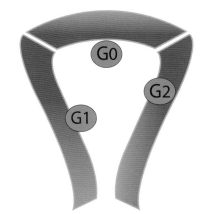
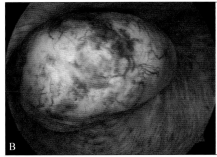
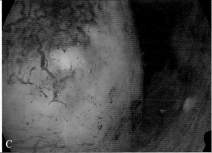
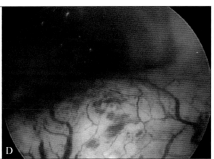

图9-13　A：Wamsteker分型标准；B～D分别显示了宫腔镜下所见的0、1、2型黏膜下肌瘤

愈率会有所降低。这与很多因素有关，例如肌瘤切除不完全（引起新的大量出血）或者伴随患者某些功能紊乱。手术技巧与治愈率没有显著相关性。治疗失败主要与新生肌瘤组织的快速生长、肌瘤种植的位置、合并子宫腺肌症以及部分内凸肌瘤治疗不彻底有关。

对没有生育要求的女性，控制出血最好的方式就是宫腔镜下子宫内膜去除术，治愈率高达95%以上。

许多研究者已经评估了宫腔镜下子宫肌瘤电切术对育龄期女性妊娠结局的影响。术后妊娠率19.7%～76.9%，平均为45%。差异主要由于影响妊娠的因素难以控制，如病例的选择，随访的时间，还有不同患者的特点（年龄、初次或二次怀孕），以及肌瘤的不同特点（数量、大小、凸向宫腔部分的多少、肌瘤的位置）等。最近的一项队列研究显示，对于复发性流产合并宫腔内凸肌瘤的女性来说，宫腔镜手术可以恢复子宫正常形态，从而改善下次妊娠结局，活产率提高2倍。然而，对宫腔镜手术改善妊娠结局实际效果的评估却比较困难，因为大多数相关研究都是回顾性的，而且没有设置对照组。同时，手术技术和经验也是影响术后结局的重要因素。

宫腔镜下子宫肌瘤电切术对术后人工授精技术妊娠结局的影响没有大样本研究，在一些相关的研究中，只有两篇文献研究了黏膜下肌瘤手术的病例。其中一项分析表明黏膜下肌瘤电切术提高了术后试管婴儿技术的成功率，但是这个结果是有争议的，因为这项Meta分析只参照了两项回顾性研究，

样本量过小。

1.0型黏膜下肌瘤

（1）传统电切术

宫腔镜下子宫肌瘤电切术是治疗0型黏膜下肌瘤的首选术式。这项技术需要重复使用电切环，主要步骤如下：先把电切环置于病灶后方，然后收环入鞘同时电切肌瘤蒂部。电切开始于肌瘤游离部分，然后逐渐切除肌瘤蒂部（图9-14、图9-15）。在肌瘤电切过程中，切掉的肌瘤碎屑可能会堆积在宫腔，影响手术视野（图9-16）。

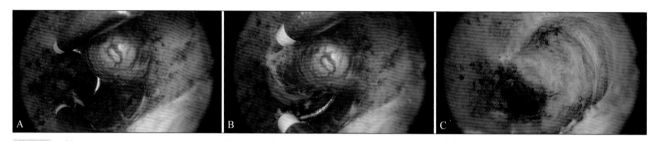

图9-14　使用2.5mm电切环切除0型黏膜下肌瘤。一定要注意电切环的方向，环的凸面要朝向肌瘤的基底部，沿着肌瘤的长轴拖动电切环，这样才能完整切除肌瘤

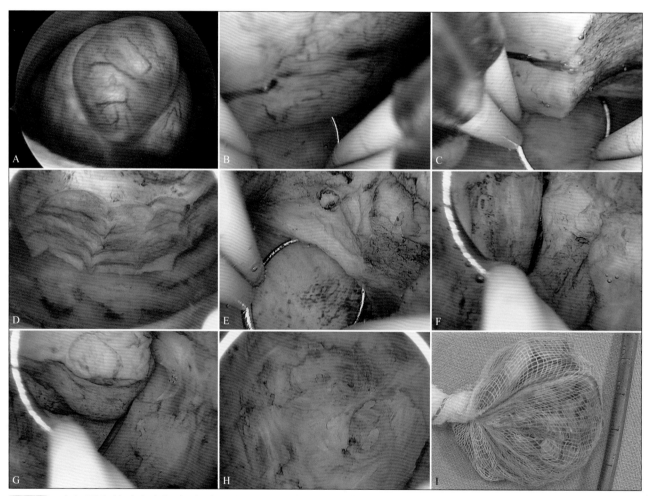

图9-15　电切子宫前壁多发肌瘤（A），用STORZ电切环沿肌瘤纵轴把肌瘤切成长条形，在电切过程中，保持电切环在肌瘤表面平稳操作很重要（D），一定要避免用力不均，在切到基底部的时候要格外注意（E～G），要等肌瘤组织突出的时候再下刀（H），对肌瘤基底部的切除需要使用直角电切环（F～G），因此能更好地控制切割深度。在切割完成后，用纱布把所有的肌瘤碎屑包到一起，客观估计肌瘤的体积（I）

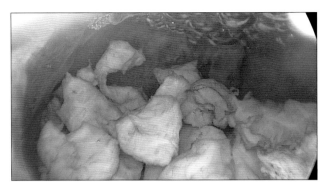

图9-16　在电切过程中，由于重力作用，切下的肌瘤碎片容易聚集在子宫后壁，阻碍视野，影响对子宫后壁的操作。但是球形的碎片往往聚集在子宫前壁，阻碍对子宫前壁的操作

因此，术中需要反复把切下的组织移出宫腔。取出的方法很多，但不建议用刮匙或卵圆钳盲取，因为盲取不但会引起手术并发症（如穿孔）外，还会对内膜造成医源性损伤，引起出血，使后续手术视野受影响。

通常通过电切环把肌瘤碎屑带入鞘内移出（图9-17）。为了防止反复进出造成宫颈峡部损伤，一种方法是用电切环勾出肌瘤碎屑进入外鞘，然后把

工作手件以及内鞘移出，将外鞘留在宫腔内。另一种方式是在电切镜镜鞘上加上负压吸引器，这种吸引器可以在工作手件移出后把肌瘤碎屑吸走，这种方式与泌尿外科医师经尿道前列腺电切术的方式很相似，这种辅助设备的应用可以显著缩短手术时间。

随着肌瘤碎屑被取出，肌瘤的肌纤维和蒂部也会显露出来。在这个过程中，操作者必须特别小心，控制电切环的深度，防止医源性的内膜损伤，从而保持肌瘤相邻正常组织的完整性。

（2）肌瘤汽化法

肌瘤汽化是将球状/桶状电极作用在肌瘤表面，导致肌瘤完全汽化。汽化电极的切割深度与其接触的持续时间、电机阻力和功率有关。必须在肌瘤表面缓慢移动电极，边电切边收电极入鞘。一旦在一个地方电切太长时间，很有可能会导致子宫穿孔。一些研究表明肌瘤汽化法会显著缩短手术时间（没有待移出的肌瘤碎屑），而且出血及所用灌流液均较少。唯一的不足就是用这种方法没有办法对切下来的组织进行病理检查。虽然子宫肌瘤肉瘤变的发

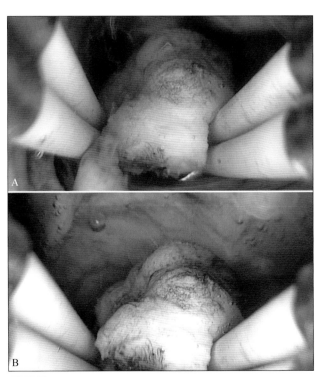

图9-17　用电切环取切除的肌瘤碎片：用电切环带取肌瘤碎片的同时收环入鞘，然后把电切镜从宫腔取出

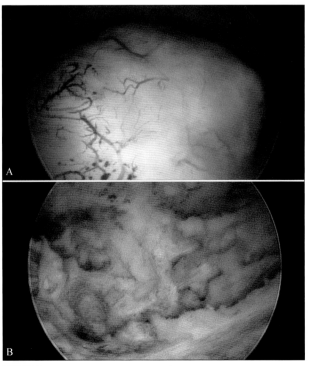

图9-18　0型黏膜下肌瘤电切前（A）和电切后（B）

生率很低，但是临床诊断却非常困难。一个简单的术前活检，可以更明确地排除潜在的恶性肿瘤。因此，临床建议还是要留取一定的病灶组织进行病理检查。

（3）宫腔内粉碎术

与其他几种手术使用电器械方式不同，这种手术方式是用新型设备对宫内肌瘤组织进行机械切除，术后也可以对组织进行病理检查。Emanuel 和 Wamsteker（2005）进行了一项回顾性研究，比较了该技术与普通电切术，发现这种技术更适合治疗 0 型和 I 型黏膜下肌瘤，可以大量缩短手术时间。事实上，用负压吸引装置吸出肌瘤碎片也节约了大量手术时间。这项技术在并发症和学习周期方面，

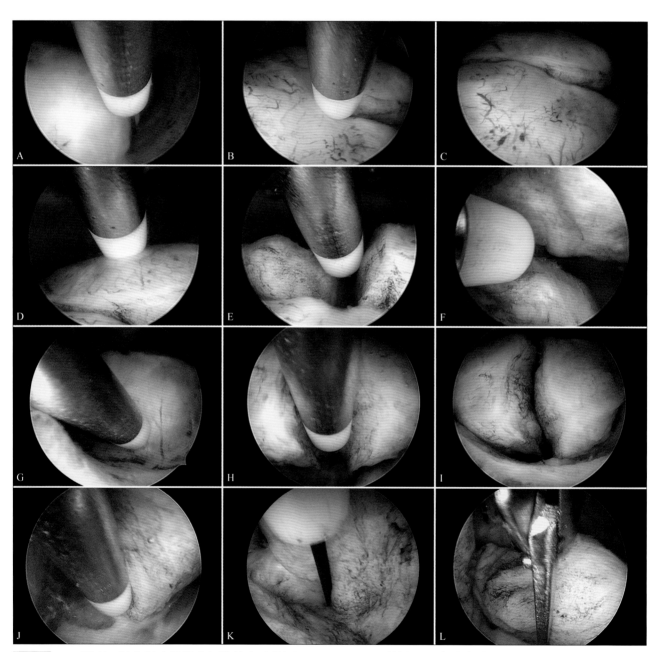

图 9-19　G0 肌瘤双极电极连续肌瘤切除技术（德国 KARL STORZ 系统）。肌瘤首先被切成两半（A ～ C），然后每一半又被切割成 3 ～ 4 块碎片，从而使肌瘤碎屑可以用抓钳完整地从宫腔带出来。跟息肉切除一样，肌瘤的蒂部最后也得被切除，这个过程中患者有可能会感到不适应，因为蒂部周围组织的神经末梢非常丰富。术中要密切注意假包膜，确保肌瘤在假包膜内切除而不损伤正常的肌纤维

仍需进一步研究考证。

（4）门诊宫腔镜5Fr双极电切术

在这项技术中，先用5Fr双极把肌瘤分为两个部分，然后再把每部分切割成3～4块组织，最后用鳄鱼嘴样抓钳或宫颈钳把肌瘤碎屑取出（图9-18、图9-19）。在整个过程中，仔细和准确地评估肌瘤组织的大小非常重要。最初，这个方法是由Bettocchi提出的，可适用于直径约2cm的肌瘤，但截至2002年，由于手术时间的原因，这个方法适用的肌瘤范围降至1.5cm（通常一个宫腔镜手术时间应小于20分钟）。

表9-4　宫腔镜基本术式常见的优势和劣势

术者（年份）	电切方法	优势	劣势
Loffer FD 等（1990）Donnez J 等（1990）	两步肌瘤电切法：可以用传统电切环（Loffer FD）或YAG激光（Donnez）进行电切	●安全（仅在宫腔内操作）	●再次手术●花费高（激光手术）●只有壁间部分非常小的肌瘤可以用这种方法，如果肌瘤的壁间部分非常致密，那么第一步操作后剩下的肌瘤体积就会很大，壁间的部分会向宫腔里凸，但是第一步剩下的纤维连接带会阻碍壁间部分凸向宫腔。因此，在第二步操作会非常困难，有时甚至需要再次手术。这种情况可以通过术前药物治疗解决。●肌瘤下沉现象（药物治疗后肌瘤大部分或完全缩入子宫肌层）
Mazzon I 等（1995）	冷刀技术	●单次手术●安全：冷刀在解离面上进行操作，视野清晰，穿孔、出血等并发症少●这种方法切断了肌瘤与肌层之间不必要的联系，从而防止了热损伤的发生，同时降低了术后不孕的发生率●较大的肌瘤也适用●甚至适用于肌层游离缘<1cm的肌瘤	●有效的冷刀系统●长期的训练
Litta P 等（2003）	整体电切法	●单次手术●安全（仅在宫腔内操作）●理论上可以完整保留肌瘤周围正常肌层	●对于肌壁间部分>50%的肌瘤手术成功率更高●肌层的收缩强度与宫腔的大小成反比
Hamous J 等（1993）	水按摩技术	●单次手术●安全（仅在宫腔内操作）●理论上可以完整保留肌瘤周围正常肌层	●必需使用自动灌流泵●子宫肌层的收缩不可控●越小的壁间肌瘤随着子宫收缩凸向宫腔的概率越高
Indman PD（2006）Murakami T 等（2003、2006）	药物辅助电切术	●理论上可以单次手术●安全（仅在宫腔内操作）●理论上可以完整保留肌瘤周围正常肌层	●子宫肌层的收缩不可控●需要在腹腔镜监测下进行（Murakami T 等 2003、2006）●副作用（恶心、呕吐、腹泻、发热、支气管哮喘患者的支气管痉挛）●若子宫过度收缩，可能会影响视野，阻碍电切镜在较小宫腔的操作。
Bettocchi S 等（2002）	传统肌瘤电切术	●可控操作，降低麻醉风险●降低成本。理论上可行单次手术	●术者需要有使用5-Fr双极电极的经验●小于1.5cm的黏膜下肌瘤●病人的依从性●对术者的经验有较高的要求

2. Ⅰ～Ⅱ型黏膜下肌瘤

宫腔镜下电切壁间内凸肌瘤有一定的挑战性，而且并发症发生的风险也很高。通常，宫腔镜电切Ⅰ型黏膜下肌瘤的最大直径不超过4～5cm，Ⅱ型肌瘤的最大直径不超过5～6cm。手术的优势和劣势见表9-4。

（1）只切除肌瘤位于宫腔内的部分

过去人们认为肌瘤切除后子宫内膜会覆盖切割的创面，肌瘤的肌壁间部分就会留在子宫壁中。实际上，肌瘤的壁间部分会一直凸向宫腔，症状也会持续存在，这种治疗方案最终被证明是无用的，因此被废弃了。

（2）两步切除法

这种方法第一步用传统电切环电切肌瘤凸向宫腔的部分，术后20～30天或一个月经周期后再次入院二探（图9-20），若见凸向宫腔的肌瘤可进行切除，第二次手术可选择小号电切环（残余肌瘤往往小于1.5cm）或普通电切环，根据患者情况可选择在手术前用GnRH-a进行预处理。

（3）肌壁间部分切除

在用传统电切法切除宫腔内肌瘤后，用此方法

沿肌瘤切除后的创面进行切割，直至肌瘤被完整切除（图9-21）。切除时要注意子宫肌层组织和肌瘤组织的区别，子宫平滑肌是粉红色成束的，肌瘤组织是白色致密的，注意避免肌瘤组织残留。用这种方法必须限制电流，防止对邻近肌层造成副损伤（直接或间接的热损伤）以及并发症（穿孔、出血等）的发生。因此，这种方法仅适用于肌壁间部分非常小的肌瘤，且体积不宜过大（图9-22）。

（4）Mazzon冷刀肌瘤电切术

由Dr.Ivan Mazzon发明的，主要包括以下三个步骤（图9-23）：

■ **切除肌瘤的宫腔内部分**：运用连续电切技术，从不同的角度运刀。每次切除不得超过子宫内膜层，从而保护子宫肌瘤与正常组织之间的界限不受损坏。

■ **核开瘤体**：一旦确定了解离面，就用"冷刀"替换掉电切环。矩形的金属环首先插入到肌瘤与假包膜的缝隙中，从而钝性分离肌瘤与假包膜，然后用针状电极打断肌层与肌瘤组织的纤维连接桥。

■ **移除肌瘤**：经过以上切割过程，肌瘤的核内组织就会完全变成宫腔内组织，因此这一步等同于宫腔内肌瘤电切。可以按照G0期肌瘤的电切技术来移除肌瘤。

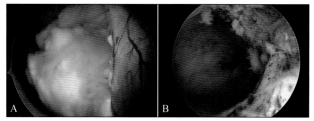

图9-20　A：一个肌瘤肌层直径约1.5cm的1型肌瘤进行第一次手术后的宫腔（肌瘤初始直径约4cm）；B：二探看到的残余肌瘤图像

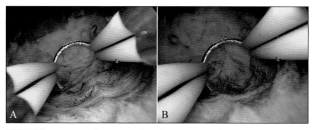

图9-21　1型肌瘤肌壁间部分的切除，使用的是26 Fr双极电切环（KARL STORZ，德国），电切时电切环始终保持在肌瘤包膜内切除

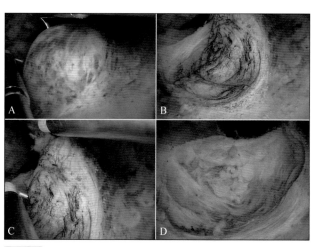

图9-22　若肌瘤肌壁间部分非常小，那么对肌瘤肌壁间部分的电切手术风险不会很大，而且同时还可以保留子宫肌瘤周围正常肌层的完整性

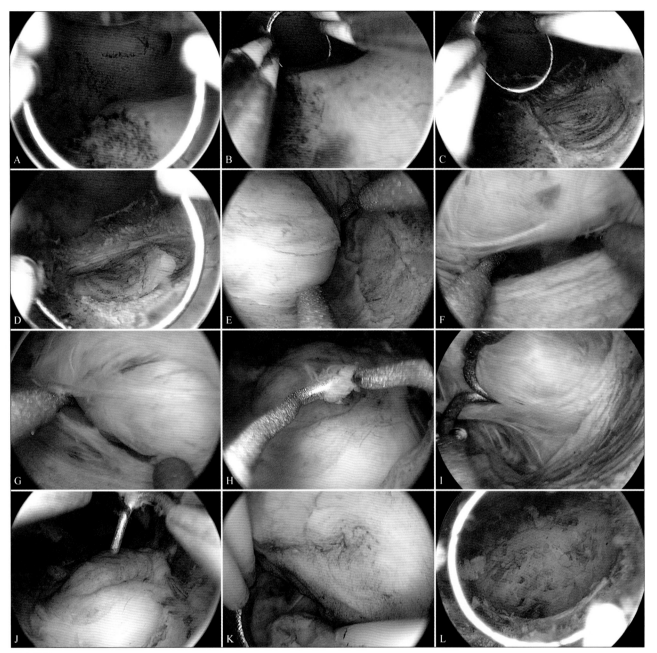

图9-23　Mazzon冷刀肌瘤电切术主要针对的是直径2cm左右的2型肌瘤（A）。切除肌瘤宫腔内的部分依然是运用传统的肌瘤电切技术（KARL STORZ 26Fr电切环）（B-C）。切除动作必须远离子宫内膜（D），然后用矩形的金属环去除肌瘤的核内部分（E～G）。然后肌瘤组织就会凸入宫腔（H）。然后再使用针状电极切断肌瘤与周围组织的纤维连接桥（I～L）。在肌瘤组织几乎完全凸向宫腔之后，再次用矩形金属环及电钩分离界限，然后用电切环切除肌瘤组织（注意方向要朝向肌瘤，而不是朝向宫腔）最大程度地保留正常组织（M）。在肌瘤完全切除，宫腔形态暴露之后（N）需要严格止血，而且要仔细观察肌瘤周围正常组织的完整性

（5）整体摘除术

■ **Litta技术：**该技术是用Collins电切环在肌瘤表面的黏膜上画一个椭圆形的切口（图9-24）

电切主要是为了切断肌瘤与邻近肌层之间的纤维连接。电切后肌瘤就可以凸向宫腔内，为二次手术做准备。

（6）水按摩术

通过观察发现在切除子宫肌瘤的过程中，子宫肌瘤的内部组织会随着子宫肌层的收缩被挤向宫腔。Hamou 在 1993 年提出了子宫按摩的术语，该方法是用电动灌流系统改变宫腔内压力。重复的灌流会刺激子宫收缩，从而最大程度地让肌瘤凸向宫腔（图 9-25）。

（7）人工按摩术

Hallez 在 1995 年介绍了这种技术，在切除部分肌瘤后，通过按摩子宫（类似产科 Crede 按摩法）诱发子宫收缩，从而让肌瘤更多地凸向宫腔，使手术更加安全。

（8）两步电切术

Lin 等 2002 年提出了一种使用两种电切镜的肌瘤电切术。第一步先用 7mm 电切镜在靠近子宫肌层的部位切开肌瘤包膜，目的是为了防止在电切过程中肌瘤陷入子宫肌层。第二步使用 9mm 电切镜切除肌瘤，同时用抓钳使肌瘤进一步凸向宫腔，手术全程都必须在超声监测下进行。

（9）5Fr 双极传统宫腔镜下子宫肌瘤电切技术

与 0 型肌瘤一样，直径小于 1.5cm 的 Ⅰ 型肌瘤也可以使用连续切除法。在这种情况下，为了避免子宫肌层的刺激或损伤周围健康的子宫肌层，首先需要小心地把肌瘤从假包膜中分离出来，然后使用机械工具（抓钳或剪刀）或用双极电极钝性分离肌瘤。一旦肌瘤凸入宫腔，就用 0 型肌瘤电切的方法切除（图 9-26）。

（10）其他技术

宫腔镜电切部分内凸肌瘤应该由经验丰富的手术医师完成，这项技术较难，学习周期长，并发症发病率高，而且肌瘤内凸的程度直接影响到这个肌瘤与能否通过一次手术完整切除。

近日，Bettocchi 和 Di Spiezio Sardo 在 2009 年开发了一种新的门诊手术方法，称为门诊部分内凸肌瘤的门诊术前准备（office preparation of partially intramural myomas，OPPIuM）技术。这项技术主要针对部分内凸肌瘤以及大于 1.5cm 的 Ⅰ 型到 Ⅱ 型肌瘤，为下一步手术营造便利条件（图 9-27）。这

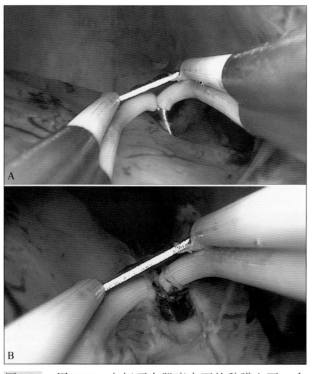

图 9-24　用 Collins 电切环在肌瘤表面的黏膜上画一个椭圆形的切口

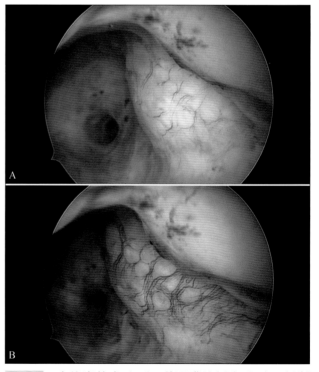

图 9-25　水按摩技术（A）、普通灌流压力（B）：间断灌流压力。压力降低会使子宫肌瘤表面的血管暴露，而且会驱使子宫肌瘤内凸

项技术是用5Fr双极电极或5Fr剪刀切开肌瘤与子宫内膜的交界部分，从而准确识别肌瘤和假包膜之间的界限，使下一个月经周期后肌瘤内凸部分进一步凸向宫腔。此过程有助于肌瘤完全或大部分凸向宫腔，让二次手术更容易和安全。

最新的方法是使用双极电钩来电切肌瘤表面被覆黏膜与子宫壁的交界部分，但可能会影响手术视野。通过对59例用此种术式的患者进行初步的分析得出，93.2%的Ⅰ型及Ⅱ型肌瘤通过这种方法转换为了0型黏膜下肌瘤。

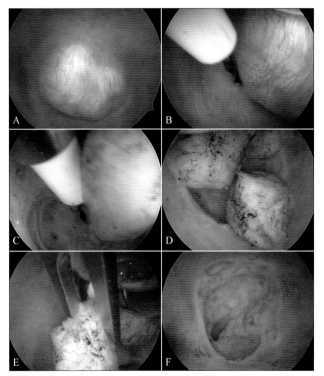

图9-26　用Twizzle双极进行子宫肌瘤电切的技术（Gynecare Versapoint™，Ethicon Endo-Surgery Inc.）。一个大小约为0.7cm的1型肌瘤（A）。用Twizzle电极在覆盖肌瘤的子宫内膜表面划开一个椭圆形切口（B），找到肌瘤与包膜的界限。然后，小心地使用双极电极用机械的方法把肌瘤从包膜中分离出来（C）。切成两半（用切除0型肌瘤同样的方法）（D），然后用抓钳把肌瘤碎片取出（E），电切术后的凹陷（F）

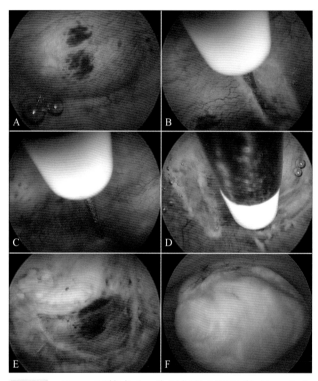

图9-27　OPPIuM技术A：为最初的2型肌瘤；B～E为术后30天的宫腔，最终肌瘤基本完全凸向宫腔（F）

侯颖　译

黄春玉　审

参考文献

1. Alborzi S, Parsanezhad ME, Mahmoodian N, Alborzi S, Alborzi M. Sonohysterography versus transvaginal sonography for screening of patients with abnormal uterine bleeding. The International Journal of Gynecology & Obstetrics 2007; 96(1): 20–3.

2. Benecke C, Kruger TF, Siebert TI, Van der Merwer JP, Steyn DW. Effect of fibroids on fertility in patients undergoing assisted reproduction. A structured literature review.Gynecologic and Obstetric Investigation 2005; 59: 225–30.

3. Bettocchi S, Di Spiezio A, Ceci O, Nappi L, Guida M, Greco E, Pinto L, Camporiale AL, Nappi C. A new hysteroscopic technique for the preparation of partially intramuralmyomas in office setting (OPPIuM technique): a pilot study. Journal of MinimallyInvasive Gynecology 2009; 16(6): 748–54.

4. Bettocchi S, Ceci O, Di Venere R, Pansini MV, Pellegrino A, Marello F, Nappi L.Advanced operative office hysteroscopy without anaesthesia: analysis of 501 casestreated with a 5 Fr, bipolar electrode. Human Reproduction 2002; 17: 2435–38.

5. Buttram VC, Jr., Reiter RC. Uterine leiomyomata: etiology, symptomatology, and management. Fertility and Sterility 1981; 36(4): 433–45.

6. Cicinelli E, Romano F, Anastasio PS, Blasi N, Parisi C, Galantino P. Transabdominal sonohysterography, transvaginal sonography and hysteroscopy in the evaluation ofsubmucous myomas. Obstetrics and Gynecology 1995; 85(1): 42–47.

7. Di Meglio A. Atlante di ecografia ginecologica. Ghedini Editore 1986.

8. Donnez J, Gillerot S, Bourgonjon D, Clerckx F, Nisolle M. Neodymium: YAG laser hysteroscopy in large submuous fibroids. Fertility and Sterility 1990; 54: 999–1003.

9. Donnez J, Jadoul P. What are the implications of fibroids on fertility? A need for a debate? Human Reproduction 2002; 17: 1424–30.

10. Stewart EA. Uterine fibroid. The Lancet 2001; 357: 293–98.

11. Emanuel MH, Wamsteker K. The Intra Uterine Morcellator: a new hysteroscopic operating technique to remove intrauterine polyps and fibroid. The Journal ofMinimally Invasive Gynecology 2005; 12: 62–83.

12. Fernandez H, Sefrioui O, Virelizier C, Gervaise A, Gomel V, Frydman. Hysteroscopic resection of submucosal myomas in patients with infertility. Human Reproduction 2001; 16(7): 1489–92.

13. Flake GP, Andersen J, Dixon D. Etiology and Pathogenesis of Uterine Leiomyomas: A Review. Environmental Health Perspectives 2003; 111(8): 1037–54.

14. Fukuda M, Shimizu T, Fukuda K, Yomura W, Shimizu. Transvaginal hysterosonography for differential diagnosis between submuous and intramural myoma. Gynecology and Obstetrics Investigation 1993; 35(4): 236–9.

15. Hallez JP. Single-stage total hysteroscopic myomectomies: indications, techniques, and results. Fertility and Sterility 1995; 63: 703–8.

16. Hamou J. Electroresection of fibroids. In: Sutton C, Diamond MP. Endoscopic Surgery for Gynecologists. London: WB Saunders, 1993: 327–30.

17. Indman PD. Hysteroscopic treatment of submuous myomas. Clinical Obstetrics and Gynecology 2006; 49: 811–20.

18. Isaacson K. Hysteroscopic myomectomy: fertility-preserving yet underutilized. OBG Management 2003; 15: 69–83.

19. Khorrami H, Rackow BW. Hysteroscopic resection of a symptomatic uterine leiomyoma in an adolescent. Journal of Pediatric and Adolescent Gynecology 2011; 24(5): e111–14.

20. Kroon B, Johnson N, Chapman M, Yazdani A, Hart R. Australasian CREI Consensus Expert Panel on Trial evidence (ACCEPT) group. Fibroids in infertility consensusstatement from ACCEPT (Australasian CREI Consensus Expert Panel on Trial evidence). Australian and New Zealand Journal of Obstetrics and Gynaecology 2011; 51(4): 289–95.

21. Lasmar RB, Barrozo PR, Dias R, Oliveira MA. Submucous fibroids: a new presurgical classification to evaluate the viability of hysteroscopic surgical treatment-preliminary report. The Journal of Minimally Invasive Gynecology 2005; 12: 308–11.

22. Lasmar RB, Xinmei Z, Indman P, Keller R, Di Spiezio Sardo A. Feasibility of a new system classification of submuous mioma: a multicenter study. Fertility and Sterility 2011; 95(6): 2073–7.

23. Leone FP, Bignardi T, Marciante C, Ferrazzi E. Sonohysterography in the preoperative grading of submuous fibroids: considerations on three-dimensional Ultrasound.Obstetrics and Gynecology 2007; 29: 717–18.

24. Lin B, Akiba Y, Iwata Y. One-step hysteroscopic removal of sinking submuous fibroid in two infertil patients. Fertility and Sterility 2002; 74: 1035–38.

25. Litta P, Vasile C, Merlin F, Pozzan C, Sacco G, Gravila P, Stelia C. A new technique of hysteroscopic myomectomy with enucleation in toto. The Journal of the AmericanAssociation of Gynecologic Laparoscopists 2003; 10: 263–70.

26. Loffer FD. Removal of large symptomatic intrauterine growths by the hysteroscopic resectoscope. Obstetrics and Gynecology 1990; 76: 836–40. Mazzon I, Sbiroli C. Manuale di chirurgia resettoscopica in ginecologia. UTET 1997; 191–216.

27. Mazzon I. Nuova tecnica per la miomectomia isteroscopia: enucleazione con ansafredda. In: Cittadini E, Perino A, Angiolillo M, Minelli L (eds). Testo-Atlante di ChirurgiaEndoscopica Ginecologica. Palermo: COFESE Ed, 1995, cap.

28. Murakami T, Tamura M, Ozawa Y, Suzuki H, Terada Y, Okamura K. Safe techniques in surgery for hysteroscopic myomectomy. Journal of Obstetrics and GynaecologicResearch 2005; 31(3): 216–23.

29. Neurwirth RS, Amin HK. Excission of submuous fibroids with hysteroscopic control. American Journal of Obstetrics and Gynecology 1976; 126: 95–99.

30. Orsini LF, Salardi S, Pilu G, Bovicelli L, Cacciari E. Pelvic organs in premenarcheal girls: real-time ultrasonography. Radiology 1984; 153(1): 113–16.

31. Klatsky PC, Tran ND, Caughey AB, Fujimoto VY. Fibroids and reproductive outcomes: a systematic literature review from conception to delivery. The new AmericanJournal of Obstetrics and Gynecology 2008; 198(4): 357–66.

32. Pritts EA. Fibroids and infertility: a systematic review of the evidence. Obstetrical and Gynecological Survey 2001; 56: 483–91.

33. Salim R, Lee C, Davies A, Jolaoso B, Ofuasia E, Jurkovic D. A comparative study of three-dimensional saline infusion sonohysterography and diagnostic hysteroscopyfor the classification of submuous fibroids. Human Reproduction 2005; 20(1): 253–7.

34. Saravelos SH, Yan J, Rehamni H, Li TC. The prevalence and impact of fibroids and their treatment on the outcome of pregnancy in women with recurrent miscarriage.Human Reproduction 2011; 26 (12): 3274–79.

35. Sieroszewski P, Wierzbicka D, Bober L, Perenc M. Association between uterine leiomyomas and the biochemical screening test results in the first and second trimester of pregnancy: a pilot study. The Journal of Maternal-Fetal and Neonatal Medicine 2011; 24 (7): 904–6.

36. Somigliana E, Vercellini P, Daguati R, Pasin R, De Giorgi O, Crosignani PG. Fibroids and female reproduction: a critical analysis of the evidence. Human ReproductionUpdate 2007; 13: 465–76.

37. Stamatellos I, Apostolides A, Tantis A, Stamatopoulos P, Bontis J. Fertility rates after hysteroscopic treatment of submuous fibroids depending on their type. Gynecological Surgery 2006; 3: 206–10.

38. Taskin S, Sonmezer M, Kahraman K, Atebekoglu C. Hysteroscopic resection of uterine submuous leiomyoma protruding through hymen in a 16-year-old adolescent.Journal of Pediatric and Adolescent Gynecology 2011; 24(3): e77–8.

39. Ubaldi F, Tournaye H, Camus M, Van der Pas H, Gepts E, Devroey P. Fertility after hysteroscopic myomectomy. Human Reproduction Update 1995; 1: 81–90.

40. Varma R, Soneja T, Clark J, Gupta JK. Hysteroscopic myomectomy for menorrhagia using Versascope bipolar system: Efficacy and prognostic factors at a minumum ofone year follow-up. European Journal of Obstetrics & Gynecology and ReproductiveBiology 2009; 142(2): 154–59.

41. Vercellini P, Zaina B, Yaylayan L, Pisacreta A, De Giorgi O, Crosignani PG. Hysteroscopic myomectomy: long-term effects on menstrual pattern and fertility. Obstetrics and Gynecology 1999; 94: 341–47.

42. Wamsteker K, Emanuel MH, de Kruif JH. Transcervical hysteroscopic resection of submuous fibroids for abnormal uterine bleeding: results regarding the degree of intramural extension. Obstetrics and gynecology 1993;82(5):736–40.

43. Wieser F, Tempfer C, Kurz C, Nagele F. Hysteroscopy in 2001: a comprehensive review. Acta Obstetricia et Gynecologica Scandinavica 2001; 80(9): 773–83.

44. Yang JH, Chen MJ, Chen CD, Chen CL, Ho HN, Yang YS. Impact of submuous myoma on the severity of anemia. Fertility and Sterility 2011; 95(5): 1769–72.

图片信息

图9-1　Images by courtesy of Dr. G. Nazzaro and Dr. M. Miranda.

图9-3　Image (B) by courtesy of Dr. G. Sglavo.

图9-4　Images by courtesy of Prof. D. Paladini.

图9-5　Images by courtesy of Dr. G. Nazzaro and Dr. M. Miranda.

图9-6　Images by courtesy of by Dr. L. Manganaro.

10 先天性生殖道畸形

目 录

定义、病因及分类　88
■ 子宫畸形　88
■ 阴道畸形　90

临床表现　90
■ 子宫畸形　91
■ 阴道畸形　91

宫腔镜前诊断　92
■ 子宫畸形（宫体及宫颈）　92
■ 阴道畸形　94
■ 与苗勒管畸形相关的生殖器畸形的诊断　95

宫腔镜诊断　95
■ 概述　95
■ 宫腔镜检查的时机　95
■ 宫腔镜技术　95

治疗　97
■ 概述　97
■ 子宫畸形　97
■ 阴道畸形　102

参考文献　103

第10章 先天性生殖道畸形

一、定义、病因及分类

先天性女性生殖道畸形是由于胚胎发育过程中的改变使得生殖器官或其任何部分的发育产生了中断或偏差。病因尚不清楚，目前有各种假设，如相关基因的改变、遗传的因素和外源性病原体，包括环境中的病原体。

无论是在正常的人群中，或是在不育症的患者中，还是在习惯性流产的女性中，女性生殖道先天性畸形的患病率难以确定。其诊断需要各种现代精密的技术设备，而且并无特异性的临床诊断标准，无法拿不同中心的数据进行比较。

本章将阐述先天女性生殖道畸形与宫腔镜的关系，分类如下：

- **子宫**：畸形来源于发育缺陷，以及苗勒管中线未融合或吸收，主要发生在妊娠的第9～13周。
- **阴道**：畸形主要源于苗勒管融合的缺陷，及苗勒管和泌尿生殖窦之间融合的缺陷。

1.子宫畸形

Buttram和Gibbons根据子宫的发育及其形态外观，在1979年首次提出了关于先天性子宫畸形的国际指南。指南先后于1983年和1988年被美国生育协会（American Fertility Society，AFS）修订，并已成为当今世界上先天性子宫畸形最为广泛使用的分类系统（图10-1）。

AFS分类系统根据子宫畸形的程度将其分为七级，并又根据其预后和治疗方式分为若干组。

- **Ⅰ类**：包括双侧苗勒管发育不全或形成不佳。这类畸形其不仅包括子宫发育不良、子宫畸形如宫颈伴或不伴宫底部发育异常，还包括阴道和输卵管发育不良。当子宫发育不全伴有阴道发育不全时称为Mayer-Rokitansky-Kuster-Hauser综合征。

- **Ⅱ类**：单角子宫，由一个苗勒管发育不全或形成不佳造成。发育为"l/z/e"形状的单角子宫造成宫腔体积减少，可伴发输卵管开口横向倾斜。正常宫角与畸形子宫角之间有时由宫腔相连。

- **Ⅲ类**：双子宫，可以由两个宫腔或对半分离的一个宫腔组成，每个宫腔都有其自己的空间（其容量极小）和一个宫颈。

- **Ⅳ类**：双角子宫，再根据中间的子宫肌层起始于宫口内或宫口外，分为单宫颈或双宫颈。双角子宫双宫颈以仅有一个宫体而与双子宫相区别。

- **Ⅴ类**：纵隔子宫。在人群中有2%～3%发生率，是最常见的先天性子宫畸形，也是宫腔镜

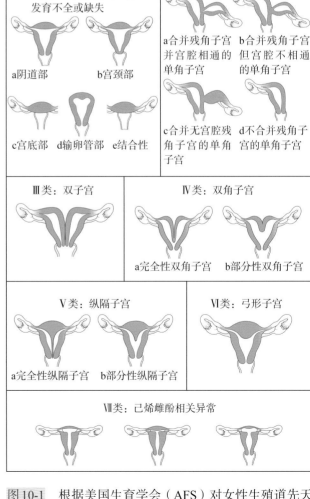

图10-1　根据美国生育学会（AFS）对女性生殖道先天性畸形的分类

手术最容易纠正的畸形之一。纵隔子宫可分为两种类型：完全性子宫纵隔，纵隔分离整个宫腔并到达子宫颈；不完全性子宫纵隔，纵隔自宫腔内延伸，没有达到的宫颈内口。

■ Ⅵ类：弓形子宫，特点是在宫腔存在轻微弧形，7%～10%的患有诊断性宫腔镜检查的适应证。

■ Ⅶ类：畸形与在胚胎发育期间接触己烯雌酚（DES）有关。这些子宫发育不全，输卵管、宫腔狭窄的畸形，随着平滑肌组织在宫体中程度的增加及纤维环或肌层纤维的狭窄，形成一个丁字形的子宫。

表10-1　未包含在美国生殖协会（APS）分类系统内的苗勒管畸形

Mullerian Anomalies	Author(s) (year)
Pelvic uterus-like mass	Kaufman Y et al. (2008)
Longitudinal vaginal septum, doubling of the cervix, partial uterine septum with normal background	Ignatov A et al. (2008)
Septate uterus with cervical duplication and a longitudinal vaginal septum	Acien P et al. (2009) Pavone ME et al. (2006) Parsanezhad ME et al. (2006) Saygili-Yilmaz ES et al. (2004) Chang AS et al. (2004) Wai CY et al. (2001)
Septate uterus with cervical duplication and a longitudinal vaginal septum with blind hemivagina	Takagi H et al. (2010) Hur JY et al. (2007)
Normal uterus with doubled cervix and vagina	Shirota K et al. (2009) Acien P et al. (2009) Varras M et al. (2007) Dunn R et al. (2004)
Uterus with normal vaginal septum and longitudinal obstructed hemivagina	Shah DK et al. (2011)
Two atretic hemiuteri with no communication to the cervix and vagina (single)	Wright et al. (2010)
Uterus didelphys with longitudinal vaginal septum and transverse vaginal septum	Moawad NS et al. (2009) Rodriguez et al. (2005)
Uterus didelphys with longitudinal vaginal septum and obstructed hemivagina	Cetinkaya SE et al. (2011)
Asymmetric septate uterus or 'Robert uterus'	Capito C et al. (2009)
Uterus didelphys with both horns not canalized	Christopoulos P et al. (2009)
Uterus didelphys with single cervix	Acien P et al. (2009)
Uterus bicornis with cervical septum and vaginal septum	Acien P et al. (2009)
Uterus bicornis with septate uterus	Saman AM et al., 2011
Uterus didelphys with cervical septum	Acien P et al. (2009)
Septate uterus with cervical duplication and isthmic communication	Acien P et al. (2009)
Uterus didelphys with duplication of the superior vaginal tract and agenesis of the inferior	Growdon WB et al. (2008)
Uterus bicornis with rudimentary horns and agenesis of cervix and vagina	Goluda M et al. (2006)
Accessory uterine appendix	Umobi MA et al. (2005)
Uterus didelphys with unilateral cervical atresia	Knight RJ et al. (2005)
Uterus unicornis with normal uterine fundus morphology	Engmann L et al. (2004)
Uterus unicornis with 2 cavitated non-communicating rudimentary horns	Nisolle M et al. (2000)
Uterus unicornis with transverse vaginal septum	Deligeoroglou E et al. (2007)
Septate uterus with one hemicavity obstructed	Spitzer RF et al. (2008)

AFS分类的局限性之一在于其没有确定统一的诊断模式，也没有一个能拿来套用在病历上就能直接将畸形子宫分类的筛选标准，文献中描述的一些罕见的畸形并不包括在其中。因此，AFS的分类仅仅作为用于描述畸形的首选分类方式，而不是全部畸形的详尽分类标准。因此，面临复杂或多个子宫畸形的临床医生应基于患者个人情况进行诊断，而不是机械地将每个病例都套到这个分类中。

Oppelt等（2005）近年来提出另一个分类系统："VCUAM"分类。新系统可以通过单个器官来描述一些畸形，如阴道（V）、宫颈（C）、子宫（U）、附件（A），或是涉及一些其他器官的畸形（M）。

AFS分类的限制在实际应用中变得越来越明显，临床医生在工作中最常见即子宫Ⅴ和Ⅵ类畸形。这两种畸形目前在国际会议中被提及次数较多，因为通常弓状子宫与纵隔子宫难以区分。有些纵隔的长度仅达到诊断纵隔的最短长度，非常易被忽略。最后，AFS分类中没有提供关于纵隔子宫或弓形子宫宫底形态的任何表现。大量临床经验表明，子宫纵隔宫底剖面会凸出，但弓形子宫宫底呈平面或凹陷。当前AFS分类的局限性可能导致诊断错误，进而选择错误的手术及治疗方案，无法达到改善患者生殖功能这一终极目标。

鉴于这些问题，近年来一些同道们正努力建立一个更精确的子宫畸形分类系统，他们试图通过添加新的评估标准或参数来填补AFS分类系统的空白。Gubbini教授和他的团队（2009）基于3D超声和诊断性宫腔镜数据，开发了一个子宫畸形子分类系统，包含AFS分类系统的Ⅴ和Ⅵ类型。与AFS一起使用时，可以准确地识别12类子宫畸形（图10-2）。

最近，欧洲人类生殖与胚胎社会（ESHRE）中的先天性子宫畸形（CONUTA）组和欧洲妇科内镜协会（ESGE）基于子宫的解剖结构为女性生殖道畸形建立了一个新的分类系统（图10-3）。然而为了简单起见，在本章中我们仍沿用AFS分类。

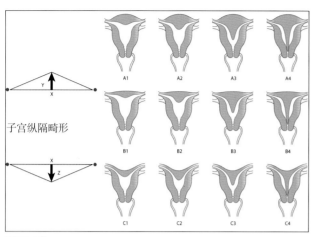

图10-2　根据Gubbini等在美国生育学会（AFS）的Ⅴ和Ⅵ类先天性子宫畸形的亚分类（2009）。左侧，用3D超声进行的测量的示意图：两个输卵管孔（X）之间的距离，从纵隔的基部到宫底浆膜层（Y）的距离，和腔内纵隔的长度（Z）。右侧：基于各种Y和Z的值可以相互假设确定12个畸形的亚类：Y＞1描述凸出的宫底（A型）；1＞Y＞0对应扁平的宫底（B型）；Y＜0与凹进的宫底（C型）一致。类型为A、B或C的宫底部，依次可以与＜0.5cm的纵隔（由1号标识）相关，占据子宫腔的1/3（由2号标识），2/3（由3号标识）或3/3的宫腔（由4号标识）

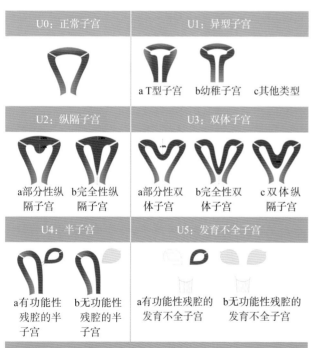

图10-3　联合组织（CONgenital UTerine Anomalies-CO/VL/TA-group）和欧洲人类生殖与胚胎社会（ESHRE）及欧洲妇科内镜协会（ESGE）提出的关于先天性子宫畸形的分类

宫颈畸形

宫颈畸形较罕见，仅占生殖道畸形的一小部分。Pocket等最近的一项研究（2010）提供了一种关于宫颈畸形的分类系统，包括以下四类。

- 宫颈发育不全，或完全没有宫颈口和宫颈管。
- 宫颈断裂，或宫颈组织和基质存在有没有连接的部分。
- 宫颈纤维带，或宫颈组织与基质存在一条纤维环。
- 宫颈闭锁，宫颈发育完全，但没有宫颈腔。

2.阴道畸形

阴道镜下，阴道的主要畸形包括双阴道和阴道纵隔。当苗勒管的融合失败时，就会形成双阴道。两个阴道发育很少相同，大部分都是一条阴道占主导地位。因此，发育迟缓的阴道大都向一侧偏移。在一些情况下，双阴道的存在与双宫颈和双子宫有关。

阴道纵隔可以分为纵向或横向，并可进一步细分为完全性或不完全性。纵隔主要由于缺乏苗勒管的融合；而不完全纵隔主要在阴道下半部，而上面是一条阴道。

横隔源于苗勒管和泌尿生殖窦之间的垂直融合缺陷（或在阴道1/3处）。最近对动物的研究表明，中肾管在女性胚胎发育中不会完全退化，而是在中线融合，并连接头部的泌尿生殖窦与尾部的部分苗勒管，可能对后者的结构有着影响。

阴道横隔厚度通常小于1cm，并且可在阴道腔的各个水平：上1/3约46%，中1/3为40%，下1/3为14%。

二、临床表现

诊断苗勒管异常往往出于偶然，有时在对不孕不育的检查中被发现，有时在疑似内膜异位症患者的诊治中被发现。偶尔也会在紧急情况下被发现，如患者同时存在盆腔疼痛和闭经（临床表现为无月经，但实际患者有经血，只是无法排出）。一般情况下，生殖器畸形大多在初步临床检查期间或在早孕期超声检查时可以诊断。

1.子宫畸形

（1）大体观

子宫畸形与病理学和产科并发症具有极其重要临床关联，如流产和早产、胎儿畸形、围生期死亡、孕期毒血症、胎儿生长迟缓及宫颈松弛。根据最近一项研究表明，子宫畸形患者妊娠期高血压风险明显升高，可能是异常血管化的缘故。

（2）特异性临床证据

- Ⅰ类：大多数无症状或轻度症状，并且经常在原发性闭经的诊治过程中或在其随后的检查中发现，常常以泌尿道畸形为主。
- Ⅱ类：生育能力低下，流产率和早产率升高。然而，不同类型单角子宫导致不同程度血管化、肌层肌肉组织减少、宫颈功能障碍，进而导致不同程度生殖障碍。基于Taylor和Gomel在2008年的研究，无论单角子宫是否与主要宫角相通，存在正常附件的单角子宫女性治疗后生育能力恢复较好。在一些情况下，第二类子宫畸形有时有宫腔积血，盆腔痛及不规则月经或痛经等表现，由阻塞性畸形导致，是宫腔不与颈管相连的结果。
- Ⅲ类：与其他类型相比，这类畸形具有更好的生育预后，较低的流产率和其他产科并发症。临床上应小心双子宫的变异情况，如双子宫下段一个与阴道相连，一个完全闭锁，由于患者月经正常来潮，另一半子宫经血未流出的情况往往被忽视，易误诊。
- Ⅳ类：这类畸形会造成高流产、早产率。一些学者已经证明双子宫单宫颈比双子宫双宫颈的生育能力差，有些研究认为两者差异无统计学意义。在双宫颈双子宫单阴道的情况下（即"H形子宫"或"交通子宫"），患者阴道常发现较多的阴道分泌物。
- Ⅴ类：在所有的种类中，这种类型与妊娠期并发症的关系最为密切：妊娠前3个月流产、早产，胎儿畸形和胎儿宫内生长发育迟缓，剖宫

产率增加。患者既往史中常有多次孕第8 ~ 16周内自然流产，因此患者孕期意外的发生率占所有妊娠类型的60% ~ 90%。孕期意外的病因可能由宫内压力增加，宫腔体积减小，或宫颈功能一定程度丧失所导致。也有学者认为异常的宫腔形态可能改变其对雌激素和孕酮的摄取，干扰激素在胚胎植入和胎儿发育。也有人认为，纵隔血管化及子宫动脉侧支的改变可以解释习惯性流产的发病机制。Ⅴ类的畸形也与原发性不育最有关联。最近研究发现，患有纵隔子宫的女性子宫内膜结构和内膜超微结构改变，胚胎植入位点处的血管也有改变。

- Ⅵ类：这类畸形常被视为生理性改变，因为许多研究已经明确证明弓形子宫和不育或流产之间没有任何关联。然而，在最近文献中分析揭示了在具有弓形子宫的女性生育率的降低，辅助生殖技术（或ART）需求增高。
- Ⅶ类：根据畸形的类型和患者个人情况，此类可不同程度地与痛经、闭经、宫腔积血、盆腔痛及产科并发症，如流产或早产等相关联。

分析患者的情况时，有时难以仅仅以检查出的形态学畸形解释其与复发性流产和早产潜在的因果关系。主要给予胎儿血供的纵隔血管化与子宫动脉侧支的改变，可以解释反复流产的发病机制。在这些患者中，较低的生殖能力也可以归因于血管形态的改变或畸形的子宫形态。

（3）宫颈畸形

正常子宫与异常宫颈的组合常导致经血流出受阻，从而引起相关的症状：无月经并伴有周期性盆腔痛。这种临床表现（60%）与子宫内膜异位症症状相同，但内异症无宫腔积血表现。宫颈峡部缺陷会引起子宫内膜功能缺陷，造成女性月经初潮不易发生，表现为原发性闭经，无月经相关疼痛症状。

2.阴道畸形

无论双阴道、完全性纵隔、部分性纵隔、横隔都会在妇科检查或产检时发现。在一些情况下，这

种畸形与白带、闭经、复发性阴道感染、性交痛或后性交后出血相关。

（1）阴道横隔

临床中罕见的完全性横隔可以在新生儿期或青春期诊断。可表现为原发性闭经，盆腔疼痛，由于血栓或血运障碍导致的盆腔肿物，也可能因月经逆流导致盆腔子宫内膜异位症发生。文献中报道了阴道横隔与先天性阴道膀胱瘘共存的现象，而导致月经流入尿液（月经尿）。

在极为罕见的情况下，甚至在成年期，也有完全性横隔的存在。曾有报道带孔的完全性横隔的病例。患者正常初潮史延误了诊断的时机。然而，这种畸形也可能引起月经紊乱，例如月经过多、痛经或性交痛。此外，在这些患者中，继发性闭经可以由孔洞的闭塞而发生。

（2）阴道纵隔

阴道纵隔定义如下：

- 两个成形阴道：几乎都是没有症状或于偶然检查发现，但却需要更详细检查诊断，以确定子宫的情况。
- 一个成形阴道和一个无开口阴道：如果无开口侧子宫功能正常，则痛经由宫腔积血发生的。如果同侧子宫是无功能的，其他路径的经血仍然可以偶尔进入子宫，导致血液的积存。
- 一种特殊的类型是加特纳管囊肿（在胎儿发育期间重新吸收的午菲管的残余物）形成平行于阴道宫颈和阴道管的囊袋，通常表现为双宫角单宫颈。即使在这种情况下，若半子宫功能正常，患者有腹痛、宫腔积血或腹部可触及肿块的表现。
- 另一种特殊的临床病例由"Herlyn-Werner-Wunderlich综合征（HWW）"构成，其中无开口的双阴道与双子宫和同侧肾的发育相关。还有一个病例是当存在加特纳管囊肿时，血液首先排入宫颈管而不是双阴道中。因此此类畸形，前者最明显的症状是进行性加重的痛经，最终发展成血肿；后者症状常常表现为脓性阴道分泌物，其主要是性生活的缘故。

三、宫腔镜前诊断

1.子宫畸形（宫体及宫颈）

（1）大体检查

对于不育或流产的患者，一个简单的双合诊检查，便可以大体判断子宫畸形。然而，即使在全身麻醉下仅凭借体格检查也难以对畸形做出精确地鉴别诊断。宫颈畸形常存在继发性生育异常。阴道穹隆和宫颈触诊结果若不一致，应当通过窥器观察宫颈外观是否正常，宫颈外口是否缺失。

（2）子宫输卵管造影术（HSG）

根据世界卫生组织（WHO）、欧洲人类生殖和

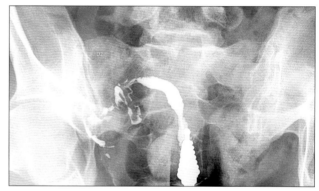

图10-4　子宫输卵管造影：单角子宫。该宫腔为锥形，比正常宫腔更狭窄，其特征在于轻度的子宫内膜增厚。在其顶端部，有输卵管连通腹腔

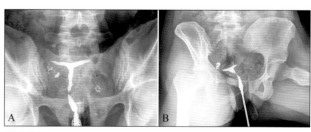

图10-5　子宫输卵管造影：一个"T"形子宫（A）和一个发育缺陷的子宫（B）

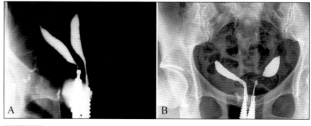

图10-6　子宫输卵管造影：完整的纵隔子宫（A）和双子宫（B）

胚胎学会（ESHRE）和美国生殖医学学会（ASRM）发布的指南，子宫输卵管造影术是不孕症检查的重要组成部分，并被认为是诊断和评价子宫与输卵管关系的首选检查。

　　子宫输卵管造影术对诊断单角子宫非常有效，能明确显示患者仅有一侧输卵管（图10-4）。HSG在暴露于己烯雌酚（DES）的子宫畸形的诊断中起着关键作用。这种疾患在我国非常罕见（图10-5）。然而，子宫输卵管造影术不能准确地评估子宫的外部轮廓，不能区分纵隔子宫和双子宫。

　　在这种情况下，HSG检查仅可暂时地诊断双子宫，显示为中间分隔的两个半腔并呈现典型的Y形。一些同道建议，两者之间角度<75°的为纵隔子宫，>105°

的为双子宫（图10-6），但HSG常会忽略小纵隔。

　　（3）经阴道超声成像（TVS）、三维超声成像（3D US）和多普勒微循环血流仪

　　经阴道超声是评估子宫形态和功能的一线检查，同时也可用于术中治疗的监测，妊娠期也可以使用。与HSG类似，经阴道超声检查能够诊断Ⅰ类和Ⅱ类子宫畸形。与HSG相比可以为"双子宫"，提供更多信息。经阴道超声检查通常在黄体期进行，因为在这个阶段，子宫内膜增厚，可以充分描绘宫腔腔内子宫轮廓，便于识别任何异常。"双子宫"横截面示由宫底隔开的两个高回声子宫内膜线，其可以表现为正常、平坦、部分凹入甚至分裂，由此给操作者提供特定AFS分类（图10-7）。

　　三维超声的高灵敏度和重复性使子宫畸形诊断更加明确。3D超声准确率高于90%，对于纵隔子宫的诊断尤为敏感。三维超声可以显示子宫外部轮廓以及宫腔和宫底之间的关系，并具有可与腹腔镜相比的准确度。此外，由于其冠状面亦可视，它能够识别在二维超声下不可区分的畸形（图10-8）。三维超声能测量子宫纵隔的长度和厚度（图10-9），或甚至量化其宫腔体积（图10-10）。

　　多普勒微循环血流仪常被用作常见筛查方法，

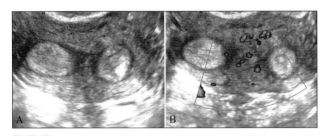

图10-7　二维经阴道超声：纵隔子宫。在子宫上1/3的水平上的轴向扫描（A）显示具有双倍增厚轮廓的宫底。使用彩色多普勒成像（B）允许识别纵隔区域中血管化较差的组织

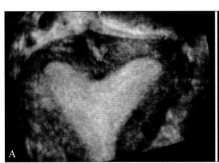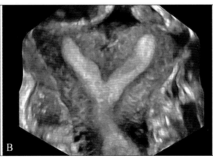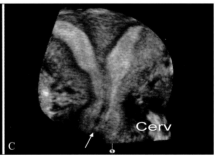

图10-8　3D盆腔超声：子宫内膜（A、B）和完全隔膜、宫颈（C）

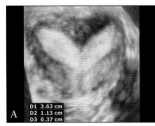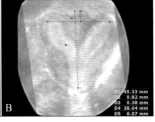

图10-9　3D超声：冠状面超声可以评估子宫的形态和宫底与子宫纵隔之间的距离。这项十分重要的技术有助于患者子宫纵隔的术前诊断与评估

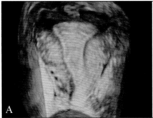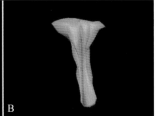

图10-10　婴儿（管状），子宫冠状面（A）的三维重建（B）。可以看到宫腔（1/3）和宫颈（2/3）体积比明显反转了

为患者的生殖预后提供可靠的预测：彩色多普勒甚至可以检查宫体和纵隔区域的血管化，使区分潜在血管化纵隔和无血管纵隔成为可能。多普勒技术已经表明，如果子宫脉管系统异常，此畸形常与妊娠流产相关（如双子宫）。子宫纵隔患者通常具有较低的出生率，但如果纵隔存在良好的血管化，也可能具有良好的生殖预后。当合并宫颈畸形时，超声检查可以用来检查宫腔积血。

（4）宫腔声学造影（SHG）

宫腔声学造影提供了良好的宫腔视图，费用中等。与3D超声（特别是造影剂能在宫腔内存留更久）相比更加优异，诊断方式最近被更加广泛地应用。最近研究显示，3D SHG具有与诊断性宫腔镜相同的准确度，其优点是侵入性较小；它还具有评估子宫的形状和子宫壁及附件的能力，在不孕症常规治疗中提供可靠的证据。在不久的将来，宫腔声学造影可能会开发出新型其他造影剂（空气或特定的超声造影剂）能提供关于输卵管通畅性的信息，对不孕症患者有重大意义。

（5）磁共振成像（MRI）

在所有三级检查中，MRI不仅可以有效地建立畸形的正确分类，而且能够发现任何伴发疾患（图10-11、图10-12）。然而，因为其成本较高费用较贵，MRI仍然不是常规使用的主要诊断方式，其在日常临床实践中不易被接受。但是，因为MRI可以详明确骨盆情况，并可以检测潜在积血和相关的畸形，可以作为宫颈畸形的有价值的诊断工具。

2.阴道畸形

简单双合诊与病史可以基本锁定阴道畸形。窥器可以帮助查看宫颈部情况或探查横隔盲端。超声可以检测纵隔厚度及血供。孕期发现阴道纵隔需与流产鉴别。盆腔超声可以观察双侧附件情况。

MRI可用于复杂畸形的诊断，特别在术前患者评估中，因为这种诊断方式可以对盆腔进行完全检查，并评估阴道纵隔的大小、形态和厚度，以及任何与之相关的阴道、尿道异常。阴道的T2加权序列显示中央高信号的黏膜，被较少的特殊黏膜下层包围。通过在会阴的水平处放置标记，MRI可以测量阻塞的阴道和会阴平面之间的距离，从而确定阴道纵隔或者闭锁段的厚度。

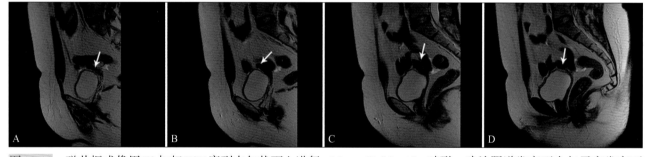

图10-11　磁共振成像用T2加权TSE序列在矢状面上进行：Mayer-Rokitansky畸形。确认阴道发育不全与子宫发育不良共存（白色箭头）。宫腔不可见。由于在尿道和直肠段之间存在的脂肪层，凸显出完全无阴道，并通过阴道管中没有特别的区分特征来证实

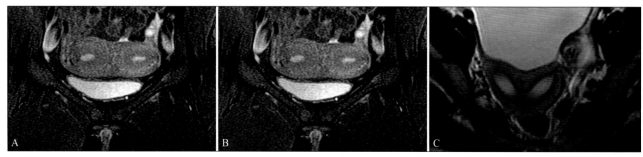

图10-12　磁共振成像用T2加权TSE序列包含或不包含SR：部分双子宫在存在子宫肌层（A、B）的情况下，两个腔彼此分开，子宫的外轮廓是凹陷的（C）

3.与苗勒管畸形相关的生殖器畸形的诊断

当怀疑子宫畸形时进行泌尿系统检查也十分必要，双阴道或纵向阴道纵隔的共同的胚胎起源与其密切相关。根据畸形的类型和严重程度，0～55%妇女同样具有尿道畸形。一般来说，子宫阴道的畸形越严重，发现伴随的尿路畸形的可能性越大。特别在子宫发育不全、单角子宫、无穿孔的双阴道或H形子宫的情况下，我们建议行肾脏超声以鉴定是否伴随肾发育不全。在横向阴道纵隔的情况下，尿道畸形非常罕见。另一个与苗勒管相关解剖系统结构是骨骼。在所有骨骼中，畸形主要与颈部骨骼的分化相关，后者与尾部中胚层中的前肾管密切相关。

四、宫腔镜诊断

1.概述

宫腔镜是我们分析宫腔内部结构的金标准，但苗勒管畸形还需要从子宫外部观察。腹腔镜一直是辅助宫腔镜检查的金标准。然而，最近3D超声以其高度精确和微创的特点越来越多地成了替代的选择。宫腔镜如何进入畸形子宫中的宫腔对于宫腔镜专家的技术提出了不小的挑战，我们必须应对狭小的空间和狭窄管道，常伴随组织弹性降低。

2.宫腔镜检查的时机

宫腔镜检查必须始终在月经周期增殖期（图10-13）。否则增厚的子宫内膜使得宫腔难以被看清，特别是在双宫腔的情况下，纵隔及其质地、颜色和血供方面的主要特征难以辨认。此外，探查两个宫腔是非常困难的，增厚的子宫内膜还可能遮挡宫腔与宫角附件之间的连通。

3.宫腔镜技术

（1）第1阶段：阴道探查

阴道检查在先天性生殖道畸形的病例中至关重要。多种苗勒管畸形涉及宫腔和阴道，相对于传统的宫腔镜方法，用窥器和宫颈钳便可以甄别某些类型的阴道畸形。阴道镜能够探查阴道的形态和大小，检查任何纵隔（图10-14、图10-15）。

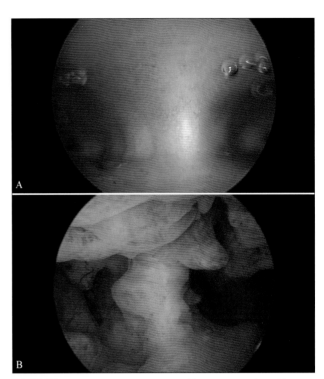

图10-13　在内膜增殖期使用液体膨宫液的宫腔镜下双宫腔的表现（A）和在分泌期的表现（B）。过厚的子宫内膜（B）影响我们对纵隔正确的评估及对两宫腔大小的测量

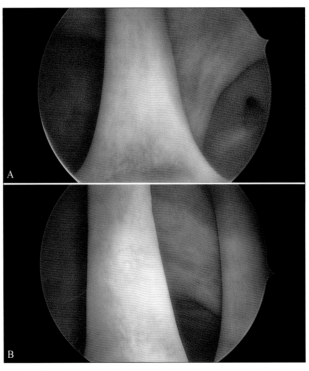

图10-14　在使用液体膨胀介质进行宫腔镜检查下的部分性纵向阴道纵隔。在（B）中，注意纵隔如何破坏近端和远端区域之间的连续性

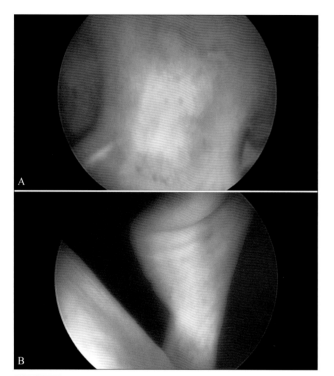

图 10-15　部分纵向阴道纵隔在使用液体膨胀介质的宫腔镜检查下实现可视化

若无法使阴道充分扩张，则可以用手指分开闭合的阴道，以扩张阴道并增加和宫壁的压力，以便于识别纵隔或横隔。

阴道视诊失败在于无法鉴别类似的疾病，比如术者无法区分是阴道横隔伴正常子宫还是子宫发育不全伴发阴道闭锁。在这种情况下，超声检查并结合患者的病史，可以得出结论（表 10-1）。完全性阴道横隔的可以与分段阴道闭锁相鉴别，MRI 可以帮助诊断：如果上下阴道段之间的距离 ≥ 1cm，则表明诊断为节段性阴道闭锁；如果测量的距离较小，则应表示存在阴道横隔。

表 10-1　完整的阴道横隔和子宫发育不良之间的鉴别诊断：宫腔镜数据不是确切的，必须与超声成像和患者病史联合评估

	既往数据	宫腔镜检查数据	超声影像
完全性阴道横隔	·隐性月经 ·盆腔肿物 ·盆腔积液	·阴道盲端 ·子宫不可视	·子宫宫颈可探及 ·宫腔积液
子宫畸形	·原发性闭经 ·染色体异常	·子宫宫颈不可探及	·子宫宫颈可探及

（2）阶段 2：宫颈检查

宫颈检查包括对宫颈的位置，形态和大小的详细评估（图 10-16）。在双宫颈情况下，可发现两个宫颈相隔一定距离，轮廓更易识别（实际上在大多数情况下，这是宫颈功能不全的证据）。但此时无法鉴别这究竟是双子宫还是双角子宫双宫颈，需要进行下一阶段宫腔镜检查（表 10-2）。

宫颈纵隔通常很容易与明显的双子宫颈相区分：实际上宫颈检查可以看到具有正常体积和形态的单宫颈和宫颈纵隔。

比阴道纵隔使更难以区分的是单、双宫颈。首先，为了避免仅发现两个宫腔中的一个，可以使用"标记"，用剪刀或 5 Fr 双极电极放置于宫颈表面，从阴道纵隔的任何部位都能看见这个标记。当两个颈管清晰可辨时，若两个宫颈轮廓都十分清

表 10-2　鉴别双子宫和双角子宫：宫腔镜并不能明确诊断，应该结合超声波成像共同诊断

	宫腔镜检查发现	超声图像
双子宫	两个宫颈与宫腔	两个明显的宫体
单子宫双宫颈		两个宫颈通向一个宫腔

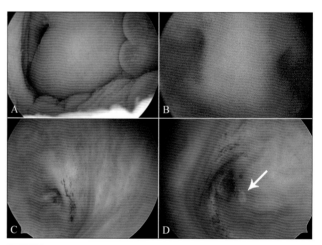

图 10-16　使用液体灌流下宫颈的宫腔镜形态。单独的不完整的宫颈，偏向右侧（A）。单宫颈，正常容量，其中心较厚的纵隔显示清晰（B）。有两个宫腔的纵向阴道纵隔（C、D）；双极宫颈外表面可见的标记点（箭头所示）证实了两个显示清晰的宫颈管。双宫颈诊断的证实（如宫颈合并宫颈纵隔）需遵循以下标准：两个宫颈不能有清晰的形态，边界不清并均偏向右侧。在这种情况下，3D 超声证实有完整的子宫纵隔并延伸至宫颈且合并有阴道纵隔有助于诊断

晰、可分离，双宫颈可能性大；若宫颈轮廓不清，可见一侧外观缺陷，则可能是单宫颈伴宫颈纵隔（图10-16C、D）。

阴道横隔有的较厚，可起源于宫颈，伴发宫颈闭锁和发育不全，阴道探查下不可见，呈现出缺乏外部宫颈口的典型外观。在这些情况下，宫腔镜检查可能只提供基本信息，应进一步做MRI或其余检查。

（3）阶段3：宫腔检查

宫腔镜检查的重点是宫底形态，两侧输卵管开口间距缩短大小和形状，以及输卵管开口的数量和特征。提示"管状"的宫腔或是子宫发育不全；相反，两侧输卵管开口间距增大，可能提示T形子宫，若宫底较平，则有弓形子宫可能。单侧输卵管开口不可见，可能提示单角子宫（图10-17）。在这种情况下，操作者应该在子宫峡部水平寻找与宫腔相连通的基本宫角。此外，宫腔超声检查可以作为辅助性检查，补充宫腔镜检查的结果。事实上，怀疑为单角子宫的患者实际上有些被证明是"双子宫"，因为在某些情况下，双子宫很难显示另一个宫腔的情况。

完全性子宫纵隔的内镜图像为手指状宫腔，其宫底两侧可发现输卵管开口。不全纵隔单宫颈管镜下示宫颈较厚，能看到插入一个双腔的宫腔，子宫内膜正常。在两个宫腔的水平，输卵管口可视。弓形子宫的宫腔镜图像为宫底部的小鞍形结构。

现代宫腔镜提供的全景可以将纵隔的长度与子宫的纵直径比较，例如 < 0.5cm，或等于约1/3、2/3或3/3的宫腔的长度（图10-18）。另一种方法是使用微型剪刀，通过轻轻地"夹住"外部纵隔的部分，可以获得其组织学成分（纤维或肌肉）、血管（存在或不存在血供）和神经支配（是否存在疼痛或不适）。根据由Bettocchi等提出的标准，这种方式为操作者确定双子宫（图10-19）而不是纵隔子宫的诊断提供了重要的线索。

总之，宫腔镜检查评估苗勒管畸形提供了具有价值的信息。然而，在畸形的整体诊断中，精密的超声检查也是至关重要的，因为单独的宫腔镜检查结果不可能建立确定的诊断。

五、治疗

1.概述

宫腔镜手术是苗勒管畸形通过手术矫正治疗的金标准。事实上，与腹腔镜手术相比，宫腔镜手术在术中和术后更占优势（术后病率降低、腹壁和子宫无瘢痕形成、更短的住院时间和更快地恢复，以及成本显著降低），也有更好的生殖结局（宫腔体积没有减少、手术与怀孕间隔时间短，并且毋须剖宫产）。

2.子宫畸形

在子宫畸形中，现阶段只有少数可以通过宫腔镜手术来进行矫正。持续积累病例有利于手术宫腔镜手术的进步，使宫腔镜技术和技巧逐步完善。

（1）主要适应证

1）Ⅴ类子宫畸形（子宫纵隔）

纵隔子宫是妇科医生最常见的苗勒管畸形，在一般人群中发生率为2% ~ 3%。与其他先天性畸形相比，其与妊娠期并发症的发生有着最高的相关性，并且有着极高的手术指征，因为通过宫腔镜手术，纵隔是最容易矫正的畸形。

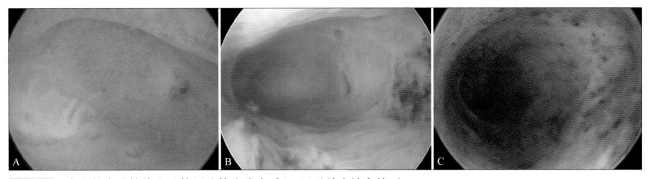

图10-17　宫颈的宫腔镜检查（使用液体膨胀介质），显示单个输卵管开口

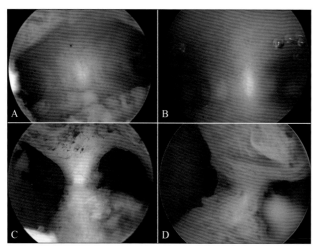

图10-18 在使用液体膨胀的宫腔镜检查下，其长度<0.5cm（A）,1/3（B）,2/3（C）和3/3（D）的双子宫腔，以（D）中呈现的宫颈黏膜用作引导，发现宫颈管参与的纵隔。3D超声在这种情况下，提供纵隔子宫（A～C）和完全性纵隔并涉及宫颈的子宫（D）的证据

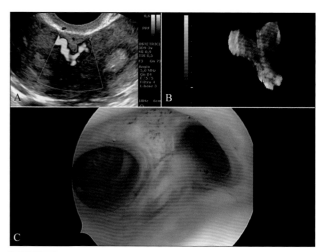

图10-19 双子宫在2D阴道彩色多普勒超声下（A），伴3D重建（B）和使用液体膨胀介质（C）的宫腔镜检查。在（A）中，在腭形宫底的血管化证明了双子宫的特征性的Y形（Y特征）。在（B）中，3D重建提供了在两个宫腔之间的深凹陷的证据。单一的宫腔镜检查（C）不能确定纵隔子宫的诊断

迄今为止，手术治疗纵隔子宫的适应证是讨论最为激烈的话题，因缺乏随机对照试验，即使大多数同道认为，反复流产构成了子宫成形术的主要指征，但是我们仍不清楚应采取什么方式治疗已确诊纵隔子宫且合并以下情况的患者：特发性或原发性不育症且仅有一次妊娠流产，或甚至没有经历过成功妊娠的女性。从我们的观点来看，鉴于手术实际操作的简单性及显著改善生殖结果的可能，最好评估这类女性子宫成形术的机会（预防性子宫成形术）。重要的是，畸形经常与痛经有关，去除纵隔可以使症状减轻甚至消失。早在1974年由Edstrom提出的用于治疗纵隔子宫的内镜技术已经慢慢地改变了经腹子宫成形术的技术，改变为经由宫颈进行微创手术。随着时间的推移，现已经开发了各种宫腔镜手术，其总体比经腹手术有着明显更好的预后。现在，有两种宫腔镜治疗技术可以用于纵隔子宫：电切镜手术和迷你宫腔镜手术。除此之外，最近提出了另一种方法，即使用宫内刨削器的子宫成形术。

这些治疗的基本原理是使纵隔可视化并予以去除，其目的是矫正和恢复子宫腔的生理学形态和功能，同时保持足够的宫底厚度（1～1.5cm）。

大多数同道选择在增殖早期进行手术，这样便毋须考虑子宫内膜术前的药物预处理。然而，在纵隔十分非常宽大的情况下，由于已经被切除的组织碎片和出血，其视野常常模糊。因此，一些同道会使用GnRH类似物，雌激素–孕激素或简单地通过其他药物进行手术前预处理，可以降低子宫内膜的厚度，并显著降低术中的出血量。事实上，在存在子宫纵隔的情况下，两个宫腔是的空间都十分有限，子宫内膜增厚和出血是造成视野受损的主要障碍，从而妨碍术者正确地识别中间平面的纵隔。

无论采用什么手术技术，它都是沿中间平面切开纵隔，从顶端开始并逐渐朝向宫底前进。该手术的手术条件是需具有宽厚宫底的厚纵隔，保持在相同平面的同时在两侧切割，交替地逐渐切薄纵隔，直到仅剩下很薄一层，然后在横向方向上切除，之后从一个子宫输卵管开口向另一个输卵管开口切开。

该过程最应注意的部分是决定何时停止对纵隔的切割，以避免即时（穿孔）或晚期并发症（术后粘连或随后妊娠的子宫破裂）的发生。通常其规则如下：一旦输卵管开口清晰可见，则中断手术。切割通常在接近子宫肌层时终止，尤其是在宫底的子宫肌层出血时，即使切除尚未完全完成，都应及时终止。对于后者的考虑是基于一个粗略的概念，纵隔仅由纤维结缔组织构成，而许多研究已经显示肌肉成分与纤维组织交错的组成不同。仅基于这一理

论的子宫纵隔切除具有治疗畸形的风险，这可能最终影响患者的生殖功能。仅切除纵隔上的纤维组分足以恢复子宫的生理性功能，去除纵隔肌肉成分被认为是过度治疗。

在任何情况下，通过确保宫腔的适当扩张，可以在横向平面中精确地切除隔膜，保持适合的视野是非常重要的。因为器械经常会在不经意地被推向前壁，或反之亦然，在后退时，造成子宫壁的穿孔。

电切镜治疗

子宫纵隔电切术治疗使用切割环或Collins电极。根据我们的经验，纵隔的切除应从纵隔的中间部分开始，并且应当沿着顺行方向（即从顶点朝向纵隔的底部）用切割环做定向平滑运动（图10-20）。不言而喻，与子宫成形术不同，任何其他使用切割环的电切镜手术操作都是沿逆行方向移动的，即总是从宫底向待治疗的病变的顶点前进。

值得特别提及的是完全性子宫纵隔可涉及宫颈管。这种类型的畸形在形态学上不均匀，并表现为单个或双宫颈，且有或没有与峡部的连接。在完全性子宫纵隔涉及宫颈管的情况下，传统方法要求在任何切除手术中都不涉及宫颈管，以便降低继发性

宫颈功能不全的风险，从而自纵隔中部开始切除。根据这种方法，使用经典直角环的电切镜切割时，较大子宫半腔的宫颈逐渐扩张，而在对侧宫腔内插入弯曲（Hegar）扩张器作为指引，并正确对准第一盲切口，这种工具的使用使得切割环可以放置在内部宫颈口上。接下来切开纵隔，直到显露Hegar相反的那一半宫腔，然后再使用经典技术逐步切除纵隔到宫底。

许多同道的报道宫腹腔镜联合性手术。腹腔镜探查主要用于评估宫底的形态，并且在开始切除纵隔前鉴别开来双角子宫与纵隔子宫。一些同道之后基于一些假设继续并行腹腔镜监视，他们能够在宫腔镜向宫底推进时通过产生的透射性光斑的强度变化来控制切除的深度。使用现代3D超声可以代替腹腔镜检查，以便建立双角子宫和纵隔子宫之间的鉴别诊断。因此，腹腔镜在子宫纵隔的诊断和治疗管理中的作用在重要性上逐渐减弱，仅在需要检查相关的盆腔疾病的病理或查看输卵管的情况下允以保留。

使用微宫腔镜的治疗

使用微型仪器（其可以在一般的麻醉下以及在没有任何镇痛或麻醉的状态下进行）用于治疗子宫纵隔的微创性宫腔镜检查技术是基于在电切镜中相同原理（例如沿着纵隔的中间平面切除，顺行性切除方向等）。用于门诊宫腔镜操作的宫腔镜仪器是直的和钩状的双极电极，以及小型化的剪刀。

根据我们的经验，纵隔的切除应始于其顶点，通常使用双极电极，以脉冲模式交替地从纵隔的一侧运行到另一侧，以达到平顺切除的效果。用上述方法切除约3/4的纵隔后，我们建议用微型剪刀替换双极电极。剪刀在门诊宫腔镜纵隔切除手术的最后阶段中被使用，可以使切除完成地尽可能整齐，更便于掌握剩余宫底的厚度（图10-21 ～ 图10-24）。

直到2007年，也仅有少量的病例可以在门诊行子宫成形术。这些可以在门诊治疗的病例其纵隔需看起来比较小，没有宫底大部的植入，且其顶点在宫腔镜视野中显著突出的情况。2007年，Bettocchi等定义了三个标准，第一步，区分部分纵隔子宫和双角子宫，这是完整和安全地进行子宫成形术所必需的。事实上，Bettocchi等发现子宫纵隔

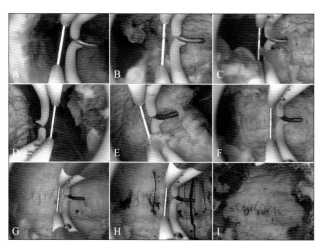

图10-20 使用26Fr双极电切环（KARL STORZ，Germany）和Collins电切环进行宫腔镜子宫成形术。电切技术顺向移动自中间横切面切割纵隔（也就是垂直于纵隔）（A、B、F、G）。然而，在顺向切除纵隔时，其允许从侧面开始切割再至中间的纵隔部分（C、D）。在纵隔切除中，尤其是对于纵隔的邻近部分，我们需要有效地使用电切环切除所有纤维组织（E）。通过关闭灌流液使纵隔靠的更加的近（降低宫腔压力），使得宫底肌层的静脉窦可以清晰地显现（H、I）

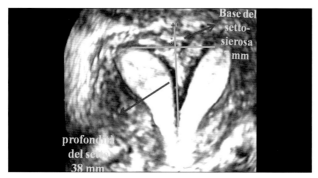

图10-21　宫腔镜检查前3D超声的术前评估。基于这个结果，为使宫底保留约1.5cm的厚度，3cm的纵隔需要被切除

图10-22　使用微器械的宫腔镜子宫成形术的子宫纵隔膜如图10-21所示。第一个2.5cm的纵隔切除使用5Fr双极电极（德国KARL STORZ）（A～F），其次是最后一个0.5cm的切割使用尖或钝剪刀（G～I），小心以避免血管的损伤（H）。使用一个名为"palpator"（德国KARL STORZ）宫腔镜内的工作通道，可结合超声波测量（纵隔为3cm）（J～L），可以检测子宫成形术的实际深度

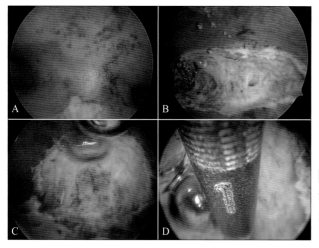

图10-23　使用微器械的宫腔镜子宫成形术切除完全性子宫纵隔。最初的几毫米使用双极电极切除（B），紧随其后的是剪刀（C），宫内"palpator"允许精确测量纵隔已经切割了多少（1cm）（D）

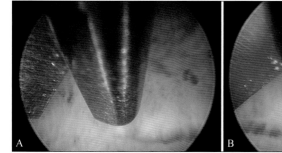
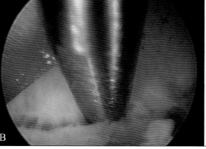
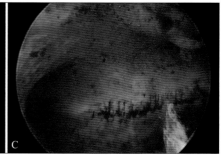

图10-24　宫腔镜子宫成形术使用钝剪刀，切除极小的纵隔＜0.5cm

由于其纤维性质，且没有血管或神经，而显示为白色。相比之下，双角子宫的中间分隔主要是由于肌肉组织的组成，因为它有着丰富的血管和神经，因此看起来是粉红色的。因此，面对"双子宫"，实

际上应该使用双极电极或微型剪刀进行假定纵隔的切除，直到以下三个关键征兆中的至少两个出现：

- 出血。
- 纵隔颜色的变化—从纤维组织中白色，到肌肉组织中粉红色。
- 疼痛。

几乎没有必要去强调Bettocchi标准的重要性，因为只有在不使用镇痛或麻醉的情况下，第三个标准才可能被发现：完全清醒的患者将告知术者手术期间是否有疼痛和不适的发生。这种微创方法还可以反复进行，由于所使用的器械拥有着较小口径，避免了宫颈的创伤性扩张，患有畸形子宫的患者宫颈往往不易扩张，应该在任何情况下都代表了其金标准技术的选择。这种方法也适用于"再探"先前使用麻醉治疗的纵隔。

- 随访

根据大多数专家意见一致，宫腔镜随访应该安排在手术后的第一个月和第二个月之间。宫腔镜随访期间检测到的残余纵隔的处理方法最近已成为文献中的争议主题：一些专家建议，具有反复性流产的高龄生育年龄的女性可以切除较小的残余纵隔组织，而其他专家认为，<1cm的残余纵隔不会干扰妊娠结局。

纵隔切除术与术后高发生的宫腔粘连相关，迄今为止，我们常规使用宫内防粘连装置，抗生素或激素治疗以减少粘连的风险并促进子宫内膜上皮重新快速的形成。粘连通常可以在常规的随访检查中轻松的去除。

2）Ⅱ类畸形（单角子宫）的急诊手术

第二类子宫畸形的手术适应证主要是有以阻塞为特征的症状存在，包括血肿、盆腔痛、月经不规律和痛经。这种临床症状多出现子宫角与宫颈管没有连通的情况下。传统的手术方法是经腹手术，并要求完整地去除宫角。然而，这种手术对患者的生殖预后有着不利的影响，例如造成剩余宫腔体积的减小，以及随后妊娠期间子宫破裂的风险升高。一些专家主张将宫腔镜治疗作为一种损伤较少的替代手术方式，对生殖预后具有更有利的影响。使用宫

腔镜，并在超声或腹腔镜引导下可以用5Fr双极电极切割两宫腔中间的隔断，从而使主宫腔与输卵管开口相连通。以这种方式，可以使积累的经血排出，从而使宫腔的体积显著增加。可以在术中放置Foley尿管，便于自宫腔排液，并在术后几天去除。保守性宫腔镜治疗更被提倡，因为少数罕见的最初被诊断为具有不连接宫腔的单角子宫最终被证明是纵隔子宫，只是其中一个宫腔被阻塞了。排除任何获得性非先天性疾病，包括囊性子宫腺肌瘤的鉴别诊断是十分重要的，因为这将需要不同的治疗方式。

3）Ⅵ类畸形（弓形子宫）

是否治疗弓形子宫是现今文献中激烈讨论的话题。一些专家认为，弓形子宫是接近正常状态的畸形，因此，不适合进行手术治疗，特别是当考虑到其宫底突起的肌肉，有丰富的血管。然而，其他专家认为，这种畸形应该通过手术矫正，因为无论其宫底的肌肉一致性如何，它突出到宫腔当中通常约1.5cm，改变了子宫的生理学形态和功能。

根据我们的经验，如果在疑似弓状子宫的病例中通过诊断性宫腔镜检查发现宫底突出，则应考虑手术矫正是适当的操作。

- 准确评估患者的生育史。
- 通过用微型剪刀剪开该部位来评估基底纤维性肌肉性质。
- 使用超声评估子宫的基底厚度。

在决定手术治疗后，至少应该使用门诊微型宫腔镜进行宫腔检查。

4）Ⅶ类畸形（DES相关子宫畸形）

当管型的宫腔，宫腔变窄（是一个可变的等级），"T"形子宫壁上增加的平滑肌组织和纤维性肌肉形成狭窄性峡环时，文献报道了宫腔镜手术可改善宫腔的体积和形态。方法是使用钩状电切环，由医生沿着宫腔的主轴线纵向切开，以便减小肌肉纤维和其他引起狭窄的纤维肌肉环的向心力，使得宫腔体积扩大。

最近，我们小组已经开发了一种新的宫腔镜技术，可以使宫腔的体积增加和改善T形和管状宫腔的形状（门诊宫腔镜子宫成形术去扩大宫腔体积，

HOME-DU 技术）（图 10-25）。在患者清醒并镇静的状态下进行，并先沿着子宫腔的侧壁使用 5Fr 双

极电极进行深度为 3～4mm 的两个切口，随后在前壁和后壁及宫底的进行直到峡部。手术结束后使用抗粘合性凝胶。30 个患者的数据初步显示有宫腔体积的显著增加，子宫形态的显著改善（图 10-26～图 10-28）。

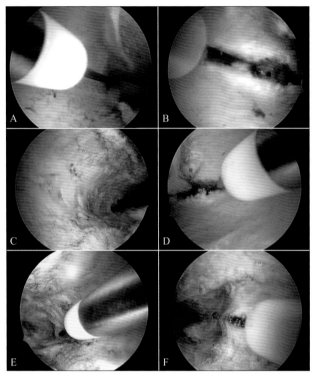

图 10-25 HOME-DU 技术（门诊宫腔镜子宫成形术去扩大宫腔体积）。在宫腔右侧壁的狭窄区域直接使用双极电极切 3～4mm 深的切口，切除多余的纤维肌性的组织（德国 KARL，STORZ）（A～C）。侧壁子宫峡部的切口（D～F）。然后切割的前壁和后壁直到子宫峡部

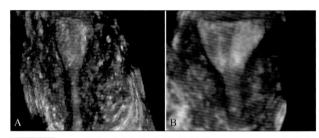

图 10-26 三维超声图像在管状子宫 HOME-DU 治疗前（A）和治疗后（B）。注意宫腔体积的增加和宫腔生理形态的恢复

3.阴道畸形

大多数阴道畸形通过腹腔镜或剖腹手术并使用剪刀或电刀矫正，以避免对膀胱和肠管的医源性损伤。然而，文献中的一些研究已经证明，某些阴道畸形可以通过宫腔镜手术有效和安全地治疗。

（1）阴道横隔

经典的部分或完全性阴道横隔涉及相同类型外科治疗，在应用 Kelly 或 Kocher 夹止血后，用剪刀

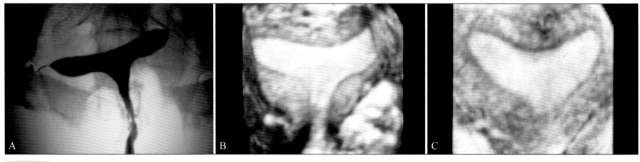

图 10-27 宫腔声学造影影像下 T 形子宫（A）与在使用 HOME-DU 技术之前（C）与之后（B）的 3D 超声影像

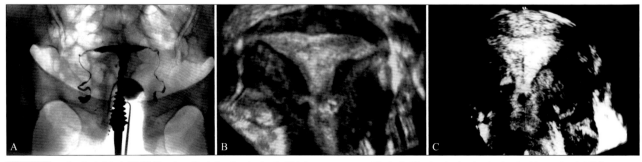

图 10-28 宫腔声学造影影像下 T 形子宫（A）与在使用 HOME-DU 技术之前（C）与之后（B）的 3D 超声影像

切除，然后仔细缝合阴道的前壁和后壁。

最新的技术为宫腔镜治疗，有两种方法可供选择：宫腔镜电切手术和迷你宫腔镜手术。电切法使用电切环或Collins电极沿顺行方向（从基底到顶点）连续细致地切除纵隔，类似上述子宫纵隔的治疗。与传统技术相比，这种方法无疑是有利的，因为放大的图像和扩张的阴道腔使纵隔切除时，安全水平得到保障，避免对直肠和膀胱的医源性损伤。因为阴道纵隔主要由纤维组织制成，所以通过使用电切镜切除纵隔，其中的小血管可以被完全闭塞，从而充分止血。然而，由于在手术部位空间条件的限制和频繁地使用全身麻醉，电切法是具有挑战性的。

微型宫腔镜检查手术是宫腔镜治疗阴道畸形有效和具有创新性的替代选择，且在新生儿患者和有麻醉禁忌证的患者中十分有价值。

在使用盐水溶液适当扩张阴道腔后，用双极电极在顺行方向切除阴道纵隔（图10-29）。如纵隔切除，施加的电能导致纵隔血管的闭塞，充分而迅速地止血。在难以扩张阴道的情况下，可适当地用手指闭合阴道合大小阴唇，通过这种方式引起阴道腔压力升高。

（2）无开口双子宫双阴道

经典的方法是使用剪刀切开阴道壁，并且引流血肿。这个方法虽然简单，但却需要全身麻醉，并且必须使用窥器，否则会造成连续的不可避免的伤害。

宫腔镜检查同时利用其他微型器械手术是一个

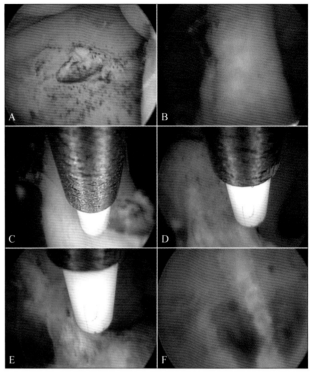

图10-29　使用"Twizzle"双极电极切除部分性阴道横隔（Gynecare Versapoint™，Ethicon Endo-Surgery Inc.）

有效的替代选择，因为它可以通过宫腔镜操作管道，在阴道壁的局部浸润镇痛。随后，使用双极电极或剪刀，在阴道壁上进行靶向切开，在直视下可以充分切除病变，不会引起对邻近器官损伤，极大程度上降低了风险。

孟师慧　译

李晶华　审

参考文献

1. Acién P, Acién M, Sánchez-Ferrer ML. Müllerian anomalies "without a classification": from the didelphys-unicollis uterus to the bicervical uterus with or without septatevagina. Fertility and Sterility 2009; 91(6): 2369–75.

2. Acien P. Incidence of Mullerian defects in fertile and infertile women. Human Repro-duction 1997; 12: 1372–76.

3. Acién P. Unicornuate uterus with two cavitated, non-communicating rudimentaryhorns? Human Reproduction 2001; 16(2): 393–95.

4. Airoldi, V. Berghella, H. Sehdev, J. Ludmir. Transvaginal Ultrasonography of the Cervixto Predict Preterm Birth in Women With Uterine Anomalies. Obstetrics & Gynecology 2005; 106: 553–56.

5. Alborzi S, Dehbashi S, Parsanezhad ME. Differential diagnosis of septate and bicornuate uterus by sonohysterography eliminates the need for laparoscopy. Fertilityand Sterility 2002; 78(1): 176 –8.

6. Al-Hakeem MM, Ghourab SA, Gohar MR, Khashoggi TY. Uterine didelphus withobstructed hemivagina. Saudi Medical Journal 2002; 23(11): 1402–4.

7. Ayhan A, Yucel I, Tuncer Z, Kisnisçi HA. Reproductive performance after conventionalmetroplasty: an evaluation of 102 cases. Fertility and Sterility 1992; 5: 1194–96.

8. Ban-Frangez H, Tomazevic T, Virant-Klun I, Verdenik I, Ribic-Pucelj M, Bokal EV.The outcome of singleton pregnancies after IVF/ICSI in women before and afterhysteroscopic resection of a uterine septum compared to normal controls. EuropeanJournal of Obstetrics, Gynecology, and Reproductive Biology 2009; 146(2): 184–7.

9. Bettocchi S, Ceci O, Di Venere R, Pansini MV, Pellegrino A, Marello F, Nappi L.Advanced operative office hysteroscopy without anaesthesia: analysis of 501 casestreated with a 5 Fr. Bipolar electrode. Hum Reproduction 2002; 17 (9): 2435–8.

10. Bettocchi S, Ceci O, Nappi L, Pontrelli G, Pinto L, Vicino M. Office hysteroscopic me-troplasty: three "diagnostic criteria" to differentiate between septate and bicornuateuteri. Journal of Minimally Invasive Gynecology 2007; 14(3): 324–28.

11. Buttram VC, Jr., Gibbons WE. Mullerian anomalies: a proposed classification. (Ananalysis of 144 cases). Fertility and sterility. 1979; 32(1): 40–6

12. Brown MA. MR imaging of benign uterine disease. Magnetic Resonance ImagingClinics of North America 2006; 14(4): 439–53.

13. Burchell RC, Creed F, Rasoulpour M, Whitcomb M. Vascular anatomy of the humanuterus and pregnancy wastage. British Journal of Obstetrics and Gynaecology 1978; 85: 698–706.

14. Byrne J, Nussbaum Blask A, Taylor W, Rubin A, Hill M, O'Donnell R, Shulman S.Prevalence of Mullerian duct anomalies detected at ultrasound. American Journal of Medical Genetics 2000; 94: 9 –12.

15. Candiani GB, Fedele L, Zamberletti D, De Virgiliis D, Carinelli S. Endometrial patternsin malformed uteri. Acta Europaea Fertilitatis 1983; 14: 35–42.

16. Capito C, Sarnacki S. Menstrual retention in a Robert's uterus. Journal of pediatricand adolescent gynecology. 2009; 22(5): e104–6.

17. Cararach M, Penella J. Ubeda A, Labastida R. Hysteroscopic incision of the septateuterus: scissors versus resectoscope. Human Reproduction 1994; 9: 87–97.

18. Cetinkaya SE, Kahraman K, Sonmezer M, Atabekoglu C. Hysteroscopic management of vaginal septum in a virginal patient with uterus didelphys and obstructedhemivagina. Fertility and Sterility 2011; 96(1): e16–8.

19. Chang AS, Siegel CL, Moley KH, Ratts VS, Odem RR. Septate uterus with cervicalduplication and longitudinal vaginal septum: a report of five new cases. Fertility andSterility 2004; 81(4): 1133–6.

20. Choe K, Baggish S. Hysteroscopic treatment of septate uterus with neodymium-YAGlaser. Fertility and Sterility 1992; 57: 81–84.

21. Christopoulos P, Deligeoroglou E, Liapis A, Agapitos E, Papadias K, Creatsas G.Noncanalized horns of uterus didelphys with prolapse: a unique case in a youngwoman. Gynecological and Obstetrical Investigation 2009; 67(3): 183–6.

22. Colacurci N, De Franciscis P, Fornaio F, Fortunato N, Perino A.. The significance ofhysteroscopic treatment of congenital uterine malformations. Reproductive andBiomedicine Online 2002; 4: 52–4.

23. Colacurci N, De Franciscis P, Mollo A, Mele D, Fortunato N, Zarcone R. PreoperativeGnRH analogue in hysteroscopic metroplasty. Panminerva Med 1998; 40 (1): 41–4 .

24. Colacurci N, De Franciscis P, Mollo A, Litta P, Perino A, Cobellis L, De Placido G. Smalldiameter hysteroscope with versapoint vs resectoscope with unipolar knife for thetreatment of septate uterus: a prospective randomized study. Journal of MinimallyInvasive Gynecology 2007; 14 (5): 622–7.

25. Colacurci N, De Placido G, Mollo A, Carravetta C, De Franciscis P. Reproductiveoutcome after hysteroscopic metroplasty. European Journal of Obstetrics andGynecology and Reproductive Biology 1996; 66 147–50.

26. Colacurci N, De Placido G, Perino A. Hysteroscopic metroplasty. The Journal of TheAmerican Association of Gynecological Laparoscopists 1998; 5 (2): 171–4.

27. Corson S. Operative hysteroscopy for infertility. Clinical Obstetrics and Gynecology 1992; 35: 229–24.

28. Daly CD, Maier D, Soto-Albors C. Hysteroscopic metroplasty: six years experience.Obstetrics and Gynecology 1989; 73: 201–5.

29. De Cherney HA, Russell BJ, Graebe AR, Polan ML. Resectoscopic management ofmullerian fusion defects. Fertility and Sterility 1986; 45: 726–9.

30. Deligeoroglou E, Deliveliotou A, Makrakis E, Creatsas G. Concurrent imperforatehymen, transverse vaginal septum, and unicornuate uterus: a case report. Journalof Pediatric Surgery 2007; 42(8): 1446–8.

31. Dijkman AB, Mol BW, van der Veen F, Bossuyt PM, Hogerzeil HV. Can hysterosalpin-gocontrast-sonography replace hysterosalpingography in the assessment of tubalsubfertility? European Journal of Radiology 2000; 35(1): 44–8.

32. Dorais J, Milroy C, Hammoud A, Chaudhari A, Gurtcheff S, Peterson CM. Conservative treatment of a Herlyn-Werner-Wunderlich müllerian anomaly variant, noncommunicating hemiuterus with Gartner duct pseudocyst. Journal of Minimally InvasiveGynecology 2011; 18(2): 262–6.

33. Duffi S, Reid PC, Sharp F. In vitro study of uterine electrosurgery. Obstetrics andGynecology 1991; 78: 213–220.

34. Dunn R, Hantes J. Double cervix and vagina with a normal uterus and blind cervicalpouch: a rare müllerian anomaly. Fertility and Sterility 2004; 82(2): 458–9.

35. Edström K. Intrauterine surgical procedures during hysteroscopy. Endoscopy 1974; 6: 175–81.

36. El Saman AM, Nasr A, Tawfik RM, Saadeldeen HS. Müllerian duct anomalies: successful endoscopic management of a hybrid bicornuate/septate variety.Journal ofPediatric and Adolescent Gynecology 2011; 24(4): e89–92.

37. Engmann L, Schmidt D, Nulsen J, Maier D, Benadiva C. An unusual anatomic variation of a unicornuate uterus with normal external uterine morphology. Fertility andSterility 2004; 82(4): 950–3.

38. Faivre E, Fernandez H, Deffieux X, Gervaise A, Frydman R, Levaillant JM. Accuracy ofThree-Dimensional Ultrasonography in Differential Diagnosis of Septate and Bicornuate Uterus Compared with Office Hysteroscopy and Pelvic Magnetic ResonanceImaging. Journal of Minimally Invasive Gynecology 2012; 19(1): 101–6.

39. Fayez JA. Comparison between abdominal and hysteroscopic metroplasty. Obstetrics and Gynecology 1986; 68: 399–403.

40. Fedele L, Arcaini L, Parazzini F. Reproductive prognosis after hysteroscopic metroplasty in 702 women: life-table analysis. Fertility and Sterility 1993; 59: 768–72.

41. Fedele L. Bianchi 5, Marchini M, Franchi D, Tozzi L, Dorta M. Ultrastructural aspectsof endometrium in infertile women with septate uterus. Fertility and Sterility 1996; 65: 750–2.

42. Fedele L. Bianchi S, Bocciolone L, Di Nola G, Arcaini L, Franchi D. Relief of dysmenorrhoea associated with septate uteri after abdominal or hysteroscopic metroplasty.Acta Obstetrica et Gynecologica Scandinavica 1994; 73: 56–8.

43. Fernandez H, Garbin O, Castaigne V, Gervaise A, Levaillant JM. Surgical approachto and reproductive outcome after surgical correction of a T-shaped uterus. HumanReproduction 2011 ; 26(7): 1730–4.

44. Garbin O, Ziane A, Castaigne V, Rongières C. Do hysteroscopic metroplasties reallyimprove really reproductive outcome? Gynecologie Obstetrique Fertilitè 2006; 34: 813–8.

45. Ghi T, Casadio P, Kuleva M, Perrone AM, Savelli L, Giunchi S, Meriggiola MC, GubbiniG, Pilu G, Pelusi C, Pelusi G. Accuracy of three-dimensional ultrasound in diagnosisand classification of congenital uterine anomalies. Fertility and Sterility 2009; 92 (2): 808–13.

46. Giraldo JL. Habana A. Duleba AJ, Pinheiro Wda S, Almeida JA, Baracat EC. Septateuterus associated with cervical duplication and vaginal septum. The Journal of theAmerican Association of Gynecologic Laparoscopists 2000; 7(2): 277–9.

47. Golan A. Schneider 0, Avrech O. Hysteroscopic findings after missed abortion. Fertility and Sterility 1992; 58: 508–10.

48. Goldenberg M, Sivan E. Sharabi Z. Reproductive outcome following hysteroscopicmanagement of intrauterine septum and adhesions. Human Reproduction 1995; 10: 2663–5.

49. Goluda M, St Gabrys M, Ujec M, Jedryka M, Goluda C. Bicornuate rudimentary uterine horns with functioning endometrium and complete cervical-vaginal agenesiscoexisting with ovarian endometriosis: a case report. Fertility and Sterility 2006; 86(2): 462.e9–11.

50. Green L, Harris R. Uterine anomalies. Frequency of diagnosis and associated obstetrics complications. Obstetrics and Gynecology 1976; 47: 427–9.

51. Greiss F, Mauzy C. Genital anomalies in women. American Journal of Obstetrics andGynecology 1961; 82: 330–9.

52. Grimbizis G F, Camus M, . Tarlatzis BC, Tarlatzis BC, Bontis JN, Devroey P. Clinicalimplications of uterine malformations and hysteroscopic treatment results. HumanReproduction Update 2001; 7 (1): 161–174.

53. Grimbizis GF, Campo R, On behalf of the Scientific Committee of the CongenitalUterine Malformations (CONUTA) common ESHRE/ESGE working group: StephanGordts, Sara Brucker Marco Gergolet Vasilios Tanos T. C. Li Carlo De Angelis Attilio DiSpiezio Sardo: Clinical approach for the classification of congenital uterine malformations. Gynecological Surgery 2012; 9(2): 119–29.

54. Grimbizis, G, Camus M, Clasen K, Tournaye H, De Munchk L, Devroey P. Hysteroscopic septum resection in patients with recurrent abortions and infertility. HumanReproduction 1998; 13: 1188–93.

55. Growdon WB, Laufer MR. Uterine didelphys with duplicated upper vagina andbilateral lower vaginal agenesis: a novel Müllerian anomaly with options for surgicalmanagement. Fertility and Sterility 2008; 89(3): 693–8.

56. Gubbini G, Di Spiezio Sardo A, Nascetti D, Marra E, Spinelli M, Greco E, CasadioP, Nappi C. New outpatient subclassification system for American

Fertility SocietyClass V and VI uterine anomalies. J Minim Invasive Gynecol. 2009; 16(5): 554–61.

57. Heinonen PK, Pystynen PP. Primary infertility and uterine anomalies. Fertility andSterility 1983; 40: 311–6.

58. Homer H, Li T, Cooke I. The septate uterus: a review of management and reproductive outcome. Fertility and Sterility 2000; 73: 1–14.

59. Hundley AF, Fielding JR, Hoyte L. Double cervix and vagina with septate uterus: anuncommon müllerian malformation. Obstetrics and Gynecology 2001; 98(5 Pt 2): 982–5.

60. Hur JY, Shin JH, Lee JK, Oh MJ, Saw HS, Park YK, Lee KW. Septate uterus withdouble cervices, unilaterally obstructed vaginal septum, and ipsilateral renalagenesis: a rare combination of müllerian and wolffian anomalies complicated bysevere endometriosis in an adolescent. Journal of Minimally Invasive Gynecology 2007; 14(1): 128–31.

61. Ignatov A, Costa SD, Kleinstein J. Reproductive outcome of women with rareMullerian anomaly: report of 2 cases. Journal of minimally invasive gynecology.2008; 15(4): 502–4.

62. Jacobsen LJ, Decherney A. Results of conventional and hysteroscopic surgery. Shallwe operate Mullerian defects? Human Reproduction 1997; 12: 1376–81.

63. Jayaprakasan K, Chan YY, Sur S, Deb S, Clewes JS, Raine-Fenning NJ. Prevalence ofuterine anomalies and their impact on early pregnancy in women conceiving afterassisted reproduction treatment. Ultrasound Obstetrics Gynecology 2011; 37(6): 727–32.

64. Kaufman Y, Lam A. The pelvic uterus-like mass – a primary or secondary Mulleriansystem anomaly? Journal of minimally invasive gynecology 2008; 15(4): 494–7.

65. Kimble RM, Khoo SK, Baartz D, Kimble RM. The obstructed hemivagina, ipsilateralrenal anomaly, uterus didelphys triad. Australian and New Zealand Journal ofObstetrics and Gynaecology 2009; 49(5): 554–7.

66. Knight RJ, Birkinshaw R. An unusual cause of lower back pain: uterus didelphysand unilateral cervical atresia. International journal of clinical practice. Supplement 2005; 147: 125–7.

67. Korrnenyos Z, Molnar BG, Pal A. Removal of a residual portion of a uterine septumin women of advanced reproductive age: obstetric outcome. Human Reproduction 2006; 21(4): 1047–51.

68. Kowalik CR, Goddijn M, Emanuel MH, Bongers MY, Spinder T, de Kruif JH, et al.Metroplasty versus expectant management for women with recurrent miscarriage and a septate uterus. The Cochrane Database of Systematic Reviews2011(6): CD008576. Epub 2011/06/17.

69. Kumar S, Mandal A, Acharya N, Jain V, Kalra J, Singh S. Congenital vesicovaginalfistula with transverse vaginal septum and ectopic ureter opening in proximalvagina: case report and brief review. International Urogynecology Journal 2007; 18: 959–961.

70. Kupesic S, Kurjak A, Skenderovic S, Bjelos D. Screening for uterine abnormalitiesby three–dimensional ultrasound improves perinatal outcome. Journal of PerinatalMedicine 2002; 30(1): 9 –17.

71. Kupesic S, Kurjak A. Septate uterus: detection and prediction of obstetrical complications by different forms of ultrasonography. Journal of Ultrasound in Medicine 1998; 17: 631–6.

72. Kupesic S. Clinical implications of sonographic detection of uterine anomalies forreproductive outcome. Ultrasound in Obstetrics and Gynecology 2001; 18: 387-400

73. Lavergne N, Aristizabal J, Zetke V, Zarka V, Erny R, Hedon B. Uterine anomaliesand in vitro fertilization: what are the results? European Journal of Obstetrics andGynecology and Reproductive Biology 1996; 68: 29–34.

74. Lourdel E, Cabry-Goubet R, Merviel P, Grenier N, Olieric MF, Gondry J. [Septateuterus: role of hysteroscopic metroplasty]. Gynécologie, Obstétrique & Fertilité 2007; 35(9): 811–8.

75. March CM, Israel R. Hysteroscopic management of recurrent abortion caused byseptate uterus. American Journal of Obstetrics and Gynecology 1987; 156(4): 834–42.

76. Marwah V, Bhandari SK. Diagnostic and interventional microhysteroscopy with useof the coaxial bipolar electrode system. Fertility and Sterility 2003; 79(2): 413–7.

77. Mencaglia L, Tantini C. Hysteroscopic treatment of septate and arcuate uterus.Gynecologic Endoscopy 1996; 5: 151–4.

78. Mirkovic L, Ljubic A, Mirkovic D. Magnetic resonance imaging in the evaluation ofuterus didelphys with obstructed hemivagina and renal agenesis: a case report.Archives of Gynecology and Obstetrics 2006; 274(4): 246 –7.

79. Moawad NS, Mahajan ST, Moawad SA, Greenfield M. Uterus didelphys and longitudinal vaginal septum coincident with an obstructive transverse vaginal septum.Journal of pediatric and adolescent gynecology 2009; 22(5): e163–5.

80. Mollo A, De Franciscis P, Colacurci N. Hysteroscopic resection of the septumimproves the pregnancy rate of women with unexplained infertility: a prospectivecontrolled trial. Fertility and Sterility 2009; 6: 2628-31

81. Montevecchi L, Valle RF. Resectoscopic treatment of complete longitudinal vaginalseptum. International Journal of Gynaecology and Obstetrics 2004; 84(1): 65–70.

82. Nichols JL, Bieber EJ, Gell JS. Secondary amenorrhea attributed to occlusion ofmicroperforate transverse vaginal septum. Fertility and Sterility 2010; 94(1): 351.e5–10.

83. Nisolle M, Donnez J. Laparascopic management of a unicornuate uterus with twocavitated, non-communicating rudimentary horns. Human Reproduction 2000; 15(8): 1873–4.

84. Oppelt P, Renner SP, Brucker S, Strissel PL, Strick R, Oppelt PG, et al. The VCUAM(Vagina Cervix Uterus Adnex-associated Malformation) classification: a new classification for genital malformations. Fertility and Sterility 2005; 84(5): 1493–7.

85. Nogueira U, F.J. Candido dos Reis, A. Campolungo Hysteroscopic treatment of unicornuate uterus associated with a cavitary rudimentary horn. International Journalof Gynecology & Obstetrics 1999; 64: 77–8.

86. Ozeren S, Caliskan E, Corakci A, Ozkan S, Demirci A. Magnetic resonance imagingand angiography for the prerupture diagnosis of rudimentary uterine horn pregnancy. Acta Radiologica 2004; 45(8): 878–81.

87. Pabuccu R, Gomel V. Reproductive outcome after hysteroscopic metroplasty inwomen with septate uterus and otherwise unexplained infertility. Fertility and Sterility 2004; 81: 1675–8.

88. Pace S, Cipriano L. Catania R. Septate uterus: reproductive outcome after hysteroscopic metroplasty. Clinical and Experimental Obstetrics and Gynecology 2006; 33: 110–12.

89. Paradisi R, Barzanti R, Natali F, Battaglia C, Venturoli S. Metroplasty in a largepopulation of women with septate uterus. Journal of Minimally Invasive Gynecology 2011; 18(4): 449–54.

90. Parsanezhad ME, Alborzi S, Zarei A, Dehbashi S, Shirazi LG, Rajaeefard A, SchmidtEH. Hysteroscopic metroplasty of the complete uterine septum, duplicate cervix, andvaginal septum. Fertility and Sterility 2006; 85(5): 1473–7.

91. Patton PE, Novy MJ, Lee OM, Hickok LR. The diagnosis and reproductive outcomeafter surgical treatment of the complete septate uterus, duplicated cervix and vaginal septum. American Journal of Obstetrics and Gynecology 2004; 190(6): 1669–75.

92. Pavone ME, King JA, Vlahos N. Septate uterus with cervical duplication and alongitudinal vaginal septum: a müllerian anomaly without a classification. Fertilityand Sterility 2006; 85(2): 494.e9–10.

93. Pellerito JS, McCarthy SM, Doyle MB, Glickman MG, DeCherney AH. Diagnosis ofuterine anomalies: relative accuracy of MR imaging, endovaginal sonography, andhysterosalpingography. Radiology 1992; 183(3): 795–800.

94. Perino, A., Mencaglia, L., Hamou, J , Cittadini E. Hysteroscopy for metroplasty ofuterine septa: report of 24 cases. Fertility and Sterility 1987; 48: 321–3.

95. Prada Arias M, Muguerza Vellibre R, Montero Sánchez M, Vázquez Castelo JL, AriasGonzález M, Rodríguez Costa A. Uterus didelphys with obstructed hemivagina andMulticRaga F, Bauset C, Remohi J, Bonilla-Musoles F, Simon C, Pellicer A. Reproductiveimpact of congenital Mullerian anomalies. Human Reproduction 1997; 12: 2277–81.

96. Rock J Carla P. Roberts, Jones HW. Congenital anomalies of the uterine cervix: lessons from 30 cases managed clinically by a common protocol. Fertility and Sterility 2010; 94: 1858–63.

97. Rock JA, Murphy AA. Anatomic abnormalities. Clinical Obstetrics and Gynecology 1986; 29: 886–911.

98. Rock JA, Roberts CP, Hesla JS. Hysteroscopic metroplasty of the Class Va uteruswith preservation of the cervical septum. Fertility and Sterility 1999; 72(5): 942–5.

99. Romano S, Bustan M, Ben-Shlomo I, Shalev E. Case report: a novel surgical approach to obstructed hemiuterus: sonographically guided hysteroscopic correction.Human Reproduction 2000; 15(7): 1578–9.

100. Salle B, Sergeant P, Gaucherand P, Guimont I, de Saint Hilaire P, Rudigoz RC. Transvaginal hysterosonographic evaluation of septate uteri: a preliminary report. HumanReproduction 1996; 11(5): 1004 –7.

101. Saman AM, Nasr A, Tawfik RM, Saadeldeen HS. Müllerian Duct Anomalies: Successful Endoscopic Management of a Hybrid Bicornuate/Septate Variety. Journal ofPediatrics and Adolescent Gynecology 2011; 24: e89–92.

102. Sanders B. Uterine factors and infertility. Journal of Reproductive Medicine 2006; 51: 169–76.

103. Saygili-Yilmaz ES, Erman-Akar M, Bayar D, Yuksel B, Yilmaz Z. Septate uteruswith a double cervix and longitudinal vaginal septum. The Journal of ReproductiveMedicine 2004; 49(10): 833–6.

104. Serevelos SH, Cocksedge KA, Li TC. Prevalence and diagnosis of congenital uterineanomalies in women with reproductive failure: a critical appraisal. Human Reproduction Update 2008; 14(5): 415–29.

105. Severi FM, Bocchi C, Florio P, Cobellis L, LaRosa R, Ricci MG, Petraglia F. Hysterosal-pingography versus Hysteroscopy versus Hydrosonography. OBGYN.net 2005.

106. Sherbiny, Ahmed S. Value of 3-Dimensional Sonohysterography in Infertility WorkUp.Journal of Minimally Invasive Gynecology 2011; 18(1): 54–8.

107. Shah DK, Laufer MR. Obstructed hemivagina and ipsilateral renal anomaly (OHVIRA)syndrome with a single uterus. Fertility and Sterility 2011; 96(1): e39–41.

108. Shirota K, Fukuoka M, Tsujioka H, Inoue Y, Kawarabayashi T. A normal uterus communicating with a double cervix and the vagina: a mullerian anomaly without anypresent classification. Fertility and Sterility 2009; 91(3): 935.e1–3.

109. Simons M, Hamerlynck TW, Abdulkadir L, Schoot BC. Hysteroscopic morcellatorsystem can be used for removal of a uterine septum. Fertility and Sterility 2011; 96(2): e118–21.

110. di Spiezio Sardo A, Nazzaro G, Spinelli M, Paladini D, Bettocchi S, ScognamiglioM, et al. Hysteroscopic Outpatient Metroplasty To Expand Dysmorphic Uteri(HOME-DU Technique): A Pilot Study. Journal of minimally invasive gynecology 2012; 19(6): S61–S2.

111. Spitzer RF, Caccia N, Kives S, Allen LM. Hysteroscopic unification of a completeobstructing uterine septum: case report and review of the literature. Fertility andsterility. 2008; 90(5): 2016 e17–20.

112. Strassman E. Fertility and unification of double uteri. Fertility and Sterility 1966; 17: 165–76.

113. Takagi H, Matsunami K, Imai A. Uterovaginal duplication with blind hemivagina andipsilateral renal agenesis: review of unusual presentation. Journal of Obstetrics andGynaecology 2010; 30(4): 350–3.

114. Takeuchi H, Sato Y, Shimanuki H, Kikuchi I, Kumakiri J, Kitade M, Kinoshita K. Accurate preoperative diagnosis and laparoscopic removal of the cavitated non-communicated uterine horn for obstructive Mullerian anomalies. Journal of Obstetrics andGynaecology Research 2006; 32(1): 74–9.

115. Tantini C, Tiso E, Napolitano AC. GnRH analogues for preparation for hysteroscopicmetroplasty. Gynaecological Endoscopy 1996; 5: 161–3.

116. Taylor E, Gomel V. The uterus and fertility. Fertility and Sterility 2008; 89: 1–16.

117. The American Fertility Society. The American Fertility Society classification ofadnexal adhesions, distal tubal occlusions, tubal occlusions secondary to tuballigation, tubal pregnancies, Mullerian anomalies and intrauterine adhesions. Fertilityand Sterility 1988; 49: 944–55.

118. Tonguc EA, Var T, Batioglu S. Hysteroscopic metroplasty in patients with a uterineseptum and otherwise unexplained infertility. International Journal of Gynaecologyand Obstetrics 2011; 113(2): 128–30.

119. Tranquilli AL, Giannubilo SR, Corradetti A. Congenital uterinemalformations areassociated to increased blood pressare in pregnancy. Hypertension in Pregnancy 2004; 23(2): 191–6.

120. Troiano RN, McCarthy SM. Mullerian duct anomalies: imaging and clinical issues.Radiology 2004; 233(1): 19–34.

121. Tur-Kaspa I, Gal M, Hartman M, Hartman J, Hartman A. A prospective evaluation ofuterine abnormalities by saline infusion sonohysterography in 1, 009 women withinfertility or abnormal uterine bleeding. Fertility and Sterility 2006; 86(6): 1731–5.

122. Umobi MA, Meltz RC, Barmat LI. Accessory uterine appendage may be a new Müllerian malformation. Fertility and Sterility 2005; 84(4): 1017.

123. Valle FR and Sciarra, JJ. Hysteroscopic treatment of the septate uterus. Obstetricsand Gynecology 1986; 67: 253–7.

124. Vallerie AM, Breech LL. Update in uterine anomalies: diagnosis, management, andoutcomes. Current Opinion in Obstetrics and Gynaecology 2010; 22: 381–7.

125. Varras M, Akrivis C, Demou A, Kitsiou E, Antoniou N. Double vagina and cervix communicating bilaterally with a single uterine cavity: report of a case with an unusualcongenital uterine malformation. Journal of Reproductive Medicine 2007; 52(3): 238–40.

126. Venturoli S, Colombo F, Vianello , Seracchioli R, Possati G, Paradisi R. A study of hysteroscopic metroplasty in 141 women with a septate uterus. Archives of Gynecologyand Obstetrics 2002; 266: 157–9.

127. Vercellini P, De Giorgi O, Cortesi I, Aimi G, Mazza P, Crosignani PG. Metroplasty for the complete septate uterus: does cervical sparing matter? The Journal of theAmerican Association of Gynecologic Laparoscopists 1996; 3(4): 509–14.

128. Vilos GA. Intrauterine surgery using a new coaxial bipolar electrode in normal salinesolution (versapoint): a pilot study. Fertility and Sterility 1999; 72: 740–3.

129. Simpson WL, Jr., Beitia LG, Mester J. Hysterosalpingography: a reemerging study.Radiographics : a review publication of the Radiological Society of North America, Inc. 2006; 26(2): 419–31.

130. Wai CY, Zekam N, Sanz LE. Septate uterus with double cervix and longitudinal vaginal septum. A case report. Journal of Reproductive Medicine 2001; 46(6): 613–7.

131. Wang J. XU K, Lin J, Chen XZ. Hysteroscopic septum resection of complete septateuterus with cervical duplication, sparing the double cervix in patients with recurrentspontaneous abortions or infertility. Fertility and Sterility 2009; 91(6): 2643–9.

132. Woelfer B, Salim R, Banerjee S, Elson J, Regan L, Jurkovic D. Reproductive outcomes in women with congenital uterine anomalies detected by three-dimensionalultrasound screening. Obstetrics and Gynecology 2001; 98: 1099–1103.

133. Wolfman DJ, Ascher SM. Magnetic resonance imaging of benign uterine pathology.Topics in Magnetic Resonance Imaging. 2006; 17(6): 399–407.

图片信息

图 10-4   Images by courtesy of Dr. Francesco e Leda Di Pietto.

图 10-5   Images by courtesy of Dr. Francesco e Leda Di Pietto.

图 10-6   Images by courtesy of Dr. Francesco e Leda Di Pietto.

图 10-7   Images by courtesy of Dr. G. Nazzaro and Dr. M. Miranda.

图 10-8   Images by courtesy of Prof. D. Paladini.

图 10-9   Images by courtesy of Dr. G. Nazzaro and Dr. M. Miranda.

图 10-10   Images by courtesy of Dr. G. Nazzaro and Dr. M. Miranda.

图 10-11   Images by courtesy of Dr. L. Manganaro.

图 10-12   Images by courtesy of Dr. L. Manganaro.

图 10-26   Images by courtesy of Dr. G. Nazzaro and Dr. M. Miranda.

图 10-27   Image (A) by courtesy of Dr. Francesco e Leda Di Pietto.

Images (B–C) by courtesy of Dr. G. Nazzaro and Dr. M. Miranda.

图 10-28   Image (A) by courtesy of Dr. Francesco e Leda Di Pietto,

Images (B–C) by courtesy of Prof. D. Paladini.

11

宫腔粘连

目　录

定义及病因 108

临床表现 108

宫腔镜前诊断 108

宫腔镜诊断 109

粘连程度 110

治疗 111

　■粘连分解手术 111

　■宫腔镜电切术 111

预防 111

参考文献 113

第11章　宫腔粘连

一、定义及病因

子宫粘连是累及宫腔或宫颈的一种疾病，本章中将重点阐述宫腔粘连（intrauterine synechiae，IUS），有关宫颈粘连方面的问题在"宫颈病变"章节介绍。IUS是指宫腔内壁之间纤维组织粘连形成，导致子宫腔容积变小，宫腔变形，最终导致宫腔封闭。纤维组织新形成时为轻度粘连，随着粘连的进展逐步发展为中重度粘连。

人工流产、流产后刮宫和产后刮宫等诊断性或治疗性宫腔器械操作，损伤子宫内膜基底层，纤维组织及瘢痕组织取代了正常子宫内膜，从而形成了宫腔粘连。宫腔粘连是宫腔电切手术后的一种主要远期并发症，其发生率与手术类型有关，尤其子宫纵隔切除术、子宫肌瘤电切术、子宫内膜去除术后发生宫腔粘连的概率较高。

其次，宫腔粘连可以继发于感染（如生殖结核、子宫内膜炎、流产合并感染）或者苗勒管发育畸形，由于先天性子宫畸形容易导致复发性流产，反复流产又增加了宫腔操作及感染的可能性，恶性循环致宫腔粘连的发生。

此外，宫腔粘连的发生与自身因素有关，如年龄、营养状况、合并有其他感染性疾病。

二、临床表现

临床症状与宫腔粘连的性质、程度、部位有密切关系。很多情况下IUS没有任何症状，50%～70%的有症状的患者主要表现为月经异常，包括月经减少和闭经。若粘连部分或全部累及宫腔至宫颈可能会引起周期性盆腔痛（月经后疼痛）、继发性痛经，甚至宫腔积血。

宫腔粘连患者表现为不孕的原因是输卵管开口阻塞、子宫内膜缺失、宫颈管堵塞。此外，轻中度粘连也会导致复发性流产，可能是由于子宫内膜缺失及子宫腔部分封闭，缺乏胚胎种植和生长的宫腔环境。但是症状的严重性与子宫腔内粘连病变程度无确切相关性。

三、宫腔镜前诊断

■ **子宫输卵管造影（HSG）**：在宫腔镜应用前，子宫输卵管造影是首选诊断方法。HSG可以将子宫内膜充盈缺损、不规则的部分清晰地显示出来（图11-1）。重度粘连患者，HSG表现为子宫腔扭曲变小，双侧输卵管堵塞。与宫腔镜相比，HSG的诊断敏感性为75%～81%，特异性为80%，预测值为50%。由于其假阳性率较高，因此使用具有局限性。

■ **经阴道超声（TVS）**：经阴道超声尚未用于宫腔粘连的诊断。超声下粘连表现为高回声，子宫内膜不连续中断（图11-2），但这不是宫腔粘连特征性表现。重度宫腔粘连患者经阴道超声表现为子宫内膜增厚，局部或多点子宫内膜回声中断，取而代之的是高回声的纤维化表现。部分病例表现为纤维粘连带之间，出现无回声囊性区，这是子宫内膜的血流信号，提示该部位子宫内膜尚有功能。

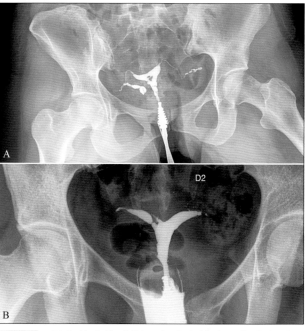

图11-1　子宫输卵管造影：宫腔内粘连。宫腔内可见边缘清晰的不透光区，为粘连灶。有时于宫底或宫壁呈"—"（A），有时呈"小岛"状（B）。

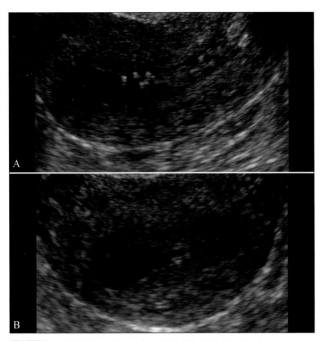

图 11-2 子宫纵向粘连（A）和横向粘连（B）

■ **宫腔声学造影（SHG）**：需要向宫腔内注入等渗生理盐水，而宫腔粘连患者多数宫腔闭塞，所以SHG对于诊断宫腔粘连相对困难，其敏感性为75%，阳性预测值为43%，与HSG的诊断价值相同。

■ **三维超声（3D超声）**：三维超声越来越广泛地应用于临床评估宫腔粘连，其诊断敏感性为87%，特异性为45%，诊断价值明显优于TVS、SHG。

■ **磁共振成像（MRI）**：磁共振成像一般不用于宫腔粘连的诊断。

四、宫腔镜诊断

宫腔镜可以在直视下评估，是诊断宫腔粘连的金标准，也是首选方式。

宫腔镜可以评估宫腔粘连的以下特征：

■ **粘连范围**

■ **粘连部位（中央或边缘）**：中央型粘连表现为分布于宫底至宫腔中央部条索状粘连带，边缘型粘连表现为纤维样粘连在宫腔侧壁，导致宫腔不规则（图11-3）。

■ **程度（轻度、中度、重度）**：如果粘连范围为

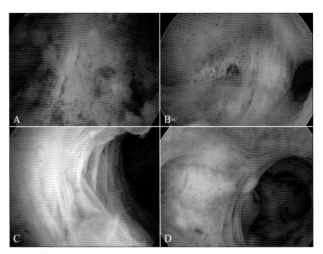

图 11-3 液体膨宫介质下中央型粘连（A、B）和边缘型宫腔粘连（C、D）

整个宫腔，宫腔表现为宫腔狭窄，呈直筒状。Asherman综合征患者（表现为重度宫腔粘连伴痛经及月经改变），宫腔镜下可见纤维组织与不规则内膜交错为网状（图11-4）。

■ **结构和性质**：根据粘连性质，IUS可分为膜性粘连、肌性粘连和纤维结缔组织粘连，分别表现为致密或疏松的、边缘清晰或毛糙的粘连带。膜性粘连与周围正常子宫内膜类似，纤细菲薄，但无血管，缺少特异性结构；肌性粘连中心为肌肉样组织，外周覆盖含有腺体开口的子宫内膜；纤维结缔组织粘连呈白色、半透明状，致密且不规则，不含血管，活检病理显微镜下可见萎缩的子宫内膜细胞和成纤维细胞，与周围正常子宫内膜有明显差异（图11-5）。

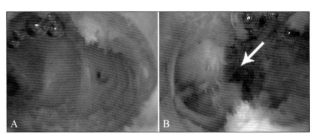

图 11-4 宫腔镜下Asherman综合征。宫腔呈不规则管状，有明显阻隔。致密粘连组织几乎占据整个宫腔，可见不规则内膜桥（箭头）交错于其上

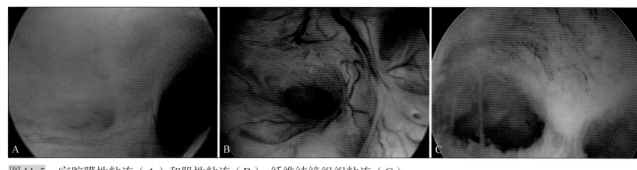

图 11-5　宫腔膜性粘连（A）和肌性粘连（B），纤维结缔组织粘连（C）

五、粘连程度

IUS 的分类对于明确粘连的严重程度、评估预后具有重要作用。目前已有多种不同的分类系统，都是基于宫腔镜检查来分析粘连特征。

目前尚无通用的分类系统。应用最广泛的是 1978 年 March 与 Israel 制定的分类方法，根据程度，IUS 分为轻度、中度和重度（表 11-1）。

另一种分类系统由欧洲宫腔镜协会制定，其分类更加详细，但是临床应用较难（表 11-2）。

表 11-1　March 与 Israel 制定的分类方法（1978）

分级	宫腔镜
轻度	粘连范围为＜1/4 宫腔 粘连性质：疏松、纤维粘连 输卵管开口不受影响或较小影响
中度	范围为 1/4～3/4 宫腔 粘连性质：介于两者之间 输卵管开口部分受影响
重度	范围为＞3/4 宫腔 粘连性质：致密、稠厚粘连 输卵管开口完全闭塞

表 11-2　欧洲宫腔镜协会分类方法（1995）

类型	描述
I	疏松、膜样粘连
II	单层纤维粘连
IIa	宫腔形态正常，峡部粘连
III	多层纤维粘连，一侧输卵管开口闭塞
IIIa	宫腔广泛粘连
IIIb	III 与 IIIa 结合
IV	宫腔广泛粘连，双侧输卵管开口闭塞

最新的分类系统涵盖了宫腔粘连的特征，患者的生育史（表 11-3）：0～4 分（1 级，轻度），预后好；5～10 分（2 级，中度），预后相对较好；11～22 分（3 级，重度），预后差。其局限性在于其只在小部分患者中得到验证。

表 11-3　患者生育史及宫腔粘连特征的宫腔粘连评分

分值	描述
2	**宫腔粘连**
	粘连纤维
1	少
2	多（＞50% 宫腔）
	致密粘连
2	单层
4	多层
	输卵管受累
0	双侧均可见
2	一侧可见
4	均不可见
10	桶状宫腔，完全不可见输卵管
	月经模式
0	正常
4	月经减少
8	闭经
	生育史
0	无不良孕史
2	既往流产史
4	不孕

注：0～4 分（1 级）轻度，预后好
　　5～10 分（2 级）中度，预后相对较好
　　11～22 分（3 级）重度，预后差

六、治疗

对于有临床表现的患者应给予治疗，如痛经、月经减少、不孕、反复流产。IUS治疗的主要目的是恢复宫腔正常大小和容积，确保输卵管开口可见；其次是解除相关症状，防止宫腔粘连复发，促进子宫内膜的增生。宫腔粘连的治疗一般在门诊手术室进行，应用小型手术器械或电切刀在宫腔镜下进行操作。重度宫腔粘应在腹部超声监护下行粘连分解术，可以减少子宫穿孔的发生。

1. 粘连分解手术

一般来说，先分解中央型的膜样粘连，因为其易分离；致密的子宫侧壁的粘连分解相对困难，子宫穿孔的风险高。膜样的疏松粘连可以直接钝性分离，而对于侧壁、致密的无内膜组织粘连，通常选择一处电切将其分为两部分。中度粘连需要使用5 Fr宫腔镜剪刀或分离钳，剪刀优越性在于精细，一般用于切断粘连带（图11-6）。因为纤维组织缺乏神经末梢及血管，所以剪刀分离粘连不会引起疼痛和出血，镜下视野和仪器使用不受影响。分离重度粘连是使用5Fr双极电切的，一般从粘连组织无血管的中央区开始

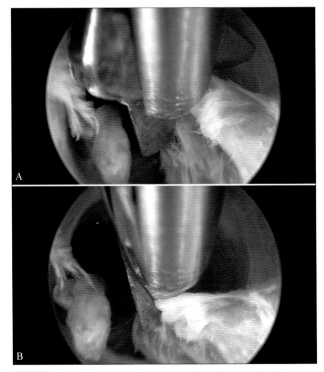

图11-6 用5 Fr钝性剪刀行中度宫腔粘连分解术。粘连应从中线开始分离

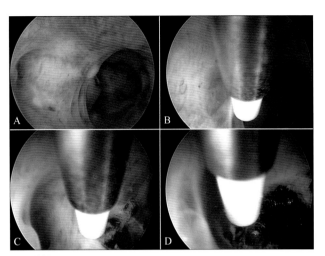

图11-7 运用5 Fr双极Twizzle电刀（Gynecare Versapoint™，爱惜康内镜公司）进行中重度边缘型宫腔粘连分解术。

电切（图11-7），双极电切的使用降低了周围正常子宫内膜医源性热损伤的风险；宫腔镜剪刀也可以用于切割和止血，与应用止血药组相比，其结局更好。

2. 宫腔镜电切术

宫腔镜下对粘连程度进行评分后用冷刀系统评估粘连与子宫侧壁关系，用环形电极明确粘连和子宫壁的关系后，沿粘连中线开始电切。中央型粘连，可使用针状电极分离粘连带，与子宫纵隔切除术相似。为了避免副损伤，术中应持续监测子宫壁的厚度。对于边缘型粘连，采用柯林斯电切环，自粘连远端开始切割，环回拉至镜鞘为止，电切环与子宫壁保持一定距离，以减少对周围组织副损伤。此外，柯林斯电切环也可以用于机械性分离粘连，双侧输卵管开口可见，减少直接或间接的电损伤。如果自中线的下方或上方开始切除，当切割达子宫肌层时不是纤维肌性粘连和子宫肌层交界处，有可能发生出血，影响手术视野。电切时，一般使用柯林斯电极，自宫底划向子宫峡部，切开瘢痕组织6～8条，深4mm。

七、预防

宫腔粘连分解术后粘连复发率与术前粘连程度相关。一项研究表明，粘连复发率在重度粘连患者为46%，中度粘连为26%，轻度粘连为0。因此术后必要采取预防粘连措施。近几年，术后防止粘连的方法有很多，最重要的是精湛的手术技能，可以

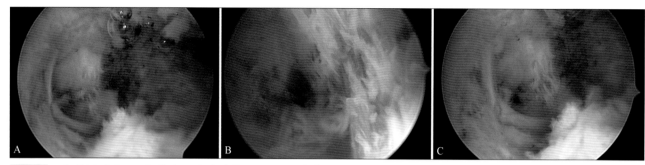

图 11-8　有月经减少，2 年前人工流产史的 Asherman 综合征患者

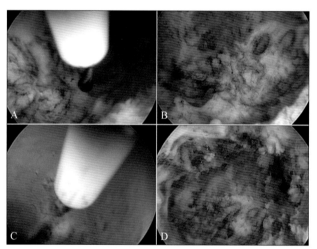

图 11-9　双极 Twizzle 电动治疗 Asherman 综合征患者（Gynecare Versapoint ™，爱惜康内镜公司）。首先移除伸入宫内的粘连带（A、B），再多次沿粘连纵行切割约 4mm（C）。术后宫腔内情况（D）

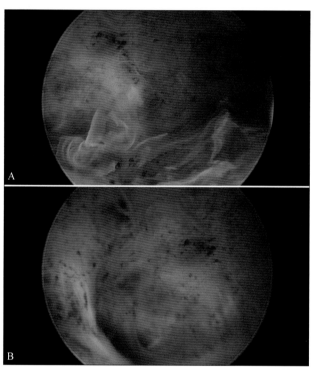

图 11-10　图 11-9 患者治疗 2 个月后宫腔内情况，宫腔容积明显增大，宫腔形态恢复正常，内膜基本恢复

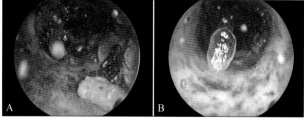

图 11-11　宫腔内（A）和颈管内（B）给予抗粘连羧甲基纤维素钠凝胶（A）（Intercoat®，爱惜康内镜公司）。关闭电切镜灌流液流出道后将胶挤入流入道

最大程度地减少对病变周围正常子宫内膜的损伤，不仅应避免宫颈受损，还要最大限度的限制电切功率，尤其是大的子宫黏膜下肌瘤电切时。然而，预防粘连复发最重要的步骤是在粘连分解术后 1 个月，月经结束后行宫腔镜二次探查，可以评估宫腔大小，能及时分解复发粘连。

武玉萍　译
李海霞　尚宏瑜　审

参考文献

1. MIG. AAGL Practice Report: Practice Guidelines for Management Of Intrauterineynechiae. Journal of Minimally Invasive Gynecology 2010; 17(1): 1–7.

2. erican Fertility Society (AFS). The American Fertility Society classifications ofdnexal adhesions, distal tubal occlusion, tubal occlusion secondary to tubal ligation, tubal pregnancies, mullerian anomalies and intrauterine adhesions. Fertility andSterility 1988; 49(6): 944–55.

3. Abbott J, Thomson A, Vancaillie T. SprayGel following surgery for Asherman'ssyndrome may improve pregnancy outcome. Journal of obstetrics and gynaecology: Journal of the Institute of Obstetrics and Gynaecology 2004; 24(6): 710–11.

4. Acunzo G, Guida M, Pellicano M, Tommaselli GA, Di Spiezio Sardo A, Bifulco G, Cirillo D, Taylor A, Nappi C. Effectiveness of auto-cross-linked hyaluronic acid gel inthe prevention of intrauterine adhesions after hysteroscopic adhesiolysis: a prospective randomized, controlled study. Human Reproduction 2003; 18: 1918–21.

5. Al-Inany H. Intrauterine adhesions. An update. Acta Obstetricia et GynecologicaScandinavica 2001; 80(11): 986–93.

6. Asherman JG. Traumatic intrauterine adhesions. British Journal of Obstetrics andGynaecology 1950; 57: 892–6.

7. Bettocchi S, Pansini N, Porreca MR, Selvaggi L. Anatomic Impediments to the Performance of Hysteroscopy. The Journal of The American Association of GynecologicLaparoscopists 1996; 3(4): S4.

8. Chen FP, Soong YK, Hui YL. Successful treatment of severe uterine synechiae withtranscervical resectoscopy combined with laminaria tent. Human Reproduction 1997; 12: 943–947.

9. Comninos AC, Zourlas PA. Treatment of uterin adhesions (Asherman's Syndrome).American Journal of Obstetrics and Gynecology 1969; 105: 862–865.

10. Deans R, Abbott J. Review of Intrauterine Adhesions. Journal of Minimally InvasiveGynecology 2010; 17(5): 555–69.

11. Di Spiezio Sardo A, Mazzon I, Bramante S, Bettocchi S, Bifulco G, Guida M, Nappi C.Hysteroscopic myomectomy: a comprehensive review of surgical techniques. Human Reproduction Update 2008; 14(2): 101–19.

12. Di Spiezio Sardo A, Spinelli M, Bramante S, Scognamiglio M, Greco E, Guida M, Cela V, Nappi C. Efficacy of a polyethylene oxide-sodium carboxymethylcellulosegel in prevention of intrauterine adhesions after hysteroscopic surgery. Journal of Minimally Invasive Gynecology 2011; 18(4): 462–69.

13. Diamond MP. Reduction of adhesions after uterine myomectomy by Seprafilm membrane (HAL-F): a blinded, prospective, randomized, multicenter clinical study.Seprafilm Adhesion Study Group. Fertility and Sterility 1996; 66(6): 904–10.

14. Farquhar C, Vandekerckhove P, Watson A, Vail A, Wiseman D. Barrier agents forpreventing adhesions after surgery for subfertility. Cochrane Database Syst Rev 2000; (2): CD000475.

15. Guida M, Acunzo G, Di Spiezio Sardo A, Bifulco G, Piccoli R, Pellicano M, Cerrota G, Cirillo D, Nappi C. Effectiveness of auto-cross-linked hyaluronic acid gel in theprevention of intrauterine adhesions after hysteroscopic adhesiolysis: a prospectiverandomized, controlled study. Human Reproduction 2004; 19: 1461–64.

16. Hellebrekers BW, Trimbos-Kemper TC, Trimbos JB, Emeis JJ, Kooistra T. Use offibrinolytic agents in the prevention of postoperative adhesion formation. Fertilityand Sterility 2000; 74: 203–12.

17. Mais V, Cirronis MG, Peiretti M, Ferrucci G, Cossu E, Melis GB. Efficacy of auto-crosslinked hyaluronan gel for adhesion prevention in laparoscopy and hysteroscopy: a systematic review and meta-analysis of randomized controlled trials. EuropeanJournal of Obstetrics and Gynecology and Reproductive Biology 2012; 160 (1): 1–5.

18. March CM. Management of Asherman's syndrome. Reproductive Biomedicine Online 2011; 23(1): 63–76.

19. March CM, Israel R, March AD. Hysteroscopic management of intrauterine adhesions. American Journal of Obstetrics and Gynecology 1978; 130(6): 653–57.

20. Mazzon I, Sbiroli C. Manuale di chirurgia resettoscopica in ginecologia. UTET 1997; 165–75.

21. Menzies, D. Postoperative adhesions: their treatment and relevance in clinical practice. The Annals of The Royal College of Surgeons of England 1993; 75: 147–53.

22. Nappi C, Di Spiezio Sardo A, Greco E, Guida M, Bettocchi S, Bifulco G. Prevention ofadhesions in gynaecological endoscopy. Human Reproduction Update 2007; 13(4): 379–94.

23. Orhue AAE, Aziken ME, Igbefoh JO. A comparison of two adjunctive treatments for intrauterine adhesions following lysis. International Journal of Gynecology andObstetrics 2003; 82: 49–56.

24. Pabuccu R, Atay V, Orhon E, Urman B, Ergun A. Hysteroscopic treatment of intrauterine adhesions is safe and effective in the restoration of normal menstruation andfertility. Fertility and Sterility 1997; 68: 1141–43.

25. Protopapas A, Shushan A, Magos A. Myometrial scoring: a new technique for themanagement of severe Asherman's syndrome. Fertility and Sterility 1998; 69 (5): 860–64.

26. Risberg B. Adhesions: preventive strategies. The European journal of surgery.Supplement 1997; 577: 32–39.

27. Robinson J, Swedarsky Colimon LM, Isaacson KB. Postoperative adhesiolysis therapy for intrauterine adhesions (Asherman's syndrome). Fertility and Sterility 2008; 90(2): 409–14.

28. Roge P, D'Ercole C, Cravello L, Boubli L, Blanc B. Hysteroscopic management ofuterine synechiae: a series of 102 observations. European Journal of Obstetrics andGynecology and Reproductive Biology 1996; 65(2): 189–93.

29. Shenker JG. Ethiology of and therapeutic approach to synechia uteri. EuropeanJournal of Obstetrics & Gynecology and Reproductive Biology 1996; 65: 109–113.

30. Taskin O, Sadik S, Onoglu A, Gokdeniz R, Erturan E, Burak F, Wheeler JM. Role ofendometrial suppression on the frequency of intrauterine adhesions after resectoscopic surgery. Journal of the American Association of Gynecologic Laparoscopists 2000; 7: 351–354.

31. Thomson AJ, Abbott JA, Deans R, Kingston A, Vancaillie TG. The management ofintrauterine synechiae. Current Opinion in Obstetrics and Gynecology 2009; 21(4): 335–41.

32. Valle RF, Sciarra JJ. Intrauterine Adhesions: Hysteroscopic Diagnosis, Classification, Treatment, and Reproductive Outcome. American Journal of Obstetrics andGynecology. 1988; 158(6 Pt 1): 1459–70.

33. Watson A, Vandekerckhove P, Lilford R. Liquid and fluid agents for preventing adhesions after surgery for infertility. Cochrane Database Syst Rev 2000; (3): CD001298.

34. Yu D, Med M, Cheong Y, Xia E, Li TC. Asherman Syndrome: one century later. Fertilityand Sterility 2008; 89 (4): 759–79.

图片信息

图 11-1　Images by courtesy of Dr. Francesco e Leda Di Pietto.

图 11-2　Images by courtesy of Dr. L. Savelli.

12

子宫瘢痕憩室——剖宫产瘢痕缺陷

目 录

定义及病因 116

临床表现 116

宫腔镜前诊断 117
■ 经阴道超声（TVS） 117
■ 宫腔声学造影（SHG） 118
■ 三维超声（3D US） 118
■ 子宫输卵管造影（HSG） 118

宫腔镜诊断 118

治疗 119
■ 切除治疗 120
■ 门诊宫腔镜治疗 121

手术疗效 121

参考文献 122

第12章 子宫瘢痕憩室——剖宫产瘢痕缺陷

一、定义及病因

子宫瘢痕憩室是由于一次或多次剖宫产导致的子宫前壁峡部的部分异常膨出，是一种器质性及功能性改变，最近发现子宫前壁峡部的肌瘤剔除术也可导致瘢痕憩室（图12-1）。子宫瘢痕憩室通常表现为宫颈皱褶中断，或者口袋样凹陷，内覆薄而透明光滑的黏膜，且周围环绕丰富扩张的血管。

近年来，随着全世界剖宫产数量的增加，及与其相关的妇科症状的增多，很多人逐渐开始关注剖宫产切口的病理状态。不同研究中子宫瘢痕憩室的发生率有很大的差异，有剖宫产史且伴有异常子宫出血的女性，憩室发生率在7%～20%。

尽管了宫瘢痕憩室的病理机制目前正在研究，但其发病机制仍不清楚，因此很有必要对子宫峡部这一解剖结构做一概述。子宫峡部位于子宫体及子宫颈之间，长5～8mm。其顶端邻近子宫腔及宫颈内口的交界处，是进入宫颈管的标志。子宫峡部以结缔组织为主要成分，包含少量肌肉组织，不规则排列的纤维相互作用，以维持其紧密功能。孕期子宫峡部延长并形成子宫下段。剖宫产术后，子宫峡部的愈合主要是成纤维细胞反应，在此基础上肌纤维爬行，并使子宫收缩。实际上，剖宫产术后不久子宫缝合处开始收缩，从最开始的7cm长度收缩到大约1.5cm。子宫切口瘢痕处破裂大部分发生在术

后几个月，少部分发生在术后几年。

尽管子宫瘢痕憩室发病机制有各种假说，但其实际机制仍不清楚。Fabres等（2005）提出，子宫瘢痕憩室的形成也许与使用不可吸收线引起的明显纤维化反应有关，也与缝合导致的子宫壁局部缺血有关。Hayakawa等（2006）曾报道，缝合子宫时，连续缝合比间断缝合发生子宫瘢痕裂开的风险高，因为前者会导致更强的血管收缩反应。Yazicioglu等更关注子宫壁缝合的厚度，而不是缝合时组织缺血的程度。除此之外，他们证实了非全层缝合导致剖宫产切口处愈合不良的风险更高，也会更容易导致瘢痕憩室的形成。此外，还有很多因素可导致子宫瘢痕憩室，特别是应用的缝合材料导致的各种纤维化反应，从而导致瘢痕中有缺陷的成纤维细胞增殖等，此外皮质醇增多症（生理性的、在妊娠期间发生的）、慢性炎症反应、切口感染，或者子宫肌纤维的特殊结构，比如子宫切口处下方肌层较薄等也会导致瘢痕憩室发生率升高。

除此之外，后位子宫及既往多次剖宫产史也是其主要的危险因素。最近有研究发现后位子宫，或有多次剖宫产史的女性伴有子宫瘢痕憩室时，其深度及长度会增加。可能由于后位子宫的子宫下段由于被牵拉导致其固有张力较高，从而使血管内缺血，导致剖宫产切口瘢痕处的伤口愈合不良。

多次剖宫产的患者子宫下段逐渐变得薄弱，这也是形成剖宫产瘢痕憩室的高危因素。除此之外，研究发现随着剖宫产次数的增加，子宫峡部肌层的厚度逐渐变薄。剖宫产的时机也被认为是子宫瘢痕憩室的高危因素。研究发现剖宫产的患者如未足月妊娠，发生子宫切口愈合缺陷的风险会增加。

二、临床表现

子宫瘢痕憩室最常见的症状是月经后异常子宫出血（postmenstrual abnormal uterine bleeding, PAUB），正常月经后有阴道出血，暗红色，持续2～15天，常有异味并伴有黏液。既往有剖宫产史且伴有月经后异常子宫出血的女性中，大约有82.6%的女性通过经阴道超声可发现子宫瘢痕憩

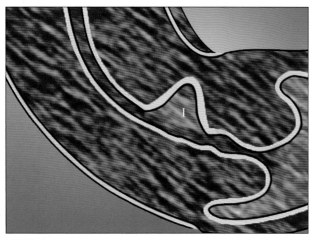

图12-1 子宫矢状面示意图，显示了子宫前壁峡部瘢痕憩室导致的口袋样扩张（Ⅰ）

室。当使用子宫输卵管造影检查时，其检出率会更高。非特异性症状包括耻骨上方盆腔痛，还有月经过多、痛经、性交困难及性交后出血。

子宫瘢痕憩室也可引起一些并发症，如继发不孕、子宫颈内膜炎、子宫内膜炎、剖宫产瘢痕妊娠、胎盘植入（前置胎盘，伴或不伴植入）、膀胱子宫瘘形成、宫内节育器异位或嵌顿等。近期有报道提及，一个伴有异常子宫出血的女性，在其子宫前壁发现有一个盆腔肿块，后发现是位于瘢痕憩室内的中间型滋养细胞病变。80% 的患者在剖宫产术后6个月内出现临床症状。然而，有一些患者并无症状。

Morris（1995）的一个研究收集了71例既往有剖宫产史并切除子宫的患者，评估了剖宫产瘢痕处的组织病理学改变。根据子宫切除术前观察相关的症状，考虑子宫瘢痕憩室的发病机制有三种：

- 瘢痕憩室上方的子宫内膜充血（61%），或者瘢痕处息肉（16%），可能会造成出血或月经后的异常子宫出血。
- 淋巴细胞浸润伴毛细血管扩张（65%）及子宫下段变形（75%）可能会导致慢性盆腔痛及性交痛。
- 子宫切口瘢痕处的医源性子宫内膜异位（28%）可能会造成痛经。

病理性及功能性子宫瘢痕憩室导致的月经症状是不同的。憩室入口是一个类似括约肌的结构，导致瘢痕憩室逐渐扩张，从而形成一个容器，可以储存经血。丰富的血供、慢性炎症及医源性子宫内膜异位症使憩室内的血液流出。瘢痕憩室的作用就类似一个储存经血及黏液的容器，月经后这些血液及黏液可部分零星地流出。多数患者中，容器排空后仍然是凹陷的，因为子宫该部位的收缩力减低，导致血液在憩室底部积累。憩室的扩张会引起耻骨上的盆腔痛，尤其是在进行双合诊的时候。

憩室内的血液包括残存的经血及逐渐产生的经血。混合的血液经受过氧化，并混有黏液，形成了一个繁衍细菌生长的理想环境，加速了有恶臭味的血液代谢物质的产生，并引起月经后慢性炎症的发生。

宫颈黏膜及子宫内膜的慢性炎症会导致继发不孕。实际上，宫颈黏膜的慢性炎症及宫颈管内的残存血液在围排卵期会改变宫颈黏液的性能，阻止精子的进入。另外，残存的血液会流入子宫腔，特别是当子宫呈后位时，从而引起子宫内膜炎，限制胚胎着床。

最后，在辅助生殖技术中，瘢痕憩室会干扰胚胎移植的合适位置。

三、宫腔镜前诊断

1.经阴道超声（TVS）

经阴道超声是瘢痕憩室的诊断方法之一。可以在月经后出血时进行，或正常月经结束后几天内进行。瘢痕憩室部位通常表现为无回声区，形状类似等腰三角形，其尖端朝向子宫峡部前壁，其底边为宫颈管后壁（图12-2）。在大多数患者中，无回声区常出现在子宫左前壁峡部处，因为妊娠子宫常为右旋，所以剖宫产切口常偏向左侧。

目前，瘢痕憩室的超声分类系统未普遍应用。

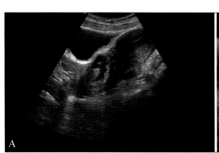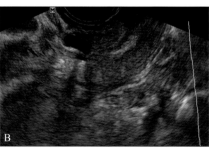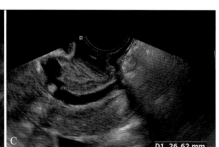

图 12-2 大量瘢痕憩室的超声及宫腔超声造影图像。经腹部扫描的子宫矢状面（A）显示了较大的无回声区，该无回声区打断了子宫峡部前壁的连续性，并与宫颈管相通。2D经阴道超声显示了子宫矢状面（B）效果优于SHG（C），可以更好地发现瘢痕憩室的特点（大小、子宫外口到瘢痕憩室下缘肌层的距离）

Ofili-Yebovi等（2008）提出了一个基于瘢痕憩室的"高度率"的评分系统。在一个纵切面中测量了子宫剖宫产切口瘢痕到宫底的距离。"高度率"被定义为上述距离与完整的宫腔长度的比值（从宫颈内口到宫底的距离）。该评分系统提供了一个瘢痕憩室位置的超声估测：

■ 高度率=1：瘢痕憩室位于宫颈内口水平。
■ 高度率<1：瘢痕憩室高于宫颈内口水平。

　　其他研究者估算了瘢痕憩室处肌层的厚度，并对比其周围正常肌层的厚度。特别是，瘢痕憩室处的肌层的薄厚，缺损率被定义为纵切面上残存肌层厚度与邻近肌层厚度的比值。当瘢痕憩室处肌层的缺损超过50%时被定义为严重缺损。多个研究者提出了通过超声估测憩室三角形面积的方法进行分级，其公式为0.5×底边×高度。高度就是憩室的深度（三角形底边到尖端的距离），底边就是其宽度（无回声区邻近宫颈管的最长边），超声截面为纵切面。憩室的分级有三级：

■ 1级：面积<15mm²
■ 2级：16mm²< 面积 > <25mm²
■ 3级：面积>25mm²

2.宫腔声学造影（SHG）

　　该方法更易诊断及测量瘢痕憩室。宫腔超声造影可使憩室边缘更加准确易见，且憩室更形象化。盐水的注入有冲洗的作用，可以清空憩室内的血液及积累的稠密黏液，可以使得测量更加准确。宫腔超声造影更适合用于在腔镜下修补憩室前对其游离的肌层边缘进行评估，可以更准确了解憩室底部肌层厚度，从而对切除方案进行调整（图12-2）。

3.三维超声（3D US）

　　该方法可以更加准确地了解宫颈管及子宫膀胱间隙之间的损害（图12-3）。

4.子宫输卵管造影（HSG）

　　子宫输卵管造影检查通常显示瘢痕憩室形态类似一个三角形的小口袋，或者部分呈线状缺损，但该检查无法测量肌层厚度，难以准确评估憩室的大小（图12-4）。

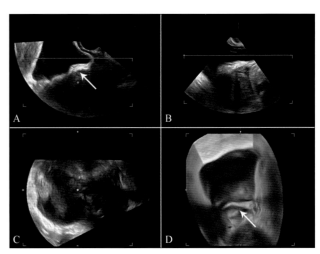

图12-3　图12-2中瘢痕憩室的3D多维重建。经膀胱像（D）：箭头指示的是由瘢痕憩室导致的膀胱后壁的皱褶

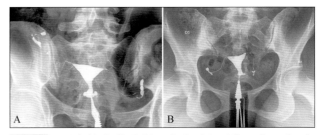

图12-4　子宫输卵管造影：瘢痕憩室图像。位于宫颈-子宫峡部的腔隙（A）类似"蘑菇"样形状，左右都有的假性憩室。子宫峡部"蘑菇"样变形（B），更多位于左侧

四、宫腔镜诊断

　　门诊宫腔镜检查相比于其他检查方法可以更准确地诊断瘢痕憩室，并且可以对治疗方案进行决定性的评估。瘢痕憩室是一个解剖上的缺损，类似一个小口袋，位于子宫峡部或宫颈管前壁的上1/3处，很少位于中间或下1/3处（图12-5）。缺损的位置与术者有关，因为术者决定了子宫切口的位置（如左侧缺损与第一助手站于患者左侧有关，并且通常连续缝合是从右到左），并且剖宫产切口的时机会影响缝线的位置（如在早产的患者中，子宫下段的形成较差，瘢痕憩室的位置会更低，或者更加接近宫

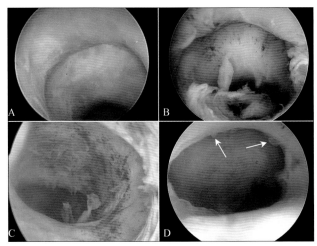

图12-5　宫腔镜下瘢痕憩室图像。绝经后女性瘢痕憩室同样覆盖着绝经后子宫内膜（A）。育龄期女性的瘢痕憩室图像（B ~ D）。C显示的是位置较低的憩室，因为该患者行剖宫产时未足月，且为急诊剖宫产。D显示典型的子宫内膜炎及微小息肉（箭头）

颈管）。

在子宫内膜增殖晚期（月经周期的第10 ~ 12天）进行宫腔镜检查，可以看清位于憩室底部呈暗红色的血液，并且宫腔内无出血征象（图12-6）。诊断瘢痕憩室所用膨宫液会冲洗掉其内混有稠密黏液的血液。特殊情况下，宫腔镜检查还会发现憩室底部的医源性子宫腺肌瘤，有时还会从中流出巧克力色的血液（图12-7）。在憩室内有丰富的子宫内

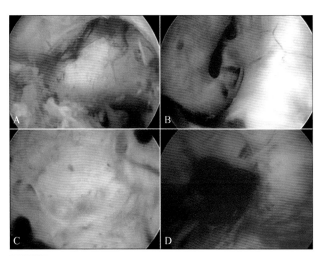

图12-6　瘢痕憩室底部的血凝块，由于膨宫液持续灌流而排出

膜组织，伴有息肉或息肉样病变（图12-8），或者伴有丰富的血管（图12-9），可能与慢性炎症反应过程有关。

目前，还没有宫腔镜下评估瘢痕憩室的分类标准，超声、宫腔超声造影，或宫腔镜直视下的发现，及组织病理学评估的综合对比分析研究是目前需要的。

五、治疗

一些学者提出尝试使用雌孕激素或单用孕激素来治疗瘢痕憩室，但是另一些学者不认同这种治疗方案。手术是唯一被证实的可以真正解决这个疾病

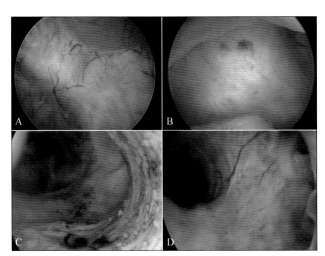

图12-7　凝血块及其他物质排出后，憩室底部呈现出暗红色的条状及点状痕迹，与最初的医源性子宫腺肌症有关，有时会伴有巧克力样血性液体流出。A显示了一个可见的小的子宫腺肌瘤。C显示了瘢痕憩室下缘的一个壁间的小腺肌瘤被切除后的图像

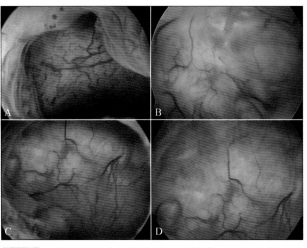

图12-8　瘢痕憩室内的息肉及息肉样病变，并且伴有或多或少扩张的血管（A）、基质水肿（B、C）和扩张的腺体开口（C）

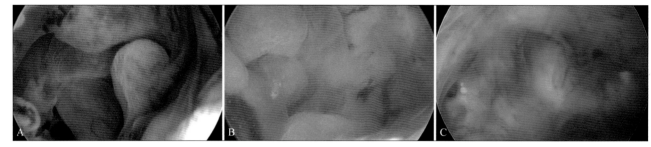

图 12-9　特别是在生育年龄，宫腔镜下可见血管扩张更加严重

的治疗方法，包括病理、发病机制和憩室相关的症状等问题。虽然一些医师提议可以用腹腔镜或阴式手术，或者联合手术进行治疗，但宫腔镜治疗仍是首选的方法。

1.切除治疗

迄今为止，从长远的角度来看，宫腔镜手术可以解决瘢痕憩室症状并且预防一些潜在的并发症。

在 1996 年，Femandez 首先命名了瘢痕憩室切除术。步骤包括首先进行憩室边缘的切除，使憩室壁和宫颈管之间的连接平整，并进行修整，目的在于促进经血和黏液的流出。下一步，用电切刀切除憩室底部的炎症和坏死组织，此时往往会有血液流出，没有了黏液或坏死物质的积聚，才能促进子宫颈受损伤部位连同宫颈黏膜和单层上皮的愈合。膀胱内充盈亚甲蓝试剂后，运用单极或双极电切环切除三角形缺损的上下缘（图 12-10）。为了避免医源性和远期的膀胱损伤（图 12-11），手术应非常

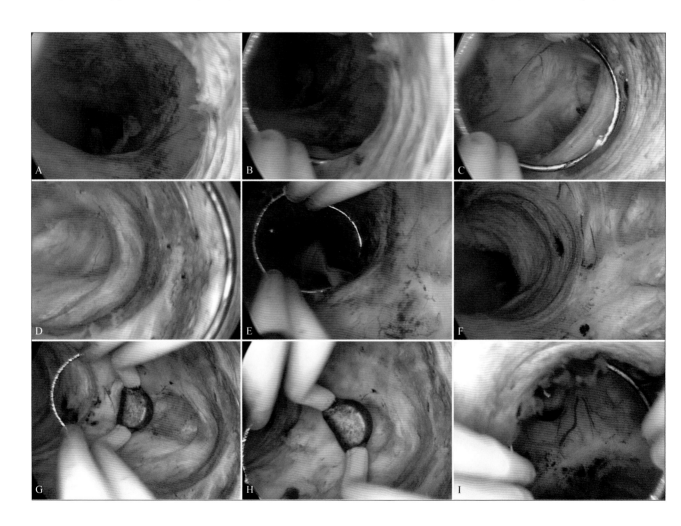

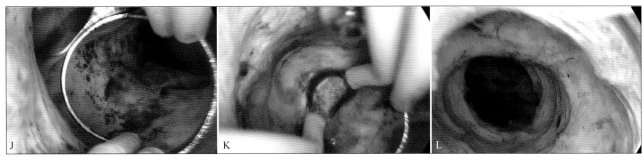

图12-10　使用26Fr的双极电切镜切除瘢痕憩室（KARL STORZ，德国）。瘢痕憩室位于宫颈管的下段，主要位于左侧壁（A）；电切环用于切除憩室下端的边缘（B～D），然后切除憩室上端边缘（E）直至切到肌层水平（F）；然后，使用滚球电极电凝憩室底部，使其平整光滑（G～H）。相同的手术用于切除位于另一侧瘢痕憩室（L）（右侧壁）（I～K）

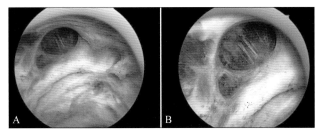

图12-11　瘢痕憩室切除术中瘢痕组织的部分切除

精准、完整地切除纤维炎症瘢痕组织同时包括潜在的肌肉血管组织。随后，用一个3mm的球形电极修整憩室底部，目的是为了使瘢痕憩室底部的表面平整。这个过程在宫腔镜直视下进行，如果残存肌层较厚可以不用术中超声引导。

2.门诊宫腔镜治疗

瘢痕憩室的治疗可以在门诊进行微创小型双极的宫腔镜手术，汽化憩室底部和憩室壁上的不典型血管（图12-12）。然而这种方法是次于切除手术的一种选择，并且只有小部分病例适用于这种治疗方法。

六、手术疗效

目前，只在一些非随机研究中进行了术后疗效评估，至今在科研领域并没有达成明确的共识。大多数可寻的研究中评估了形态缺损的修复手术疗效。有可靠的报道指出在异常子宫出血的症状方面有明确的改善。对于宫腔镜治疗困难的患者，一些学者建议使用腹腔镜的方法进行瘢痕憩室的修复。至今为止，只有一小部分研究报道了手术修复瘢痕憩室的妊娠结局。最近有一篇Gubbini等的研究（2011）指出子宫瘢痕憩室继发不孕患者进行宫腔镜手术后，妊娠结局有所改善。

赵一　译

于文　审

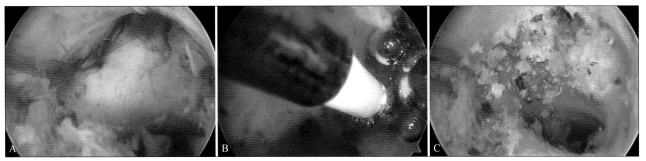

图12-12　使用微创器械治疗瘢痕憩室。在该病例中，轻度的瘢痕憩室伴有严重的血管化（A）：双极"Spring"电极（Gynecare Versapoint，爱惜康内镜公司）被用于憩室底部病灶的定点汽化（B、C）。该病例中，"Spring"电极替代了"Twizzle"，可以使汽化层面更深更广

参考文献

1. Borges LM, Scapinelli A, de Baptista Depes D, Lippi UG, Coelho Lopes RG. Findings in patients with post-menstrual spotting with prior cesarean section. Journal of Minimally Invasive Gynecology 2010; 17(3): 361–64.

2. Chang Y, Tsai EM, Long CY, Lee CL, Kay N. Resectoscopic treatment combined with sonohysterographic evaluation of women with postmenstrual bleeding as a result of previous cesarean delivery scar defects. American Journal of Obstetrics & Gynecology 2009; 200 (4): 370.e1–4.

3. Fabres C, Arriagada P, Fernández C, Mackenna A, Zegers F, Fernández E. Surgical treatment and follow-up of women with intermenstrual bleeding due to cesarean section scar defect. Journal of Minimally Invasive Gynecology 2005; 12: 25–28.

4. Fabres C, Aviles G, De La Jara C, Escalona J, Muñoz JF, Mackenna A, Fernández C, Zegers-Hochschild F, Fernández E. The cesarean delivery scar pouch: clinical implications and diagnostic correlation between transvaginal sonography and hysteroscopy. Journal of Ultrasound in Medicine 2003; 22: 695–700.

5. Fernandez E, Fernandez C, Fabres C, Alam V V. Hysteroscopic Correction of Cesarean Section Scars in Women with Abnormal Uterine Bleeding. Journal of American Association of Gynecologic Laparoscopists 1996; 3: S13.

6. Fischer RJ. Symptomatic cesarean scar diverticulum: a case report. Journal of Reproductive Medicine 2006; 51(9): 742–44.

7. Florio P, Gubbini G, Marra E, Dores D, Nascetti D, Bruni L, Battista R, Moncini I, Filippeschi M, Petraglia F. A retrospective case-control study comparing hysteroscopic resection versus hormonal modulation in treating menstrual disorders due to isthmocele. Gynecological Endocrinology 2011; 27(6): 434–38.

8. Florio P, Filippeschi M, Moncini I, Marra E, Franchini M, Gubbini G. Hysteroscopic treatment of the cesarean-induced isthmocele in restoring infertility. Current Opinion in Obstetrics & Gynecology 2012; 24(3): 180–86.

9. Gubbini G, Casadio P, Marra E. Resectoscopic correction of the "isthmocele" in women with post-menstrual abnormal uterine bleeding and secondary infertility. Journal of Minimally Invasive Gynecology 2008; 15: 172–75.

10. Gubbini G, Centini G, Nascetti D, Marra E, Moncini I, Bruni L, Petraglia F, Florio P. Surgical hysteroscopic treatment of cesarean-induced isthmocele in restoring fertility: prospective study. Journal of Minimally Invasive Gynecology 2011; 18(2): 234–37.

11. Hayakawa H, Itakura A, Mitsui T, Okada M, Suzuki M, Tamakoshi K, Kikkawa F. Methods for myometrium closure and other factors impacting effects on cesarean section scars of the uterine segment detected by the ultrasonography. Acta Obstetrica et Gynecologica 2006; 85: 429–34.

12. Jastrow N, Chaillet N, Roberge S, Morency AM, Lacasse Y, Bujold EJ. Sonographic lower uterine segment thickness and risk of uterine scar defect: a systematic review. Obstetrics & Gynaecology Canada 2010; 32(4): 321–27.

13. Klemm P, Koehler C, Mangler M, Schneider U, Schneider A. Laparoscopic and vaginal repair of uterine scar dehiscence following cesarean section as detected by ultrasound. Journal of perinatal medicine. 2005; 33 (4): 324–31.

14. Monteagudo A, Carreno C, Timor-Tritsch IE. Saline infusion sonohysterography in nonpregnant women with previous cesarean delivery: the "niche" in the scar. Journal of Ultrasound in Medicine 2001; 20: 1105–15.

15. Morris H. Surgical pathology of the lower uterine segment caesarean section scar: is the scar a source of clinical symptoms? International Journal of Gynecological Pathology 1995; 14: 16–20.

16. Naji O, Abdallah Y, Bij de Vaate A, Smith A, Pexsters A, Stalder C, McIndoe A, Ghaem-Maghami S, Lees C, Brölmann HA, Huirne JA, Timmerman D, Bourne T. Standardized approach for imaging and measuring Caesarean section scars examined using ultrasonography. Ultrasound in Obstetrics & Gynecology 2012; 39(3): 252–59.

17. Ofili-Yebovi D, Ben-Nagi J, Sawyer E, Yazbek J, Lee C, Gonzalez J, Jurkovic D. Deficient lower-segment Cesarean section scars: prevalence and risk factors. Ultrasound in Obstetrics & Gynecology 2008; 31: 72–77.

18. Osser OV, Jokubkiene L, Valentin L. Cesarean section scar defects: agreement between transvaginal sonographic findings with and without saline contrast enhancement. Ultrasound in Obstetrics & Gynecology 2010; 35(1): 75–83.

19. Poidevin LO. Caesarean section scar safety. British Medicine Journal 1959; 21(2): 1058–61.

20. Regnard C, Nosbusch M, Fellemans C, Benali N, van Rysselberghe M, Barlow P, Rozenberg S. Cesarean section scar evaluation by saline contrast sonohysterography. Ultrasound in Obstetrics & Gynecology 2004; 23: 289–92.

21. Shih CL, Chang YY, Ho M, Lin WC, Wang AM, Lin WC. Hysteroscopic transcervical resection. A straightforward method corrects bleeding related to cesarean section scar defects. American Journal of Obstetrics & Gynecology 2011; 204(3): 278.e1–2.

22. Surapaneni K, Silberzweig JE. Cesarean section scar diverticulum: appearance on hysterosalpingography. American Journal of Roentgenology 2008; 190: 870–4.

23. Tahara M, Shimizu T, Shimoura H. Preliminary report of treatment with oral contraceptive pills for intermenstrual vaginal bleeding secondary to a cesarean section scar. Fertility & Sterility 2006; 86(2): 477–79.

24. Thurmond AS, Harvey WJ, Smith SA. Cesarean section scar as a cause of abnormal vaginal bleeding: diagnosis by sonohysterography. Journal of Ultrasound in Medicine 1999; 18: 13–16.

25. Uppal T, Lanzarone V, Mongelli M. Sonographically detected caesarean section scar defects and menstrual irregularity. Journal of Obstetrics & Gynaecology 2011; 31(5): 413–16.

26. Vikhareva Osser O, Valentin L. Risk factors for incomplete healing of the uterine incision after caesarean section. British Journal of Obstetrics and Gynecology 2010; 117(9): 1119–26.

27. Wang CB, Chiu WW, Lee CY, Sun YL, Lin YH, Tseng CJ. Cesarean scar defect: correlation between Cesarean section number, defect size, clinical symptoms and uterine position. Ultrasound in Obstetrics & Gynecology 2009; 34: 85–89.

28. Wang CJ, Huang HJ, Chao A, Lin YP, Pan YJ, Horng SG. Challenges in the transvaginal management of abnormal uterine bleeding secondary to cesarean section scar defect. European Journal of Obstetric & Gynecological Reproductive Biology 2011; 154(2): 218–22.

29. Yazicioglu F, Gökdogan A, Kelekci S, Aygün M, Savan K. Incomplete healing of the uterine incision after caesarean section: Is it preventable? European Journal of Obstetric & Gynecological Reproductive Biology 2006; 124(1): 32–36.

图片信息

图12-2   Images by courtesy of Dr. G. Nazzaro and Dr. M. Miranda.

图12-11   Images by courtesy of Dr. P. Casadio.

13

子宫腺肌病

目 录

定义、病因与分类 124

临床表现 124

宫腔镜前诊断 124

■ 经阴道超声检查（TVS） 125

■ 子宫输卵管造影（HSG） 125

■ 磁共振成像（MRI） 125

宫腔镜诊断 126

治疗 129

■ 门诊宫腔镜治疗 129

■ 电切镜治疗 129

参考文献 131

第13章　子宫腺肌病

一、定义、病因与分类

　　子宫腺肌病或子宫内膜异位症常根据子宫内膜的腺体及间质形态进行分型。尽管组织病理学对子宫腺肌病进行了定义，但仍存在许多争议。Hendrickson和Kempson在《子宫体手术病理学》（Surgical Pathology of the Uterine Corpus）（1990）提出腺肌病是异位的内膜侵袭入子宫内膜与肌层所导致的疾病，病灶与子宫黏膜–肌层结合带之间的距离大于或等于4mm，有时可见病灶周围毗邻组织过度生长。Gompel和Silverberg在其论文《妇产科病理》中认为子宫腺肌症是子宫内膜组织向深部侵袭，深度距子宫内膜–肌层结合带2mm以上。然而，一些作者认为异位的子宫内膜在子宫内膜–肌层结合带内2mm应被称为亚腺肌病。

　　临床上，越来越多的人认同以下这一观点：内膜侵袭深度在子宫黏膜–肌层结合带外1mm即为腺肌症。异位内膜病灶周围的子宫肌层细胞过度生长导致月经过多。子宫后壁更易受腺肌症的影响。

　　由于异位内膜会扩散，腺肌症又分为弥漫性腺肌症和局限性腺肌症。前者内膜腺体和（或）间质与肌层平滑肌纤维弥漫性混合，后者在子宫肌层中出现单个结节，难与平滑肌瘤区分，常被误诊为腺肌瘤。然而这种分类方式并不是无懈可击的，但它能够排除腺肌病病灶周围肌层代偿性过度生长造成的腺肌瘤。当然，弥漫性腺肌病和局限性腺肌病也可在同一子宫内同时出现。

　　利用病灶发生的地点可定义表层腺肌病和深层腺肌病。从肌壁到浆膜，异位子宫内膜可侵犯多个地方。McCausaland（1998）用"浅层腺肌病"表示异位子宫内膜浸润深度 < 2.5mm，用"深层腺肌病"表示异位子宫内膜浸润深度 > 2.5mm的腺肌病。腺肌病发病率在不同国家、不同种族间没有差异，常见于30 ~ 50岁的育龄期妇女。腺肌病的危险因素：妊娠、子宫手术史如剖宫产、子宫肌瘤切除术、使用器械的宫腔内探查术。

　　腺肌病多在因其他妇科疾病切除子宫后进行病理标本检查时被发现，发病率多在5% ~ 70%。如此巨大差异的原因在于各地不同组织病理学检测条件不一致，检出率不同。

　　腺肌症病病因学与组织病理学机制尚不明确。有些人提出子宫内膜内陷假设，有些人支持子宫肌层过度失控出现在子宫内膜黏膜层内的观点。然而，目前最普遍认同的假说是子宫内膜与子宫肌层界限（又称EMI或内膜肌层交界面）的损伤导致基底层的增生反应，进而侵入子宫肌层。内膜肌层交界面的连续损伤会引起内膜滋养层的侵袭（这解释了多胎产妇好发腺肌病的现象），也可引起与月经周期不同步的子宫收缩过强或子宫肌层的变异收缩（这一状态是子宫内膜异位症的特有发病机制）。据多个报道显示高雌激素血症与子宫腺肌病息息相关，绝经后妇女服用他莫昔芬后腺肌病的发病率也显著增加（从18%提高到54%）。

二、临床表现

　　病灶处异位子宫内膜有能进行减数分裂和代谢活动的特征，但有时也会像正常子宫内膜一样对卵巢分泌的激素的刺激有相应分泌反应。每月异位子宫内膜会定期脱落出血，刺激周围组织。Levgur（2000）认为痛经与腺肌病发生率有一定关系，病灶浸润深度与月经过多和（或）痛经也具有相关性。在腺肌病中，月经过多的发生率为40% ~ 50%，痛经发生率为10% ~ 30%。临床观察还发现浅层腺肌病一般没有症状，深层腺肌病常有痛经，月经过多、慢性盆腔痛、子宫增大等症状。此外，性交困难也十分常见。临床上可见病灶广泛侵袭，甚至子宫壁广泛增厚至子宫整体增大。

三、宫腔镜前诊断

　　由于腺肌病病灶常在子宫壁内，腺肌病通常是由腹腔镜下子宫切除后活检和（或）经皮B超监测下活检偶然发现并诊断。只在极少数情况下，活检前就能够确切诊断出子宫腺肌病或者仅由组织学就能诊断出子宫腺肌病。近年来一些较先进的影像诊断学检查方法的运用，如经阴道超声检查（TVS）、输卵管造影（HSG）、磁共振成像（MRI）使得诊断更加准确。

1.经阴道超声检查（TVS）

出现下列表现时怀疑腺肌病（图13-1、图13-2）：

■ 子宫增大。
■ 子宫肌层不对称增厚。
■ 子宫肌层无包膜区域有回声性质的改变。
■ 高回声或低回声。
■ 不均匀性。
■ 子宫肌层出现陷凹或无回声囊腔。
■ 肌层可见内膜影像。
■ 子宫内膜–肌层交界区模糊。
■ 黏膜下光晕异常增厚。

在妇科超声影像上，若增厚的子宫内膜中出现直径1～3mm卵圆形无回声陷凹，边缘无回声，后

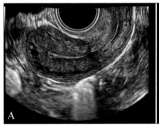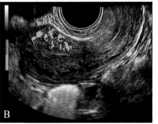

图13-1　二维经阴道超声：浅层腺肌症与深层腺肌症的影像，矢状面（A）扫描显示子宫肌层回声改变：肌层低回声或高回声，内膜与肌层交界处模糊不清，黏膜下光晕增厚，增厚的子宫肌层内有直径1～3mm的卵圆形无回声区，有从子宫内膜层向子宫肌层放射的高回声线形条索状影。彩色多普勒超声扫描（B）示：与子宫内膜垂直的方向有增强血管化

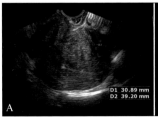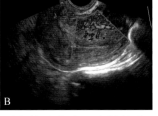

图13-2　二维经阴道超声：子宫前壁有腺肌症性结节。矢状面（A）示增厚肌层有单个混合回声结节，直径30.89mm×39.2mm，无典型子宫腺肌瘤的高回声边缘及后壁回声衰减。经阴道超声（B）示于子宫内膜垂直方向有不局限于病灶周围的丰富血流信号

方无回声衰减，通常为子宫腺肌病的影像学表现，易与子宫肌瘤相鉴别。

囊性腺肌瘤是一类具有特殊影像表现的腺肌症，在增厚的肌壁内有多个直径几厘米的囊腔，其内充满血液。它与非交通性残角子宫、肌瘤液化坏死十分类似，但腺肌症患者有呈周期性出现的痛经症状。少数情况下，腺肌症与不孕不育相关。然而随着年龄的增长，30岁以上的不孕女性腺肌症的发生率有所增加。子宫肌瘤有时会与腺肌症伴发，发生率为35%～55%。极少情况下，腺肌症病灶中可检测到子宫内膜癌细胞，亦有罕见腺肌症伴发急性宫腔内脓肿报道。事实上，子宫肌瘤多呈球形影，后壁有典型的回声衰减，周围有强回声血流信号，彩超下易见。腺肌症病灶少见围绕在病灶周围丰富的血流信号。多房囊性腺肌症有典型"瑞士奶酪征"，即子宫肌层内有多个直径5～7mm的不规则囊性分隔。其他超声影像表现：肌层低回声区面积大于普通腺肌症，囊性分隔内无回声，高回声线性条索影从内膜向肌层放射，内膜–肌层交界区更加模糊。Brosens等（1995）发现腺肌症患者可出现子宫后壁增厚，子宫内膜线前移。

经阴道超声检查诊断腺肌症真阳性率约为74.1%，真阴性率约为98.6%。当肌层有蜂窝状改变时，经阴道超声的特异性和敏感性大大提高。有时，通过经阴道超声检查可区分深层腺肌症与浅层腺肌症，从而帮助患者选择最佳治疗方案。一般来说，只有浅层腺肌症选择宫腔镜治疗这一方案。

2.子宫输卵管造影（HSG）

当HSG影像至少满足一下一条时，HSG有诊断价值（图13-3）：

■ 棒棒糖样憩室（直接征象）
■ 输卵管扩张（间接征象）
■ 毛刺状影像（间接征象）

3.磁共振成像（MRI）（图13-4、图13-5）

与TVS相比，MRI的敏感性和特异性显著提高，然而由于MRI检查费用较高，临床上的使用受

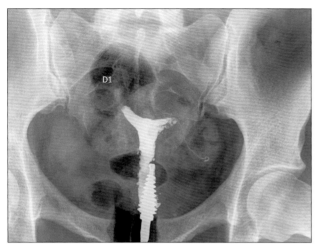

图13-3　腔外形基本正常，轮廓稍模糊，左侧显影较清晰，可见造影剂注入血管淋巴静脉分支

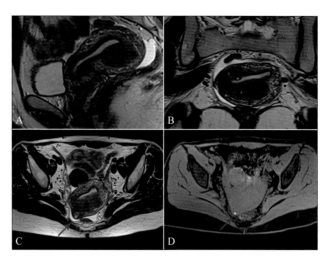

图13-4　弥漫性腺肌症，T2WI上矢状位（A）、冠状位（B）、轴位（C）和T1-VIBE轴位（D）。病灶主要位于子宫后壁，内膜连续，呈囊性结节表现

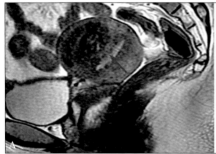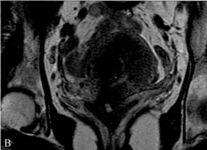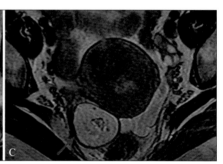

图13-5　子宫前壁腺肌症导致增厚的内膜间出现裂隙，形状不规则。图C示右附件区病灶，内含脂肪组织

到一定限制。通过MRI可明确辨认子宫黏膜下肌瘤，影像上可见一低密度区：子宫内膜-肌层结合带（Junctional Zone，JZ）。当JZ最大厚度处＞15mm时，即可诊断弥漫性腺肌症。若JZ厚度为12～15mm，则需要其他征象，如JZ形态不光滑连续，肌层内可见病灶或信号异常区边界模糊。当JZ＜8mm时，不予诊断弥漫性腺肌症。局灶性腺肌症MRI影像：T2WI可见黏膜下低信号（与坏死组织连续），病灶周围边界模糊。

　　MRI亦可鉴别浅层腺肌症和深层腺肌症，从而选择最佳治疗方案：只有浅层腺肌症可通过宫腔镜治疗。当子宫容积大于400ml时，没有十分有效的辅助检查技术可诊断腺肌症，但通过MRI和TVS联合检查有确诊的可能。

四、宫腔镜诊断

　　宫腔镜是辅助诊断腺肌症的主要手段，可直视

宫腔内并在直视条件下进行活检。由于视野只局限于子宫内膜表面，宫腔镜不能作为腺肌症确诊手段。下列表现可提示腺肌症诊断：

- 子宫内膜不规则，表面间微小开口（图13-6）。
- 清晰的增生血管（图13-7）。
- 内膜"草莓征"（图13-8）。
- 外表深蓝或巧克力色囊性出血灶（图13-9）。
- 宫腔内病灶纤维囊性改变（3～5次宫内出血后出现）（图13-10、图13-11）。

　　腺肌症患者的子宫内膜在增殖期和分泌期都可见内膜血管的异常分布（平均内膜表面积增加，内膜总表面积增加，毛细血管数量增加），降低灌流系统膨宫压即可充分观察到这一现象。这一现象证实了"腺肌症患者内膜存在功能减退"这一

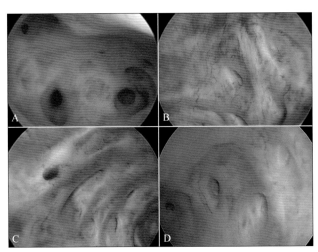

图13-6 宫腔镜下捕捉到的影像提示子宫腺肌症，黏膜不规则，其上可见小开口。图C示巧克力色血性囊肿

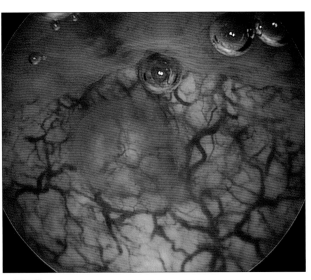

图13-7 宫腔镜下提示腺肌症。宫底黏膜明显充血，血管网不规则，小腺管囊性扩张

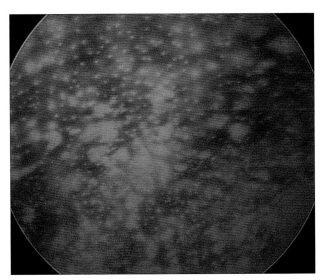

图13-8 宫腔镜下子宫内膜典型"草莓征"改变：内膜充血，其内散在分布白色圆点

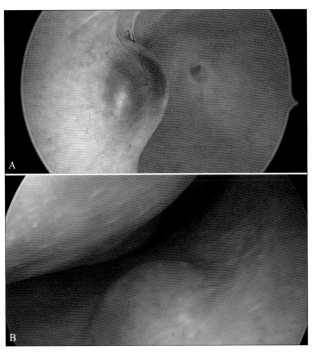

图13-9 宫腔镜下囊性出血灶呈深蓝色（A）或巧克力色"B"。图B示宽大的子宫内膜息肉

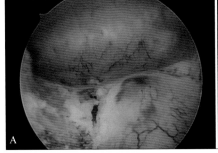
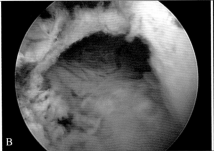
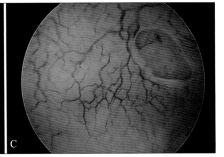

图13-10 宫腔镜下可见子宫后壁（A）在多次内出血后，原病灶处形成纤维囊性表现。B：此处病灶双极电切术后的特写。C：宫底内膜表面的小型开口与黏膜下深蓝色血性囊肿

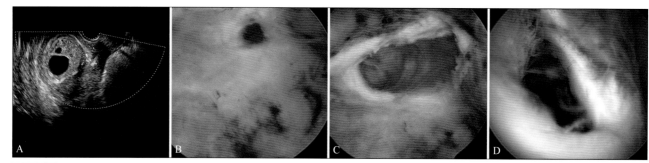

图 13-11 超声下子宫腺肌症与宫腔镜下子宫腺肌症。经阴道超声（A）：矢状面可见子宫增大、子宫肌层增厚，增厚的子宫壁中心无回声及回声不均，无高回声外援，无回声衰减。彩色多普勒下，腺肌瘤周围无任何血管征象；B：腺肌瘤囊腔内图像；C：双极电切术后局部特写，纤维囊性腺与宫腔相通；D：术后1个月，囊壁增厚，出现纤维化，与宫腔相通

假说。

宫腔镜不仅可以直视子宫腔内情况，还能够进行活检。还可用微型器械（如活检钳、异物钳、微型剪）或双极电切系统，对子宫内膜及肌层进行活检。有时为了评价异位子宫内膜的侵袭深度，也采用环形电极电切镜进行活检。通过对内膜侵袭深度的判断，这项技术的应用还有助于为疾病的诊断及治疗提供信息。用电切镜取活检时，建议先留取一份含内膜及肌层的标本，在于取完标本的凹陷部深挖肌层留取第二份标本，此份标本仅含肌层。

由于宫腔镜活检标本对腺肌症的诊断没有统一标准，在宫腔镜检查中及标本上见到以下三条现象，有极大可能为腺肌症，但不能予以直接诊断。

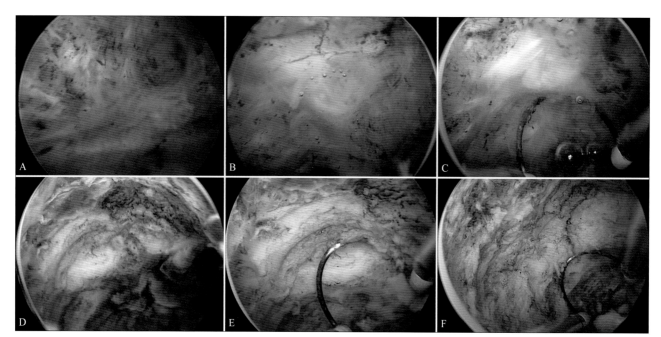

图 13-12 单极电切镜下活检（KARL STORZ，德国）可疑腺肌瘤病灶。此种电切环易在肌层内留取标本并评估内膜侵袭程度。A：宫腔全景：子宫内膜表面多个囊性出血灶，黏膜下肌层不规则；B：黏膜层厚度不规则，部分区域纤维化并有极少量血管异常分布；C：电切环难以取活检的部位。电切镜留取一号标本（D、E）：切入肌层内部，可见不规则及纤维化的肌层。电切镜留取二号标本（F）在第一份切除后留下的凹陷处继续深入切除，此份标本仅含肌层。切除过程中可见异常肌层结构

■ 不规则的黏膜下肌层（螺旋或纤维状）（图13-12）。

■ 肉眼可见正常肌层结构扭曲（图13-12）。

■ 肌壁间可见腺肌瘤（图13-13）。

五、治疗

尽管宫腔镜为诊断腺肌症提供了大量的依据，但其并不作为腺肌症的一线治疗方案。仅在部分局灶性及浅层弥漫性腺肌症中有一定治疗作用。

1.门诊宫腔镜治疗

仅用于浅层局灶性腺肌症。在微型器械或双极电极下去除囊性出血灶（图13-14～图13-16）和小于1.5cm的浅层腺肌瘤。在腺肌瘤切除术中要注意动态监护正常子宫肌层的完整性，防止切除过深。

2.电切镜治疗

适用于去除小于1.5cm的浅层腺肌症结节及弥漫性腺肌症。在后者治疗中可以同时进行子宫内膜合并内膜下浅肌层剥除。然而，深层弥漫性腺肌症无法通过宫腔镜治疗。一些研究者进行了手术，但效果均不理想，患者症状没有减轻，异位内膜从手术瘢痕处向更深处侵袭，造成疾病进展，甚至发生恶变。

（1）局灶性腺肌症（focal adenomyosis）

腺肌瘤切除术现获得了广泛认可，手术通过电切环首先切入向宫腔内突出的病灶，再逐渐剥除瘤体。浅层腺肌症结节的治疗通常将上述治疗手段简化（图13-17）。对于植入较深的病灶，应首先使其凸向宫腔，再进行切除（图13-18），这一手术方式与侵犯肌层的子宫肌瘤电切手术方式类似。最后电凝病灶基底部。手术旨在切除病灶的同时保留正常的肌纤维，但由于缺乏有效的监护手段，达到这一目标还有一定难度。Townsend（1990）成功完成了50例在超声监护下经宫颈切除腺肌瘤的手术。

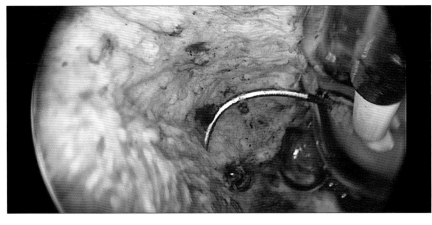

图13-13　既往肌层的小腔间腺肌壁，在单极电切镜（KARL STORZ，德国）下子宫内膜剥除术中

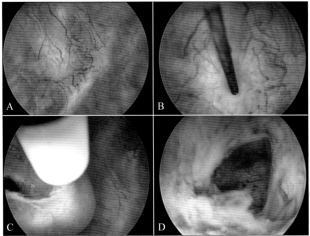

图13-14　浅层良性肌瘤5Fr剥除术（KARL STORZ，德国）。A：宫底囊性腺肌症全景；B：双极电极于病灶处；C：切开囊腔引流内部；D：完成手术前图像，囊壁增厚并纤维化，内层表面有血管强化

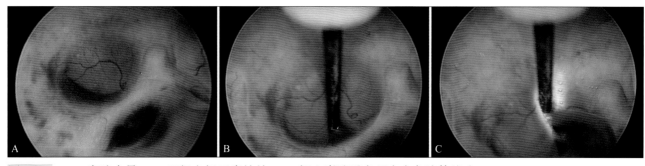

图 13-15   A：宫腔全景；B：双极电极于病灶处；C：切入囊壁后有巧克力色液体流出

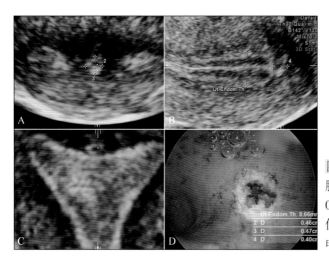

图 13-16   妇科超声诊断及门诊宫腔镜治疗位于宫底的小腺肌症结节。A、B（纵向扫描）：宫底局灶性不均匀增厚 0.46cm × 0.47cm，中央的黏膜下可见腺肌症结节；C（冠状位）：腺肌症结节像一道位于宫底的压痕；D：病灶经双极电切后的景象

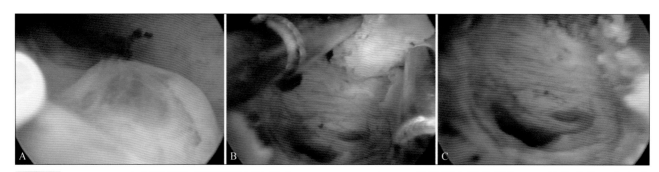

图 13-17   2 ~ 5mm 电切环切除表层腺肌症结节（GynecareVerspoint™，爱惜康内镜公司）。A：结节全貌：突向宫腔的蓝色结节，电切环将结节完全切除（B、C）

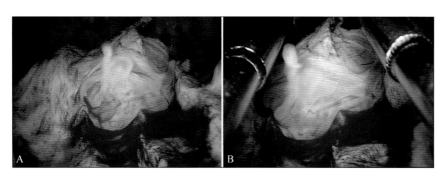

图 13-18   电切环切除植入较深的腺肌症结节（GynecareVersapoint™，爱惜康内镜公司）。A：肌层内结节全景；B：结节缺乏可区分周围正常组织的"分界线"。通过经典切除技术逐渐将结节切除

（2）弥漫性腺肌症（diffuse adenomyosis）

内膜-肌层剥除术（endomyometrectomy）为治疗浅层腺肌症手段之一，其成功率不尽相同。与传统子宫内膜剥除技术不同，此手术切除范围不局限于子宫内膜和 2 ～ 3mm 肌层，而是切除至暴露正常肌组织，最后电凝残余的子宫内膜。此手术通过 3mm 或 5mm 球状电极电凝剥除宫底及宫角内膜，用传统电切环剥除子宫壁的内膜组织。手术切除深度与患者对手术的耐受程度、技术难度、残留风险、宫腔内播散风险、穿孔风险、出血风险等密切相关。为了提高手术效果并降低复发率，术前可通过超声进行评估，着重考虑手术部位的宫壁厚度。值得一提的是，子宫内膜–肌层切除术可能会造成异位内膜播散、增殖，从而加重病情。

局部外源性孕酮治疗如曼月乐等可以作为手术后辅助治疗或直接作为手术的替代方案。曼月乐通过向子宫内膜缓慢释放药物抑制异位内膜并有效缓解症状。浅层腺肌症的异位内膜不同于深层腺肌症结节，它对孕酮十分敏感。此外，曼月乐还能消除医源性异位内膜播散的潜在风险。

孟师慧 译

李晶华 审

参考文献

1. Alborzi S, Parsanezhad M.E, Mahmoodian N, Alborzi M. Sonohysterography versus transvaginal sonography for screening of patients with abnormal uterine bleeding.International Journal of Gynecology and Obstetrics 2007; 96: 20–23.

2. Abushahin N, Zhang T, Chiang S, Zhang X, Hatch K, Zheng W. Serous endometrial intraepithelial carcinoma arising in adenomyosis: a report of 5 cases. International Journal of Gynecological Pathology 2011; 30(3): 271–81.

3. Ackerman LV, Rosai J. Ackerman's Surgical Pathology. St. Louis: Mosby; 1989.

4. Andreotti RF, Fleischer AC. The sonographic diagnosis of adenomyosis. Ultrasound Quarterly 2005; 21(3): 167–70.

5. Basak S, Saha A. Adenomyosis: still largely under-diagnosed. Journal of Obstetrics and Gynaecology 2009; 29 (6): 533–35.

6. Blaustein A, Kurman RJ. Blaustein's Pathology of the Female Genital Tract. New York: Springer-Verlag; 1994.

7. Brosens JJ, de Souza NM, Barker FG, Paraschos T, Winston RM. Endovaginal ultrasonography in the diagnosis of adenomyosis uteri: identifying the predictive characteristics. British Journal of Obstetrics and Gynaecology 1995; 102(6): 471-4

8. Cohen I, Shapira J, Beyth Y, Bernheim J, Tepper R, Cordoba M, Altaras MM. Estrogen and progesterone receptors of adenomyosis in postmenopausal breast cancer patients treated with tamoxifen. Gynecologic & Obstetric Investigation 1998; 46(2): 116–22.

9. Di Spiezio Sardo A, Guida M, Bettocchi S, Nappi L, Sorrentino F, Bifulco G, Nappi C.Role of hysteroscopy in evaluating chronic pelvic pain. Fertility and Sterility 2008; 90(4): 1191–96.

10. Dueholm M. Transvaginal ultrasound for diagnosis of adenomyosis: a review. Best Practice & Research: Clinical Obstetrics & Gynaecology 2006; 20(4): 569–82.

11. Dueholm M, Lundorf E. Transvaginal ultrasound or MRI for diagnosis of adenomyosis. Current Opinion in Obstetrics & Gynecology 2007; 19 (6): 505–12.

12. Fernández C, Ricci P, Fernández E. Adenomyosis visualized during hysteroscopy.Journal of Minimally Invasive Gynecology 2007; 14: 555–56.

13. Hendrickson MR, Kempson RL. Non-neoplastic conditions of the myometrium and uterine serosa. In Bennington, J.L. (ed.), Surgical Pathology of the Uterine Corpus 1990; Saunders, Philadelphia, pp. 452–53.

14. Hunter D.C, McClelland H.R. Trans-cervical resection of the endometrium: the first four years' experience at the Belfast City Hospital. The Ulster Medical Journal 1998; 67 (1): 29–32.

15. Kairi-Vassilatou E, Kontogianni K, Salamalekis M, Sykiotis K, Kondi-Pafitis A.A clinicopathological study of the relationship between adenomyosis and other hormone-dependent uterine lesions. European Journal of Gynaecological Oncology 2004; 25(2): 222–24.

16. Keckstein J. Hysteroscopy and Adenomyosis. Contribution to Gynecology & Obstetrics 2000; 20: 41–50.

17. Levgur M, Abadi MA, Tucker A. Adenomyosis: symptoms, histology, and pregnancy terminations.ObstetricsGynecology2000; 95(5): 688-91

18. Levgur M. Therapeutic options for adenomyosis: a review. Archives of Gynecology and Obstetrics 2007; 276(1): 1–15.

19. Marbaix E, Brun J.L. Concise survey of endometrial pathologies detected at hysteroscopy. Gynecological Surgery 2004; 1: 151–57.

20. McCausland AM, McCausland VM. Depth of endometrial penetration in adenomyosis helps determine outcome of rollerball ablation. American Journal of Obstetrics and Gynecology 1996; 174(6): 1786–93; 93–94.

21. McCausland V, McCausland A. The response of adenomyosis to endometrial ablation/resection. Human Reproduction Update 1998; 4(4): 350–59.

22. Molinas CR, Campo R. Office hysteroscopy and adenomyosis. Best Practice & Research: Clinical Obstetrics & Gynaecology 2006; 20 (4): 557–67.

23. Ota H, Tanaka T. Stromal vascularization in the endometrium during Adenomysis.Microscopy research and technique 2003; 60: 445–49.

24. Peric H, Frase IS. The symptomatology of adenomyosis. Best Practice & Research: Clinical Obstetrics & Gynaecology 2006; 20 (4): 547–55.

25. Roger Molinas C, Campo R. Of?ce hysteroscopy and adenomyosis. Best Practice & Research: Clinical Obstetrics & Gynaecology 2006; 20(4): 557–67.

26. Romanek K, Bartuzi A, Bogusiewicz M, Rechberger T. Risk factors for adenomyosis in patients with symptomatic uterine leiomyomas. Ginekologia Polska 2010; 81(9): 678–80.

27. Sato H, Borsari R, Yajima EK, Ninomiya T, Saito CS, Kumagai CA. Adenomyoma associated with high level of CA 125 and CA 19.9: case report. European Journal ofGynecological Oncology 2011; 32 (4): 455–56.

28. Thomas JS Jr, Clark JF. Adenomyosis: a retrospective view. Journal of National Medicine Association 1989; 81(9): 969–72.

29. Townsend DE, Richart RM, Paskowitz RA, Woolfork RE. 'Rollerball' coagulation of the endometrium. Obstet Gynecol 1990; 76, 310–313

30. Tremellen K, Russel P. Adenomyosis is a potential cause of recurrent implantation failure during IVF treatment. Australian & New Zealand journal of Obstetrics & Gynecology 2011; 51 (3) 280–83.

31. Viganò P, Somigliana E, Vercellini P. Levonogestrel-releasing intrauterine

system for the treatment of endometriosis: biological and clinical evidence. Womens Health(Lond Engl.) 2007; 3(2): 207–14.

32. Yamamoto T, Noguchi T, Tamura T, Kitawaki J, Okada H. Evidence for estrogen synthesis in adenomyotic tissues. American Journal of Obstetrics & Gynecology 1993; 169(3): 734–38.

33. Wood C. Surgical and medical treatment of adenomyosis. Human Reproduction Update 1998; 4(4): 323–36.

图片信息

图 13-1   Images by courtesy of Dott. G. Nazzaro and Dr. M. Miranda.
图 13-2   Images by courtesy of Dott. G. Nazzaro and Dr. M. Miranda.
图 13-3   Images by courtesy of Dr. Francesco e Leda Di Pietto.
图 13-4   Images by courtesy of Dr. L. Manganaro.
图 13-5   Images by courtesy of Dr. L. Manganaro.
图 13-11   Image by courtesy of Prof. C. Di Carlo.
图 13-16   Images by courtesy of Dr. F. Leone.
图 13-17   Images by courtesy of Dr. R. Paoletti.

14

胚物残留

目 录

定义、病因与分类 134

临床表现 134

宫腔镜前诊断 134

■宫腔声学造影 134

■彩色多普勒超声/三维超声 134

宫腔镜诊断 134

治疗 134

■门诊宫腔镜 135

■电切治疗 135

特殊情况 136

■葡萄胎 136

■宫腔镜对早期流产的意义 137

参考文献 138

第14章　胚物残留

一、定义、病因与分类

胚物残留（retained products of conception，RPOC）是一种与妊娠有关的并发症，发生率约1%。在自然流产、习惯性流产或人工流产术后更常见，患病率高达6%。保守治疗尤其是药物流产术后更易发生胚物残留，在治疗后需要进行超声复查。RPOC一般需要重新手术（如宫腔内手术治疗），它可能会导致严重的并发症，如出血、子宫内膜炎、宫内粘连，甚至继发性不孕。

二、临床表现

RPOC的最常见临床表现为异常子宫出血（阴道持续性出血或一过性出血）。急性炎症可导致发热或腹痛。有时RPOC并无症状，需要通过超声诊断。

三、宫腔镜前诊断

分娩或流产后行常规妇科检查时便可诊断，然而有时RPOC的诊断往往较滞后，通常到出现症状才被发现。

经阴道超声：怀疑RPOC时使用经阴道超声，可发现不均匀的宫腔内高回声，介于子宫内膜和肌层，伴或不伴有宫内积液及不规则子宫内膜增厚（图14-1、图14-2）。子宫内膜增厚的临界值尚未确定，5mm～12mm，中间值是8mm。单纯子宫内膜增厚并不能提示系由PROC所致或是内膜蜕膜样改变。

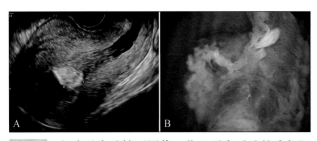

图14-1　超声及宫腔镜下图像：位于子宫后壁的残留胚物图像（2.3cm×1.6cm）

1.宫腔声学造影（HSG）

造影可提高超声诊断RPOC的特异性。宫腔内游离的肿块是保守治疗的良好指征。

2.彩色多普勒超声/三维超声

彩色多普勒与三维重建提高了诊断准确率。彩色多普勒检查可在腔内病变部位识别突出的血管，并用于区分残留的滋养层组织与血块（图14-2）。

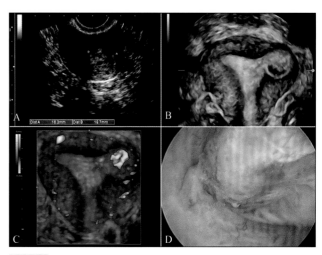

图14-2　残留的胚物（2cm），经阴道超声（A）、3D彩色超声（B、C）提示胚物种植于左宫角，周围血管增多，子宫壁内发现病变。D：液体膨宫状态宫腔镜下胚物残留的图像

四、宫腔镜诊断

在宫腔镜下残留的胚物可表现为平滑的息肉样，和（或）糟脆乳头样病灶，总之呈现缺血状。通常与周围组织边界清晰，伴有坏死病灶，触之易出血（图14-3）。对宫内异物必须活检取样，组织学明确诊断，指导后续治疗。

五、治疗

有时医生会选择保守谨慎的做法，多次复查超声，期待残留物排出，如果有结论性的证据表明残留的是蜕膜或非妊娠相关组织，并且没有迹象表明有明显的血管侵犯时，可以选择期待疗法。

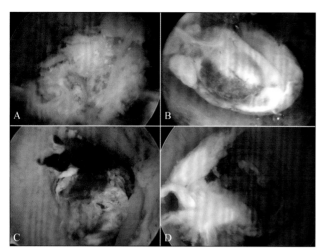

图14-3　液体膨宫介质下宫腔镜下胚物残留图像（A、C、D）和二氧化碳气体膨宫下的图像（B）。注意黄白色外观下黑色的出血坏死处

缩宫素类药物和米索前列醇可用于治疗，一些作者建议这类药物使用期为五天，以诱导残留物排出；如果药物治疗失败，应手术治疗。过去最广泛采用的手术治疗方法是清宫术。然而，盲目清宫可能导致子宫穿孔、残留以及宫腔粘连。如果清宫是在超声引导下，或事先经过宫腔镜诊断，进行有针对性的清除，那么子宫穿孔和胚物残留的风险就能减少，但不可能全无风险。如果患者子宫畸形（子宫纵隔、双子宫或双宫颈）术后残留的风险仍高。

现今宫腔镜引导下去除可疑残留是一线治疗方法；相比于传统的清宫手术，宫腔镜手术更准确、有效和安全。可以降低发生短期和长期并发症的风险。手术可以在患者清醒状态或全身麻醉下进行，麻醉方式的选择取决于残留物大小、特征以及患者可耐受程度。

1.门诊宫腔镜

为了去除残留物，宫腔镜门诊手术需要使用微型腹腔镜器械，如"鳄鱼嘴样抓钳"。通过反复分离（图14-4）和钳夹，使滋养细胞残留物与子宫肌层分离；如果残留物牢固地附着在子宫壁上，可使用剪刀或双极进行分离。操作需谨慎，不能伤及周围内膜组织（图14-5）。

2.电切治疗

使用有角度的电切环以"冷刀"（即不通电）切

除残留胚物。通常不建议用任何能源器械，以完全除外热能对内膜的损伤。对于有症状的患者，如果宫颈口较松，可以将电切镜置入宫腔，而不需要进行任何颈管扩张，因此可以不使用任何麻醉。将电切环置于肌层和残留胚物之间进行推剥分离，采用类似于可视下刮宫的技术，以保证健康肌层（图14-6）的完整性。有时因为残留胚物遮挡或牢固附着，剥离面分界不清，可以进行电切（图14-7）。操作需要谨慎，术后仍有胎盘生长的可能（例如胎盘增生）。

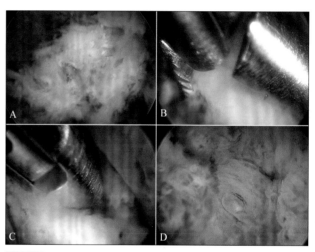

图14-4　门诊宫腔镜使用5Fr鳄鱼嘴样抓钳切除残留胚物，残留的胚物通常位于宫角处，这也就是要使用小型器械精密操作的原因

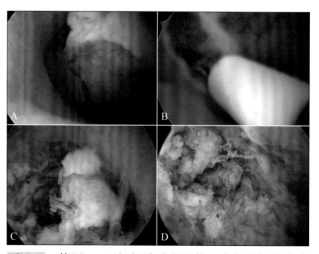

图14-5　使用5Fr双极切除残留胚物。残留的胚物造成了宫腔粘连，形成了息肉样病变。在此类病例中，切除残留胚物非常必要

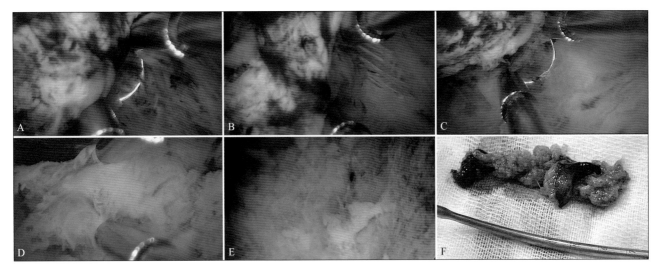

图14-6　使用宫腔镜切除残留胚物时，应在使用能源前先定位，然后再电切，以保证周围内膜的完整性。F：切除的残留胚物大体标本

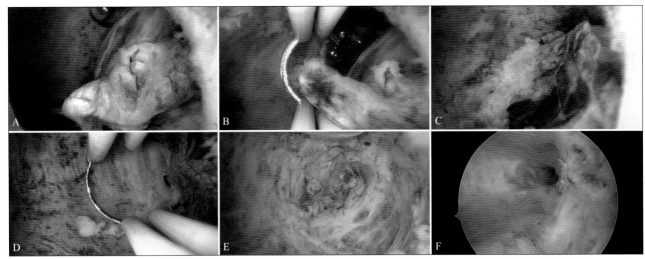

图14-7　使用电切环切除残留的胚物。残留胚物如图14-2所示：胚物与子宫壁紧密粘连。使用传统手术器械进行切除，从病变的游离缘开始（A、B、C），切至与宫壁融合部分时需要格外小心，防止对肌层造成医源性损伤（D、E）。术后1个月复诊门诊宫腔镜所见（F）

六、特殊情况

1.葡萄胎

葡萄胎是最常见的妊娠滋养细胞疾病，20岁以下或40岁以上的女性中每1000 ～ 1500次妊娠有1 ～ 3例发病。该病在妊娠早期即可通过常规超声确诊，典型超声图像呈蜂窝样或暴雪样。β –hCG的升高程度亦用于诊断。葡萄胎的诊断在围绝经期较困难，当患者因异常子宫出血进行超声检查、宫腔镜检查或子宫切除术前诊刮时才偶然被发现。

宫腔镜在葡萄胎的诊断中起着越来越重要的作用。葡萄胎的典型宫腔镜下表现为：增厚充血的黏膜，有胶冻状、泡样呈单个或排列成簇的结构，病灶苍白或淡粉红色，长径2 ～ 3mm。周围子宫内膜呈现蜕膜样外观（图14-8）。宫腔镜下葡萄胎的表现具有典型性，可以很容易与其他疾病相鉴别，如萎缩的孕囊，葡萄胎组织在宫腔内广泛而弥散，萎缩的孕囊则局限于滋养细胞部位。

在清宫术后用宫腔镜复查宫腔至关重要，因为根据宫腔镜下未见葡萄胎组织以及β –HCG水平稳步下降才可以证明清宫完全，从而减少近期及远期

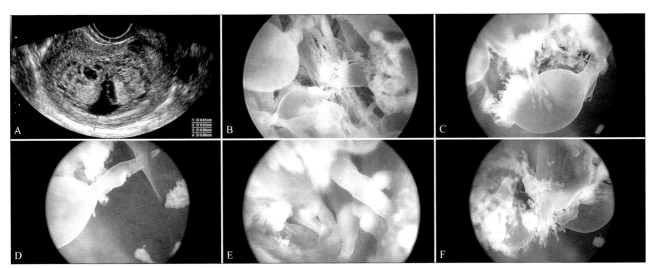

图14-8 16岁女孩，诊断为葡萄胎。经阴道超声检查，妊娠11周时宫腔内杂乱的病变影像，未见胚胎，外周血管丰富。门诊宫腔镜检查：随着膨宫液的冲洗，血液流出，宫腔内可见绒毛组织，呈现膨胀水肿样。注意，水肿的绒毛可能穿出绒毛膜

并发症。

2.宫腔镜对早期流产的意义

超声是评价早期流产最有价值的诊断工具。尽管超声具有很高的准确性和效能，但是超声无法检测子宫腔内一些结构，如包蜕膜底蜕膜之间的空间，因此宫腔镜可作为评价早期胚胎停育和萎缩性胚囊（图14-9）的有效手段。

最近一项研究评估了宫腔镜下萎缩孕囊和早期妊娠阶段（<12周）孕囊的差异，得出：萎缩的孕囊表面有折叠、皱褶，孕囊小于正常孕周。然而，两者表面毛细血管分布没有显著形态学差异。

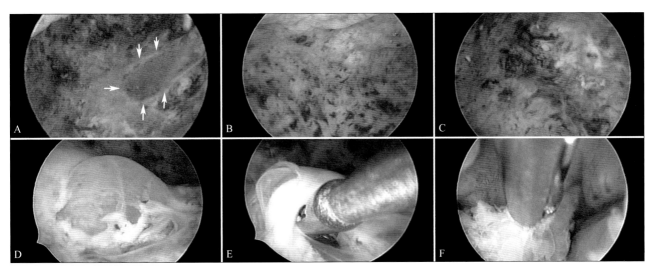

图14-9 一位36岁女性患者自然流产的病例。连续监测hCG不降，以及超声提示胚物残留可能。行宫腔镜检查（使用液体膨宫）可见宫腔内孕囊（A，如白箭头所指）及蜕膜组织，正常组织呈现片状出血样，近距离观察，孕囊已萎缩。治疗时用抓钳钳夹出孕囊，再清理绒毛组织

贾柠伊　译

王丽君　审

参考文献

1. Abbasi S, Jamal A, Eslamian L, Marsousi V. Role of clinical and ultrasound fndingsin the diagnosis of retained products of conception. Ultrasound in Obstetrics andGynecology 2008; 32(5): 704–7.

2. Debby A, Malinger G, Harow E, Golan A, Glezerman M. Transvaginal ultrasound afterfrst-trimester uterine evacuation reduces the incidence of retained products ofconception. Ultrasound in Obstetrics and Gynecology 2006; 27(1): 61–64.

3. Di Spiezio Sardo A, Bettocchi S, Coppola C, Greco E, Camporiale AL, Granata M, Nappi C. Hysteroscopic identifcation of hydatidiform mole. Journal of MinimallyInvasive Gynecology 2009; 16(4): 408–9.

4. Durfee SM, Frates MC, Luong A, Benson CB. The sonographic and color Dopplerfeatures of retained products of conception. Journal of Ultrasound in Medicine 2005; 24: 1181.

5. Faivre E, Deffeux X, Mrazguia C, Gervaise A, Chauveaud-Lambling A, FrydmanR, Fernandez H. Hysteroscopic management of residual trophoblastic tissue andreproductive outcome: a pilot study. Journal of Minimally Invasive Gynecology 2009; 16(4): 487–90.

6. Kamaya A, Petrovitch I, Chen B, Frederick CE, Jeffrey RB. Retained products ofconception: spectrum of color Doppler fndings. Journal of Ultrasound in Medicine 2009; 28: 1031.

7. Kung FT. Hysteroscopic differences in the gestational sac in asymptomatic blightedovum and viable pregnancy at early gestation. Taiwanese Journal of Obstetrics andGynecology 2005; 44(4): 342–46.

8. Levin I, Almog B, Ata B, Ratan G, Many A. Clinical and sonographic fndings insuspected retained trophoblast after pregnancy do not predict the disorder. Journalof Minimally Invasive Gynecology 2010; 17(1): 66–69.

9. Matijevic R, Knezevic M, Grgic O, Zlodi-Hrsak L. Diagnostic accuracy of sonographicand clinical parameters in the prediction of retained products of conception. Journalof Ultrasound in Medicine 2009; 28: 295.

10. Wolman I, Altman E, Fait G, Har-Toov J, Gull I, Amster R, Jaffa A. Evacuating retainedproducts of conception in the setting of an ultrasound unit. Fertility and Sterility 2009; 91(4): 1586–88.

11. Wolman I, Gordon D, Yaron Y, Kupferminc M, Lessing JB, Jaffa AJ. Transvaginalsonohysterography for the evaluation and treatment of retained products of conception. Gynecologic and Obstetric Investigation 2000; 50 (2): 73–76.

12. Wolman I, Jaffa AJ, Pauzner D, Hartoov J, David MP, Amit A. Transvaginal sonohysterography: a new aid in the diagnosis of residual trophoblastic tissue. Journal ofClinical Ultrasound 1996; 24: 257.

图片信息

图 14-1   Image (A) by courtesy of Prof. D. Paladini.

图 14-2   Images (A–C) by courtesy of Prof. D. Paladini.

图 14-3   Image (B) by courtesy of Dr. R. Paoletti.

图 14-8   Image by courtesy of Dr. R. Paoletti.

图 14-9   Image by courtesy of Dr. R. Paoletti.

宫内节育器

目　录

概述　140

宫腔镜检查在宫内节育器放置
　过程中的作用　140

宫腔镜检查与宫内节育器重新
　放置　141

宫腔镜与取出宫内节育器　142

宫腔镜与输卵管绝育术　143

参考文献　143

第15章　宫内节育器

一、概述

现今，有超过1.5亿的女性使用宫内节育器（intrauterine devices，IUDs）避孕。宫内节育器已经成为继输卵管绝育术后第二个使用最广泛的避孕手段。市场上宫内节育器种类多种多样。最新的、使用最广泛的是塑料制的T型环，也叫7形或Y形环，环的直径约2mm，长度有长有短，有两个细的聚乙烯臂可以使节育器固定于子宫腔内。

宫内节育器分为非药用和药用。非药用宫内节育器在19世纪70年代上市，完全是由聚乙烯（药物活性塑料）制成，射线不能透过，在X线下可见。最著名的是Lippes环和Margulies圈。经过数十年演变，到19世纪70年代末，人们在仅有避孕功效的节育器中又加入了金属复合物（铜、金、银）以及孕激素。

目前在欧洲乃至世界范围内使用率最高的宫内节育器是曼月乐，这是由拜耳公司制造的可以缓慢释放左炔诺酮的宫内避孕装置（LNG，Mirena，Bayer Schering Pharma AG）（图15-1），还具有治疗作用，可以治疗异常子宫出血、子宫内膜增生，或是激素替代治疗（HRT）。近期还出现了其他可以使用曼月乐治疗的适应证（表15-1）。

表15-1　曼月乐环新的适应证

- 痛经
- 子宫内膜异位症/子宫腺肌病
- 子宫内膜增生
- 早期子宫内膜癌的治疗

二、宫腔镜检查在宫内节育器放置过程中的作用

在安放宫内节育器之前，应先进行超声检查，以排除子宫和输卵管病变（例如影响子宫形态的黏膜下/肌壁间肌瘤）。形态复杂的宫腔最好放置V形节育器。

节育器的最佳放置时间为月经期，不仅可以避免意外妊娠，而且月经期输卵管开口更宽，节育器能更好地固定在宫腔中。放置宫内节育器之前，我们首先要打开窥器，消毒宫颈，然后用宫颈钳牵拉宫颈前唇，用探棒轻柔缓慢地测量宫腔深度，防止子宫穿孔（如果宫腔深度<6cm，不适合放置节育器，因为容易自发脱落）。若宫腔深度合适，要小心地把节育器放进宫腔。

根据宫内节育器种类的不同，放置的深度也不同，但是不管哪种类型的节育器，都要放置在宫底处。偶尔，因为操作不当或者宫颈管狭窄/粘连，宫内节育器会被错误地放置到宫颈处。宫内节育器

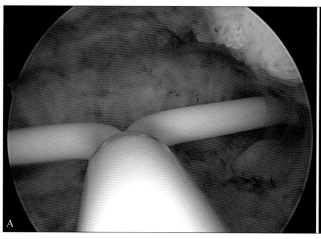
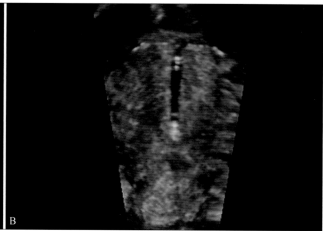

图15-1　曼月乐的宫腔镜下图像（A），三维超声图像（B），冠状平面扫描可以看到环的位置正常，但是三维超声只能看到环的两个臂以及杆的底部，中间无回声的是左炔诺酮装置。因此三维超声只能判断环的位置

也有可能因为各种原因（例如黏膜下肌瘤的生长挤压）脱离最初放置的位置（图15-2）。通常节育器位置的改变是没有临床症状的。因此，最好在放置之后/放置1个月经周期后进行超声检查，明确节育器位置，如果高度怀疑移位（宫内节育器顶端距宫底距离>2cm）（图15-3），就要进行宫腔镜检查进一步明确（图15-4）。

也有学者提倡在放置节育器后马上进行宫腔镜检查。尤其是要观察铜环的完整和钙沉积的存在（图15-5）。通常在节育器周围可以看到内膜呈息肉样增生，同时也证实了宫内节育器是通过引起子宫内膜慢性炎症达到避孕功效的。

三、宫腔镜检查与宫内节育器重新放置

宫腔镜可以非常准确地评估节育器的位置，若要复位节育器，可以用抓钳抓住节育器的臂，然后轻微移动，摆正臂的位置，然后用宫腔镜的镜体推动节育器的杆，最终使节育器复位成功（图15-6、图15-7）。

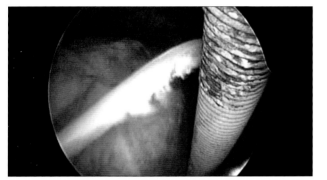

图15-2　宫腔镜下因肌瘤移位的宫内节育器图像

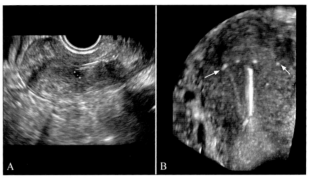

图15-3　二维超声图像（A）：矢状面扫描发现宫内节育器移位（节育器头端距宫底距离大于2cm），三维超声图像（B）：矢状面扫面显示节育器的两个臂在子宫肌层中

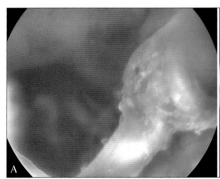
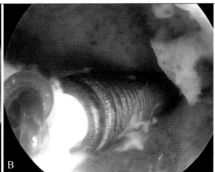
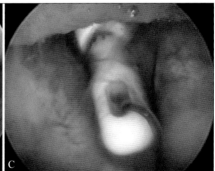

图15-4　移位节育器的宫腔镜下图像。42岁女性，节育器移位到宫颈峡部（A），底端已经脱出宫颈口

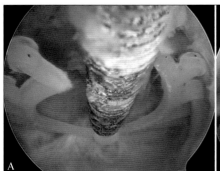
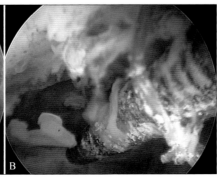

图15-5　铜制宫内节育器放置8年后的宫腔镜图像。节育器的铜制部分已经被腐蚀，而且有明显的钙化灶（A），节育器的尾丝盘曲在宫颈管内（B）

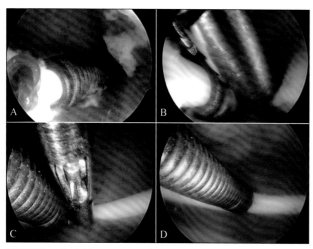

图15-6　宫腔镜下显示节育器下移到宫颈管内（A），在用宫腔镜末端推动节育器的同时用有齿钳抓住宫内节育器的杆部往宫腔推送。最终，节育器就会位于正常的位置

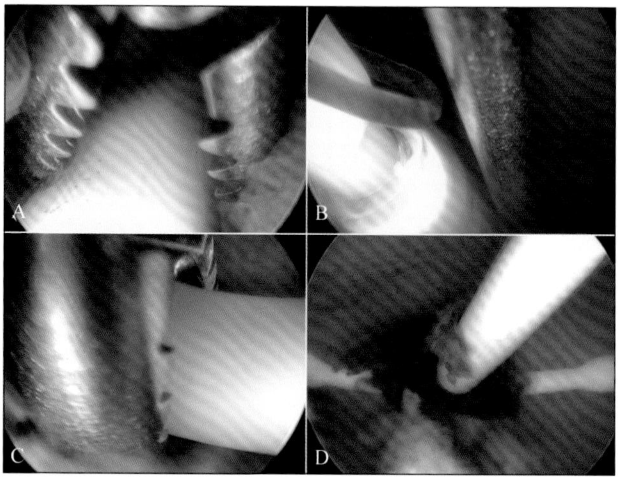

图15-7　宫腔镜下复位下移的曼月乐环

四、宫腔镜与取出宫内节育器

取出宫内节育器是个既简单又困难的过程，主要的适应证如下：

■ 宫内节育器受挤压
■ 有生育要求
■ 不良事件

取环时，第一步先打开窥器，然后轻柔牵拉宫颈口处的节育器尾丝，拉出节育器。但是有时节育环会断裂在宫腔中，因此，取环是个比较困难的过程。

但是在临床上，一般以宫颈口很难看到环的尾丝，术者就要借助各种辅助手段来定位环的位置（超声、腹部X线等），然后扩张宫颈，用有齿钳进入宫腔夹取，往往可以成功取出宫内节育器。盲取不仅疼痛且危险，会带来一系列的医源性创伤，因为这种操作会导致宫颈管和内膜的损伤，特别是如果节育器嵌入宫腔，用这种方法很难取出。

宫腔镜手术为直视取环提供了可能，而且安全、有效。宫腔镜下取环的过程非常简单：看到环后，用钳子抓取尾丝或者宫内节育器的臂（图15-8～图15-11），然后夹闭钳端，把宫腔镜拉出宫腔，在此过程中不需要把抓钳收入鞘中。

但是即使使用宫腔镜辅助，有的环还是很难取

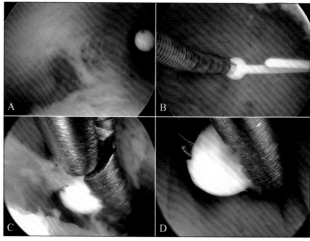

图15-8　宫腔镜下取出含铜宫内节育器。先用传统方法取环，这个患者从宫颈口未看到尾丝，所以盲取很困难。转宫腔镜下取环，镜下看到环的尾部没有尾丝（A、B），然后用钳子夹取环的远端（C），然后撤镜子，直到环被完整取出宫腔（D）

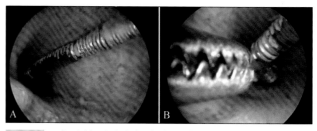

图15-9　宫腔镜下取含铜宫内节育器：首先摆正环的位置（A），然后再钳夹环的尾端（B），这个过程可能会导致患者不适，但是却避免了内膜的损伤

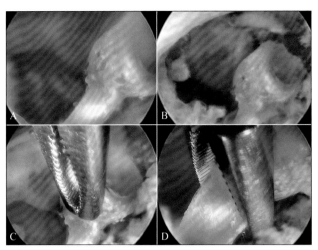

图15-10　宫腔镜下取形态不规则的宫内节育器，嵌顿在子宫峡部（A、B），在这个病例中使用的是取异物钳，钳夹并取出宫内节育器（C、D）

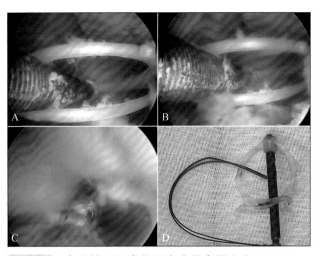

图15-11　宫腔镜下正常位置宫内节育器取出

出：盲取时，环的近端可能会嵌顿到肌壁间、宫颈峡部甚至宫颈口的部位，在这种情况下，暴力取环有可能会导致子宫穿孔，更严重的甚至会导致邻近脏器的损伤。当遇到这种情况时，可以用5Fr宫腔镜钳子在直视下取环，保证环的尾段不会再次嵌顿异常的位置。

如果宫内节育器在盲取的过程中发生断裂，一定要在宫腔镜直视下取干净所有的残留碎片（金属碎片/铜丝），防止这些物质嵌顿到肌层或内膜层。

五、宫腔镜与输卵管绝育术

女性绝育术是世界上使用最广泛的避孕方法。输卵管栓塞绝育术是宫腔镜的最新成果之一。决定采用这种术式的女性往往已经用了宫内节育器避孕。许多妇科医生认为宫内节育器会影响Essure系统的放置，所以建议先取环再行手术。但最新的研究表明，宫内节育器并不会影响Essure装置的放置，只要看到了输卵管开口，在节育器臂的上方或下方都可以把Essure放入输卵管管腔中（图15-12）。

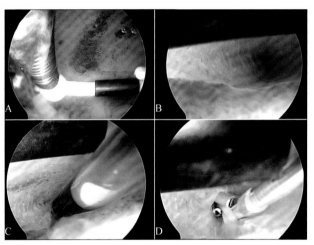

图15-12　宫腔镜下放置ESSURE系统（宫内节育器存在于宫腔内）：宫腔镜的末端应尽可能贴近输卵管开口，防止Essure设备缠绕在节育器的臂上

上述研究充分证明了Essure与曼月乐连用避孕成功率为90%以上。且术后常规保留宫内节育器3个月，以确保输卵管口完全闭塞。这种避孕方法对于不适合口服激素避孕的女性是非常好的选择。

侯颖　译
黄春玉　审

参考文献

1. Agostini A, Crochet P, Petrakian M, Estrade JP, Cravello L, Gamerre M. HysteroscopicTubal Sterilization (Essure) in Women with an Intrauterine Device. Journal of Minimally Invasive Gynecology 2008; 15(3): 277–79.

2. Andersson JK, Rybo G. Levonorgestrel-releasing intrauterine device in the treatmentof menorrhagia. British Obstetrics & Gynecology 1990; 97: 690–94.

3. Andersson K, Ryde-Blomqvist E, Lindell K, Odlind V, Milsom I. Perforations with intrauterine devices. Report from a Swedish survey. Contraception 1998; 57: 251–55.

4. Arias RD. Compelling reasons for recommending IUDs to any woman of reproductive age. International Journal of Fertility & Women's Medicine 2002; 2: 87–95.

5. Bednarek PH, Jensen JT. Safety, effcacy and patient acceptability of the contraceptive and non-contraceptive uses of the LNG-IUS. International Journal of Women'sHealth 2010; 1: 45–58.

6. Broome M, Torrie P. A new way of retrieving lost IUDs under direct fluoroscopiccontrol. British Journal of Family Planning 1997; 23: 13–14.

7. Chin J, Konje JC, Hickey M. Levonorgestrel intrauterine system for endometrialprotection in women with breast cancer on adjuvant tamoxifen. Cochrane DatabaseSystematic Review 2009; 7(4): CD007245.

8. Demir SC, Cetin MT, Ucunsak IF, Atay Y, Toksoz L, Kadayifci O. Removal of intraabdominal intrauterine device by laparoscopy. European Journal of Contraception &Reproductive Health Care 2002; 1: 20–23.

9. Dinger J, Bardenheuer K, Minh TD. Levonorgestrel-releasing and copper intrauterinedevices and the risk of breast cancer. Contraception 2011; 83(3): 211–17.

10. Dubuisson JB, Mugnier E. Acceptability of the levonorgestrel-releasing intrauterinesystem after discontinuation of previous contraception: results of a French clinicalstudy in women aged 35 to 45 years. Contraception 2002; 66: 121–28.

11. Haimov-Kochman R, Doviner V, Amsalem H, Prus D, Adoni A, Lavy Y. Intraperitoneallevonorgestrel-releasing intrauterine device following uterine perforation: the role ofprogestin in adhesion formation. Human Reproduction 2003; 18: 990–93.

12. Markovitch O, Klein Z, Gidoni Y, Holzinger M, Beyth Y. Extrauterine mislocated IUD: issurgical removal mandatory? Contraception 2002; 66: 105–8.

13. Mascaro M, Marin M, Vicens-Vidal M. Feasibility of Essure Placement in IntrauterineDevice Users. Journal of Minimally Invasive Gynecology 2008; 15(4): 485–90.

14. Mittal S, Kumar S, Roy KK. Role of endoscopy in retrieval of misplaced intrauterinedevice. Australian and New Zeland Journal of Obstetrics and Gynaecology 1996; 36: 49–51.

15. Nitke S, Rabinerson D, Dekel A, Sheiner E, Kaplan B, Hackmon R. Lost levonorgestrelIUD: diagnosis and therapy. Contraception 2004; 69: 289–93.

16. Ohana E, Sheiner E, Leron E, Mazor M. Appendix perforation by an intrauterinecontraceptive device. European Journal of Obstetric & Gynecological ReproductiveBiology 2000; 88: 129–31.

17. Salakos N, Koumousidis A, Iavazzo C, Paltoglou G, Bakalianou K, Gregoriou O. Theslow levonorgestrel-releasing intrauterine system (LNG-IUS) 20 mcg/day: a Literature review. Clinical & Experimental Obstetrics & Gynecology 2010; 37(2): 89–96.

18. Siegler AM, Kemmann E. Location and removal of misplaced or embeddedintrauterine devices by hysteroscopy. Journal of Reproductive Medicine 1976; 16: 139–144.

19. Tatalovich JM, Anderson TL. Hysteroscopic Sterilization in Patients with a MirenaIntrauterine Device: Transition from Extended Interval to Permanent Contraception.Journal of Minimally Invasive Gynecology 2010; 17(2): 228–31.

20. Valle RF, Sciarra JJ, Freeman WD. Hysteroscopic removal of intrauterine deviceswith missing flaments. Obstetrics & Gynecology 1977; 49(1): 55–60.

21. Zalel Y, Kreizer D, Soriano D, Achiron R. Sonographic demonstration of a levonorgestrel-releasing IUD (Mirena). Harefuah 1999; 137: 30–31

图片信息

图15-2　Image by courtesy of Dr. R. Paoletti.

图15-3　Image (A) by courtesy of Dr. C. Sica and Dr. B. Tormettino; image (B) by courtesy of Prof. D. Paladini.

16

异常子宫出血

目 录

定义、病因和分类 146

临床表现 146

宫腔镜前诊断 146

宫腔镜诊断 147

治疗 147

■ 宫腔镜下子宫内膜切除术 148

■ 手术技术 149

■ 术前治疗 151

■ 术后随访 151

参考文献 151

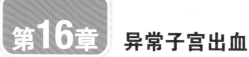

第16章 异常子宫出血

一、定义、病因和分类

曾经使用"功能失调性子宫出血"（disfounctional uterine bleeding，DUB），意指长期或大量不规则阴道出血，按发病机制可分为有排卵型和无排卵型。因世界各国描述异常子宫出血的医学术语和定义存在差异，国际妇产科联盟（FIGO）近些年重新定义为异常子宫出血（abnormal uterine bleeding，AUB），将其限定为源自宫腔的异常出血，月经周期长短及规律性、经期长短以及经期出血量，只要其中之一出现异常即为AUB。AUB按病因分为结构性和非结构性，具体包括子宫内膜息肉、腺肌症、子宫肌瘤、恶性肿瘤、凝血异常、排卵异常、内膜病变、医源性原因以及无法分类的其他原因。既往DUB的诊断是排他性诊断，在此讨论AUB着重指不伴结构异常的AUB。

表 16-1 月经的临床评价指标

月经的临床评价指标	术语	范围
周期长短	月经频发	<21天
	月经稀发	>35天
周期规律性	规律月经	<7天
	不规律月经	≥7天
	闭经	≥6个月无月经
经期长短	经期延长	>7天
	经期缩短	<3天
月经量	月经过多	>80ml
	月经过少	<5ml

因排卵原因导致的AUB在青春期及围绝经期女性中非常常见。因为青春期HPO轴尚不成熟，分泌的雌激素量不能达到促使LH释放的阈值。而围绝经期卵巢功能减退，剩余卵泡对促性腺激素反应降低，因此雌激素分泌量波动不能形成排卵前高峰。雌激素达到阈值水平可引起间断少量出血，雌激素超过阈值水平并维持较长时间可使内膜增厚，但因无孕激素协同，内膜并不牢固，易发生急性突破性出血。

此外AUB还可能与肥胖共存，因为肥胖会影响月经周期，使雌激素雄激素之间的外周转化出现异

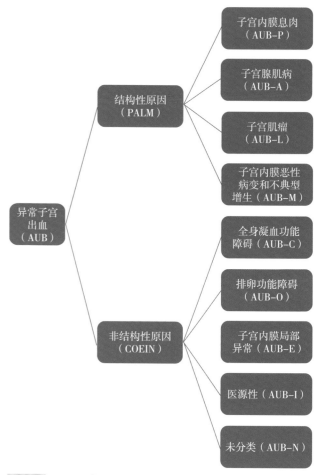

图 16-1 AUB病因

常，从而影响雌孕激素比值。血管舒张和抑制因子之间比例的异常，前列腺素水平升高或者子宫内膜螺旋小动脉分布密集所导致的血流量增加，血小板聚集减少，也可能导致AUB。

二、临床表现

AUB导致的月经量增多可能是造成缺铁性贫血最常见的原因之一，它会影响妇女的生活质量，同时增加医疗费用。临床表现为月经量>80ml，经期或可长达7天以上。若合并排卵异常可表现为月经周期不规则，有大量且有时持续的出血。

三、宫腔镜前诊断

为了诊断AUB，需要排除任何宫腔内（子宫内膜及子宫肌层）及全身系统可能导致异常子宫出血的因素（表16-2）。

表16-2　症状、体征、诊疗计划以及可能的病因

诊断步骤	体征、症状和检查	可能病因
症状	盆腔痛	流产、异位妊娠、盆腔炎、外伤、性虐待、腺肌症
	恶心，体重增加，尿频，乏力	妊娠
	体重增加，对热不耐受，便秘，感觉乏力	甲状腺功能减退症（甲减）
	体重减轻，出汗，心悸	甲状腺功能亢进症（甲亢）
	自发性出血（鼻出血、牙龈出血）及血肿形成的趋势	凝血功能异常
	黄疸，既往肝炎病史	肝病
	多毛症、痤疮、棘皮症、肥胖	多囊卵巢综合征
	接触性出血	宫颈病变，宫颈息肉
体格检查	溢乳，头痛，视野缺损	垂体腺瘤
	体重减轻，过量运动，压力	下丘脑病变
	甲状腺肿大，体重增加，水肿	甲减
	甲状腺胀痛，心动过速，体重减轻	甲亢
	血肿，黄疸，肝脏增大	肝脏病变
	宫腔体积增大	妊娠，肌瘤，子宫腺肌症，子宫内膜癌
	子宫固定	宫颈病变
	盆腔包块	卵巢癌，异位妊娠，卵巢囊肿
	宫颈摇摆痛，子宫压痛	盆腔炎，子宫内膜炎
实验室检查	β-hCG	妊娠
	凝血功能	凝血机制异常
	肝功能，PTT	肝病
	TSH	甲亢，甲减
	PRL	垂体腺瘤
	血糖高	糖尿病
	DHEA-S，17b羟孕酮（高雄状态）	肾上腺或卵巢肿瘤
	宫颈刮片	宫颈病变
	宫颈分泌物检查	宫颈炎，盆腔炎
影像学检查	经阴道超声，3D超声，造影	子宫内膜，肌层局灶或弥漫的病变（子宫内膜息肉，肌瘤，内膜增厚，腺肌症），妊娠，卵巢囊肿
	宫腔镜和内膜活检	子宫内膜，肌层局灶或弥漫的病变（子宫内膜息肉，肌瘤，内膜增厚，腺肌症），内膜典型或非典型增生，腺肌瘤

四、宫腔镜诊断

在诊断时，需要首先除外器质性病变（结构性原因导致的AUB，相应章节已介绍相关诊断治疗方法，不再赘述）。不伴器质性疾病的AUB在宫腔镜下所见可能是阴性的，即子宫腔正常，弹性良好，增生期时宫腔体积稍小，有时在特定的时期子宫内膜会稍微增厚（图16-2）。

五、治疗

AUB的治疗据患者出血量、生育要求以及患者的年龄和一般情况不同而不同。治疗的目的是止血，防止复发。在不合并器质性病变的AUB中，药物仍是一线治疗手段，但长期使用难免产生不良反应。手术治疗是次之选择，即只有在保守治疗失败的病例中，或者有保守治疗禁忌的患者中才能应

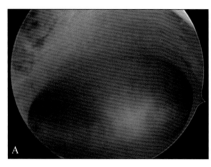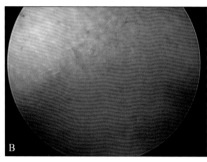

图 16-2 DUB妇女液体膨宫宫腔镜全景视图（A）确认没有子宫内膜或子宫肌层的病变。与宫腔镜检查的周期（早期增生）相一致，子宫内膜（B）出现轻度增厚

用。手术治疗的主要方法是在宫腔镜下使用单极或双极电刀行子宫内膜切除术，内膜的破坏需要达到一定深度，才能减轻甚至彻底消除大量和（或）不规则出血。

值得一提的是，时至今日，已有非宫腔镜的子宫内膜消融技术（即二代子宫内膜去除术），在此重点叙述宫腔镜手术治疗AUB（表16-3）。

手术会损伤子宫内膜，因此保守的手术治疗适用于绝经后女性以及无生育要求的女性。事实上，内膜去除术后如果妊娠，往往流产率高，后期伴随着一系列母体的问题和产科并发症（前置胎盘、胎盘粘连植入、产后出血）以及胎儿并发症（如胎儿宫内生长受限）。保守手术治疗的患者选择标准应包括：子宫腔的大小不超过12周；子宫内膜没有任何明显的组织病理变化（异常增生、恶性病变）；不存在可能对手术结果产生不利影响的任何生殖器官疾病（子宫脱垂、子宫内膜异位、卵巢疾病、盆腔炎、子宫先天或后天异常）。

现在，保守手术正逐渐取代传统手术。在20世纪80年代以前，子宫切除还是AUB唯一的治疗手段。宫腔镜与子宫切除术相比具有相当大的优势，这一点已成为广泛的共识。宫腔镜既可减少并发症的风险、缩短手术时间和住院时间，又能降低相关的医疗费用。

1.宫腔镜下子宫内膜切除术

子宫内膜切除术的目的是去除或破坏子宫内膜全层，包括基底的腺体，其原理是基于1950年报道的Aasherman综合征的理论，通过手术形成人为的宫腔粘连，从而达到月经减少甚至闭经。

通过破坏子宫内膜来治疗AUB始于20世纪80年代。1978年Robert Neuwirth是第一位使用电切镜切除子宫肌瘤的医生，那时这种电切镜只在泌尿外科使用。1983年，Alan DeCherney报道了将电凝技术应用于子宫内膜，治疗那些无法切除子宫的异常子宫出血。在此之前，Milton Goldrath被认为

表16-3 常见的治疗慢性AUB的药物

治疗	描述	减少出血	不良反应
复方口服避孕药	雌、孕激素混合制剂	74%～97%	前3月出现经间期出血，闭经
21天口服孕激素	月经周期基础上使用的口服孕激素	43%	恶心、呕吐、头痛、乳房胀痛、出血
曼月乐	宫腔内局部持续释放孕激素	32%～50%	肿胀、排液、乳房压痛、体重增加、恶心、头晕、头痛、抑郁、痤疮、皮疹、多毛症
氨甲环酸	治疗出血	47%～54%	恶心，呕吐，腹泻，色觉异常，血栓史禁用
甲芬那酸	NSAIDs药物类，治疗出血	20%～50%	消化道症状，恶心呕吐，支气管痉挛
达那唑	从睾酮化学衍生出的活性成分，通过抑制HPO轴来诱导药理更年期状态	50%	肌肉痉挛，疲乏，体重增加，液体潴留，萎缩，乳房胀痛，痤疮，皮肤泛油，多毛症，萎缩性阴道炎。长期使用的禁忌证是肝脏、心脏及肾脏疾病
GnRHa	药物抑制HPO轴	＞90%	皮肤潮红，盗汗，阴道干涩，性欲减退，骨密度降低

表16-4　各类二代内膜去除术

非宫腔镜下子宫内膜去除的主要方法	应用年份
热球	1994
微波子宫内膜剥除术	1995
热球	1996
激光高温子间质子宫内膜剥除术	1996
热水循环子宫内膜剥除术	1997
光能疗法	1998
调节射频	1997
热球	1998
冷冻子宫内膜剥除	1999
双极子宫内膜剥除	2000
热球	2004

于1981年描述了首例宫腔镜子宫内膜去除术，使用激光代替前列腺切除器。从那时起，Dechemey的电凝术和Goldrath提出的激光汽化技术在世界范围内大规模地传播。

与此同时，20世纪80世纪中期，著名的巴黎宫腔镜医师，将部分子宫切除术（也称切割环消融）引入欧洲。他对宫腔镜仪器的设计作出了重要贡献。以葡聚糖为膨宫介质，Hamou采用特殊的连续灌流法，并以1.5%的甘氨酸为低黏度扩张介质。1988年，Hamou参加了在英国牛津举行的第一届国际妇科内镜会议，与牛津大学John Radcliffe医院泌尿科顾问Joe Smith进行的讨论后，定义其为TCRE（子宫内膜切除术）——类比"经尿道前列腺电切术"（TURP）的首字母缩写。在同一时期，Thierry Vancaillie建议使用球形电极进行子宫内膜切除术，作为电切割环的替代选择。日本一个团队曾早于Vancaillie一年于当地杂志报道了用球形电极进行子宫内膜电切及内膜剥除。然而由于语言的限制，使得国际上难以发现Lin等人在这一领域做出的杰出贡献。

2.手术技术

子宫内膜切除术有三种手段：

■ 激光子宫内膜剥除。
■ 使用滚球电极电凝。

■ 使用电切环经宫颈子宫内膜切除。

现在，TCRE被视为标准治疗手段。使用电切环在直视下纵向条带状切除黏膜，厚度3～5mm。该技术的优点是可将切除的子宫内膜直接送病理学检查。切除的范围也根据内膜全切和内膜部分切除而有所不同。全切包括整个宫腔至宫颈内口处的子宫内膜，而部分子宫内膜切除术范围至子宫峡部。部分子宫内膜术是为了降低全切内膜后的并发症，如闭经、峡部瘢痕、宫腔粘连。

最初的技术是使用环形电极自宫底处开始切除子宫内膜（图16-3），至子宫峡部，切除内膜后在子宫后壁可见一个个的"沟壑"。与传统方法不同，最新的技术考虑到子宫底部及输卵管口处的内膜切除，利用成角环进行子宫壁切除术，确保达到适当深度（图16-4）。当看到致密的网状结构，说明切除深度已达标；如果看到腺体开口，说明切除深度尚不足（图16-5）。通常，内膜层下面的子宫肌层需要切除3～4mm。如果腺体没有被完全去除，残存的腺体会诱导内膜再生。所以子宫内膜切除术中如果仅使用一种规格的电切环，可能造成子宫底或者输卵管开口处的内膜有残留。使用3mm直切环（图16-4）或者滚球电极可以解决这一问题（图16-6）。使用电切镜要求手术医师经验丰富，避免切得过深引起穿孔，热量穿透肌层可能会伤及盆腔周围组织，或造成医源性血管损伤，使膨宫介质进入肌层的血管中。一些残存的子宫内膜岛可能影响手术效果，可能会继续在宫腔内增殖。切除得不规则也可能导致近期淋漓出血和远期粘连。

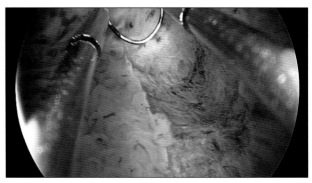

图16-3　子宫底处至峡部，电切环切下子宫内膜。切割形成的凹槽，可以用来确定切割的深度

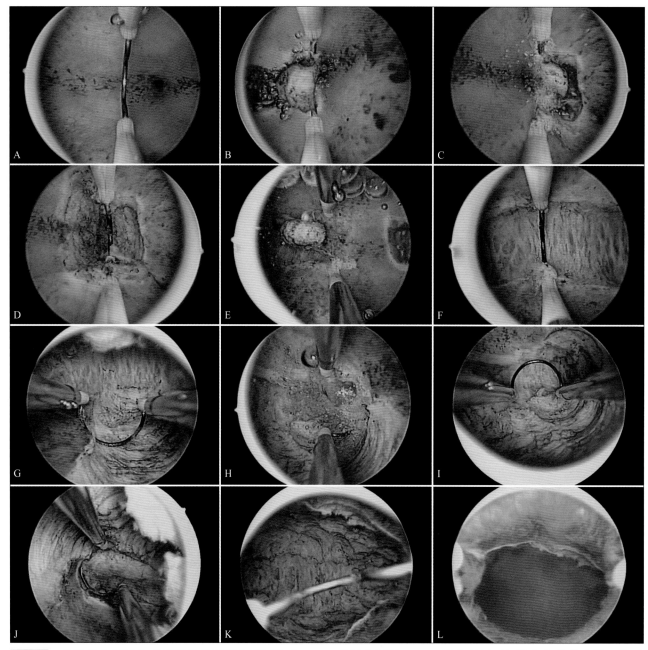

图 16-4　传统的电切镜技术用于部分子宫内膜切除术。26Fr 单极电切镜，3mm 的直环用于切除宫角处的内膜；接下来使用同一切割环切除宫底部子宫内膜；最后使用成角切割环切除子宫壁的内膜，保证切除的深度。通常部分子宫内膜切除术都会止于子宫峡部，以防止术后远期并发症

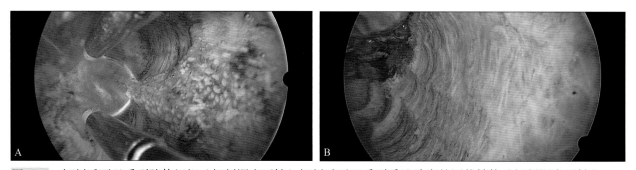

图 16-5　切割后可以看到腺体组织（切割深度不够）切割后可以看到质地致密的网状结构（切割深度足够）

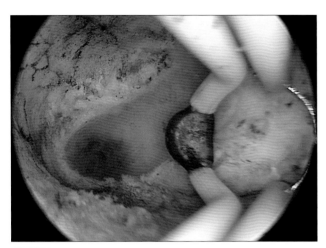

图 16-6 滚球电极用于电凝和（或）汽化内膜厚在宫角处和（或）宫底处的处理

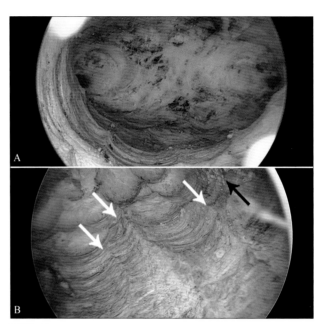

图 16-7 正确切除子宫内膜后，内膜被去除，残留的宫腔表面光滑平整。子宫内膜切除方法错误：内膜可见多出褶皱（白色箭头）并且有局灶内膜残留（黑色箭头）可能影响治疗效果

滚球电极可以使子宫内膜电凝汽化，与切除相比，技术更简单，但是由于滚球电极直接破坏内膜，因此无法取内膜样本做病理（图16-7）。滚球电极了宫内膜剥除术手术时间相较TCRE长，因为为了完全破坏内膜，电极需要在内膜上来回滚动。使用激光进行子宫内膜剥除已被禁止，因为手术时间长，费用昂贵，并且相较传统手术液体超负荷风险高。

3. 术前治疗

内膜切除术前常常需要适当的术前准备，以保证手术安全并且完整的破坏内膜。术前药物治疗，事实上是为了使内膜的厚度和血管分布相应减少，以达到使内膜萎缩、减少内膜碎片、降低手术时间和出血量的目的。常用的药物有达那唑和GnRHa，使用2～3个月，或者使用低剂量孕激素，近来有研究显示雌孕激素联合治疗也能获得较好的疗效。

4. 术后随访

宫腔镜术后随访一般在术后30天进行。考虑到子宫内膜切除术后有宫腔粘连的可能，术后早期随访应及时行宫腔镜再次探查，及早发现宫颈管粘连。此外，子宫内膜切除术后尽早开始随访对于建立良好的医患关系十分有益，可以为日后的随访打下基础，还可以及时发现潜在的出血或恶变情况，以便及时采用其他治疗。

贾柠伊 译
王丽君 审

参考文献

1. Dasgupta S, Dasgupta S, Sharma PP, Mukherjee A, Ghosh TK. Ultrasound assessment of endometrial cavity in perimenopausal women on oral progesterone for abnormal uterine bleeding: comparison of diagnostic accuracy of imaging with hysteroscopy-guided biopsy. Journal of Obstetrics and Gynaecology Research 2011; 37(11): 1575–81.

2. DeCherney A, Polan ML. Hysteroscopic management of intrauterine lesions and intractable uterine bleeding. Obstetrics and Gynecology 1983; 61: 392–97.

3. DeCherney AH, Diamond MP, Lavy G, Polan ML. Endometrial ablation for intractable uterine bleeding: hysteroscopic resection. Obstetrics and Gynecology 1987; 70: 668–70.

4. Deligeoroglou E, Tsimaris P. Menstrual disturbances in puberty. Best Practice & Research Clinical Obstetrics & Gynaecology 2010; 24(2): 157–71.

5. Derman SG, Rehnstrom J & Neuwirth RS. The long-term effectiveness of hysteronscopic treatment ofmenorrhagia and leiomyomas. Obstetrics and Gynecology 1991; 77: 591–94.

6. Epstein E, Valentin L. Gray-scale ultrasound morphology in the presence or absence of intrauterine fluid and vascularity as assessed by color Doppler for discrimination between benign and malignant endometrium in women with postmenopausal bleeding. Ultrasound in Obstetrics and Gynecology 2006; 28(1): 89–95.

7. Goldrath MH, Fuller TA, Segal S. Laser photovaporization of endometrium for the treatment of menorrhagia. American Journal of Obstetrics and Gynecology 1981; 140: 14–19.

8. Hansen BB, Dreisler E, Stampe Sorensen S. Outcome of repeated hysteroscopic resection of the endometrium. Journal of Minimally Invasive Gynecology 2008; 15(6): 704–6.

9. LaCour DE, Long DN, Perlman SE. Dysfunctional uterine bleeding in adolescent emales associated with endocrine causes and medical conditions. Journal of Pediatric and Adolescent Gynecology 2010; 23(2): 62–70.

10. Lethaby A, Hickey M, Garry R, Penninx J. Endometrial resection / ablation tech niques for heavy menstrual bleeding. Cochrane Database Systematic Review 2009; 7(4): CD001501.

11. Lin BL, Miyamoto M, Tomomatu M . The development of a new hysteroscopic resectoscope and its clinical applications on transcervical resection (TCR) and endometrial ablation (EA). Japanese Journal of Gynecological and Obstetrical Endoscopy 1988; 4: 56–61.

12. Magos AL, Baumann R, Turnbull AC. Transcervical resection of endometrium in women with menorrhagia. British Medical Journal 1989; 298: 1209–12.

13. Mai KT, Teo I, Veinot JP, Senterman M, Nguyen B. Histopathogenesis of endometriu with asynchronous glands in dysfunctional uterine bleeding. Histopathology 2009 55(1): 126–30.

14. Munro MG, Critchley HO, Fraser IS, FIGO Menstrual Disorders Working Group. The FIGO classifcation of abnormal uterine bleeding in the reproductive years. Fertility and Sterility 2011; 95: 2204-8

15. Neuwirth RS: A new technique for and additional experience with hysteroscopic resection of submucous fbroids. Am J Obstet Gynecol 131 (1978) 91–94.

16. Owusu-Ansah R, Gatongi D, Chien PF. Health technology assessment of surgical therapies for benign gynaecological disease. Best Practice & Research Clinical Obstetrics & Gynaecology 2006; 20(6): 841–79.

17. Papadopoulos NP, Magos A. First-generation endometrial ablation: roller-ball vs loo vs laser. Best Practice & Research Clinical Obstetrics & Gynaecology 2007; 21(6): 915–29.

18. Rahn DD, Abed H, Sung VW, Matteson KA, Rogers RG, Morrill MY, Barber MD, Schaffer JI, Wheeler TL 2nd, Balk EM, Uhlig K; Society of Gynecologic Surgeons

19. Systematic Review Group. Systematic review highlights diffculty interpreting diverse clinical outcomes in abnormal uterine bleeding trials. Journal of Clinical Epidemiology 2011; 64(3): 293–300.

20. Roy KH, Mattox JH. Advances in endometrial ablation. Obstetrics and GynecologySurgery 2002; 57(12): 789–802.

21. Thabet SM. New attempt using ablative curettage technique for managing benign premenopausal uterine bleeding. Journal of Obstetrics and Gynecology Research 2010; 36(4): 803–9.

22. Townsend DE, Richart RM, Paskowitz RA, Woolfork RE. "Rollerball" coagulation of the endometrium. Obstetrics and Gynecology 1990; 76: 310–13.

23. Vancaillie TG. Electrocoagulation of the endometrium with the ball-end resecto scope. Obstetrics and Gynecology 1989; 74: 425–27.

24. Vercellini P, Oldani S, De Giorgi O, Milesi M, Merlo D, Crosignani PG. Endometrial ablation with a vaporizing electrode. II. Clinical outcome of a pilot study. Acta Obsttricia et Gynecologica Scandinavica 1998; 77(6): 688–93.

图片信息

图16-3　Images by courtesy of Dr. P. Casadio.

17

输卵管绝育

目 录

概述 154

■ 流行病学 154

■ 输卵管绝育手术发展史 154

■ 宫腔镜下输卵管绝育术 154

Essure 系统引导下微栓置入术 155

■ 概述 155

■ 背景 156

■ 手术时机 156

■ 手术器械 156

■ 手术方法 156

■ 取出 159

■ 并发症 160

■ 随访 160

■ 效果 163

■ 禁忌证 163

■ 联合手术 164

■ Essure 微栓用于治疗 164

■ 知情同意 164

参考文献 164

第17章　输卵管绝育

一、概述

1.流行病学

女性绝育术是世界上使用最广泛的避孕方法。28%的美国女性（35～44岁，约100万女性），23%的德国女性和15%的荷兰女性都选择这种避孕方式。1950年以来，接受输卵管绝育的妇女数量已增加约30倍。这种增长趋势一部分是由于手术技术的改进，使绝育术变得简单又安全，成为可以在门诊上进行的日间常规手术。

世界上约有1亿育龄期女性已经行输卵管绝育术，并且在未来20年内，将会有1亿发展中国家女性接受输卵管绝育。与其他国家不同，意大利女性绝育并不普遍，估计不到1%，主要原因在于缺少由政府统计的男性及女性绝育数据。

2.输卵管绝育手术发展史

女性绝育术即通过阻断或切除双侧输卵管来防止妊娠，从过去到现在，绝育术无论手术方式还是手术材料都有了很大的改变。手术方式包括结扎输卵管或切除部分输卵管，既可以通过结扎夹、结扎环或不可吸收材料机械性阻断，也可通过单极或双极电凝电切系统来阻断。输卵管绝育可以在剖宫产术中进行，也可在阴道分娩6周后进行（产后绝育手术），极少于非剖宫产术中进行绝育术（选择性或间隔性绝育术）。

20世纪初，由Pomeroy创始的输卵管绝育术被认为是最主要术式，与行剖宫产术相同，需要在全麻下于腹壁做大的垂直纵切口。在很长一段时间内，这种术式因为高致病率和死亡率而不被接受。Steptoe（1967）发明了腹腔镜下输卵管绝育术，使用局部麻醉（局麻），简化了手术方式，提高了手术的安全性。最初使用单极电极电凝输卵管，通过电流灼烧破坏输卵管结构，但会引起包括死亡在内的严重并发症。随后，在加拿大、美国和德国，双极电切因其较高的安全性被越来越广泛使用。20世纪70年代初期，在几位美国学者的推动下，腹腔

镜下输卵管绝育术开始大规模应用。腹腔镜手术出现的同时，开腹输卵管手术的技术要求提高，要求腹部小横切口（约4cm），使用局麻而非全麻。近年来，宫腔镜下输卵管手术越来越被人们所接受。

世界卫生组织（WHO）指出，"无论什么术式，理想的女性绝育术要求快速、简单，在局麻下实施，阻断双侧输卵管的同时，使周围组织损伤达到最小。绝育术应高度安全有效，被个人和社会文化所接受，手术费用应在允许范围内"（委员会，1982）。

3.宫腔镜下输卵管绝育术

宫腔镜下输卵管绝育术的发展分为三个阶段：

- 使用硬性化学物质或注射硅胶阻塞双侧输卵管。
- 使用热效应破坏输卵管间质部。
- 使用机械工具阻塞输卵管。

用于女性绝育术的化学物质包括阿的平、氰基丙烯酸甲酯、苯酚胶浆，目的是破坏输卵管上皮，引发输卵管炎症、坏死和纤维化，最终使得输卵管阻塞。使用这种化学制剂主要问题在于其可能通过腹腔扩散，对腹腔和盆腔脏器造成损伤。

使用电凝或冷凝热力学阻断输卵管的术式未被广泛应用，因为这种方法会增加医源性子宫和输卵管穿孔的风险，同时对周围脏器也会有损伤。由于机械性输卵管阻塞（P环、O环、尼龙材料、陶瓷或聚乙烯制成的栓子）成功率低并且异位妊娠的发生率高（图17-1），也很快被废弃使用。在美国，硅胶盖对85%～90%的患者有效，然而，因其放置困难和容易脱落，硅胶盖的使用受到限制。

2002年，鉴于大量临床试验结果良好，美国药品和食品管理局（FDA）批准使用Essure系统（Conceptus公司和拜尔公司）。该系统是一个新颖的避孕方式，既达到了永久避孕的效果，又取得了最佳收益比，并满足了患者舒适度的要求；与其他绝育术相比，其并发症发生率更低。2011年，世界上超过55万女性选择这种方法避孕。

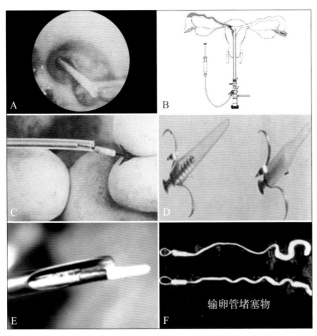

图 17-1　早期机械性器械辅助下行宫腔镜输卵管绝育术

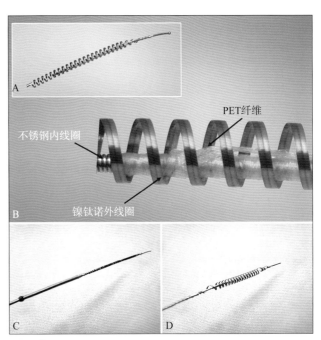

图 17-2　Essure微栓组成部分：总4 cm。A：由不锈钢组成柔软的内线圈（B）逐渐膨胀的纤维（镍钛合金）和缠绕外线圈的聚乙烯对苯二甲酸乙二醇酯（PET）纤维组成；C：压缩状态微栓；D：伸展后的微栓

美国和一些欧洲国家使用的另一种宫腔镜下输卵管绝育系统为Adiana系统，它与热损伤联合使用，在局部组织上先使用电离辐射，再于输卵管管腔内放置多聚体的微小植入物。2009年，FDA批准该系统使用，这是一种经宫颈的永久性绝育术式，3年内成功率达98.37%。然而，因Conceptus公司起诉其侵犯专利，该系统在2012年5月18日退出市场。

二、Essure系统引导下微栓置入术

1.概述

Essure系统由以下几个部分组成。微栓是一个逐渐增大的微线圈，安装到塑料传导系统，置入放置管内。关闭状态下，微栓总长度为4cm，直径为0.8mm。放置后，线圈直径扩大到1.5～2mm，外线圈由具有膨胀性的镍钛合金纤维组成（与冠状动脉支架使用的合金相同，外层涂覆PET聚乙烯对苯二甲酸乙二醇酯）。较柔软的内线圈由不锈钢组成（图17-2），稍小直径的线圈置入输卵管间质部，线圈超弹性的作用使其扩张，使得内置插入线圈与输卵管十分契合，并可固定在输卵管内。该系统还

有一个塑料传导系统，在微栓进入宫腔镜工作通道的时候起到保护作用（图17-3）。

机械性阻塞和组织纤维化导致输卵管阻塞。PET纤维可促进成纤维细胞生长和活性增强，线圈本身提供了新的纤维组织生长的框架，导致输卵管阻塞。组织炎症反应迅速，2～4周后达到一个峰值，在随后约3个月内慢慢吸收，在某些情况下，输卵管在1～2个月内即可完全闭塞（图17-4）。

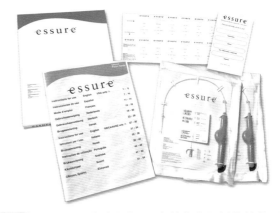

图 17-3　ESS 305袋内包括：2个储存在塑料传导装置中的Essure微栓、说明书和一张患者身份卡片

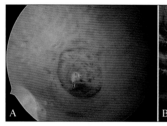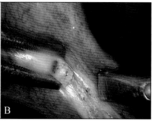

图17-4 微栓放置3个月后宫腔镜下（A）和腹腔镜下（B）输卵管广泛纤维化

2.背景

最初发表的文章是关于手术室全麻下行Essure输卵管绝育术避孕的有效性和安全性研究。2002和2003年，一些医生把这种绝育术作为日间常规手术，毋需全身麻醉而是浅麻醉或宫颈局部神经阻滞麻醉。2004年，Ubeda等首次在门诊上开展这种绝育术，无麻醉下使用经阴道内镜辅助，只在术前1～2小时内给予非甾体类抗炎药。我们的经验与文献报道一致，使用Essure进行输卵管绝育术式简单，在短时间内即可完成，具有很高的安全性和有效性，可以在门诊、无麻醉的情况下进行。

3.手术时机

宜在月经周期第7～14天进行，此时输卵管开口较清晰并且能避免未诊断的妊娠（图17-5）。为了方便微栓置入，术前1～2个月使用孕激素或孕激素类似物进行子宫内膜药物预处理或者在内膜增殖期使用GnRH类药物。

4.手术器械

理论上讲，不论是硬性还是半硬性的宫腔镜，都有一个口径5Fr的工作通道，使Essure微栓可以通过。然而，目前大多数文献报道中都是使用5mm

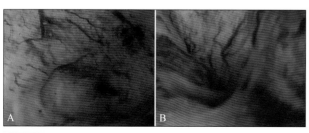

图17-5 A：增殖期输卵管开口；B：分泌期输卵管开口。增厚的子宫内膜使输卵管开口难以看到

的Bettocchi连续灌流的宫腔镜（KARL STORZ，德国）。

生理盐水可以用于膨宫，用前需要进行预热，使其与人体体温相近。在进入宫腔之前冲灌流液压力务必调整到一个较低的水平，以减少输卵管痉挛的发生。建议使用自动膨宫系统控制液体膨宫的速率，设定预定值（流量、压力、真空），使得宫内的压力维持在30～40mmHg（低于输卵管内压力60～70mmHg）。

5.手术方法

（1）辨别输卵管开口，并选择合适的宫腔镜角度，使其与输卵管纵轴对齐

Essure系统行输卵管绝育术前应首先行诊断性宫腔镜检查，采用阴道内镜方法，将宫腔镜置入宫腔，毋需使用宫颈钳。一旦进入宫腔，选择一个前倾视角，轴向旋转90°可有效地找到双侧输卵管开口。需要注意宫腔镜要与子宫底部保持一定距离，使输卵管开口图像位于显示器屏中央。为使宫腔镜与输卵管管腔处于同一轴心，需要一些技巧：设备置于术者左侧（患者右侧），输卵管开口位于显示器9点位置（图17-6），相反，如果设备在术者右侧，输卵管开口应在3点位置（图17-7），如果输卵管开口较靠后，在屏幕上应位于6点位置（图17-8）。最后，如果输卵管开口处于相对于子宫纵轴极度横向的位置（T形子宫），可以先将镜子撤回至子宫峡部，在该位置上进行后续操作。有学者认为应先将Essure置于放置困难的一侧输卵管，而另有学者认为应先置于较容易的那侧，以便于后续操作。

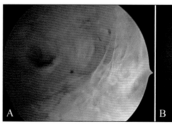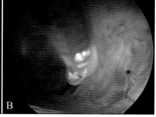

图17-6 向前倾斜视角（30°）。A：右侧输卵管开口（术者左侧）在位于显示器上9点位置；B：确保Essure从宫腔镜操作孔道进入时，可以很容易放置在与输卵管开口对齐的合适位置上

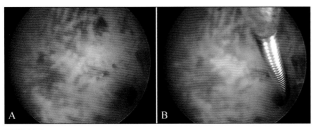

图17-7 向前倾斜视角（30°）：左侧输卵管开口（术者右侧）在位于显示器上3点位置（A），便于Essure进入（B）

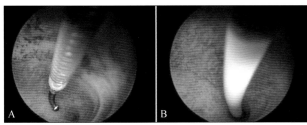

图17-8 向前倾斜视角（30°）：双侧输卵管开口位置靠后时，输卵管开口位于显示器上6点位置（A），便于Essure进入（B）

（2）Essure的放置

在助手的协助下，打开宫腔镜的工作通道，从侧端口安装一个塑料导引鞘（图17-9A）。随后，Essure导管通过塑料通道进入，穿过橡胶塞进入宫腔镜工作通道（图17-9B、C）。整个过程中术者应时刻注意选定的输卵管开口位置。当Essure导管到达输卵管近端部位时应更加小心，规律平滑地移动（避免输卵管痉挛），直到导管部位黑色标记到达输卵管口（图17-10）。一旦导管外鞘的黑色标记已到达输卵管开口，这表明微栓已在输卵管内适当的位置，此时术者可以向前输送微栓。

微栓置入时的阻力

导管与输卵管开口呈合适的同心圆性对齐角度，保证直视下导管进入时无阻力。有阻力产生时表现为：

■ 导管外鞘黑色标记不再向输卵管开口处前进。
■ 输送导管弯曲，阻碍术者继续向前输送导管。
■ 当出现插入阻力的时候，不能再输送导管，防止继续进入造成子宫穿孔或插入子宫肌层内而不是输卵管内。

导管与输卵管纵轴未对齐，或输卵管的解剖位置个体差异（如弯曲、管腔狭窄），均可产生阻力。

输送Essure微栓经常遇到的阻力是输卵管短暂性痉挛。等待几分钟后输卵管肌层自然放松阻力便会消失。使用温盐水作为膨胀介质，术前使用非甾体抗炎药或解痉剂，可以显著减少输卵管痉挛的发生。在插入遇到阻力的时候，不建议在解除阻力之前插到另一个输卵管开口内。实际上，如果一个输卵管插入失败，另一个输卵管插入成功也是没有意义的。

（3）微栓释放

释放微栓有两种方式：

■ 释放微栓可以在宫腔镜辅助下完成，或操作者用持镜的手旋转释放手柄来协助微栓释放。
■ 一只手持镜，用另一只手或在助手协作下缓慢旋转手柄释放微栓（图17-11）。

临床经验表明，第二种操作方法更加简便并且符合人体工程力学，因此大多数操作者都选择第二

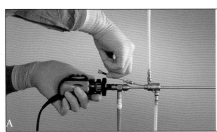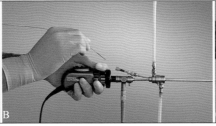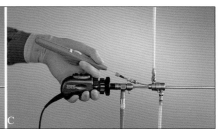

图17-9 释放系统外面观。A：塑料导管安装在宫腔镜操作孔道的侧端口（第1步）；B：微栓经由塑料导管插入，整个过程中必须注意导管不能扭曲，防止微栓退出塑料导管的时候造成损伤（第2步）；C：微栓已经进入宫腔镜操作孔道（第3步）

种操作方法。在以上两种方法中，可注意到当黑色定位标记退出工作通道时可显示为远离输卵管开口（或朝向宫腔镜）（图17-12A、B）。撤退导管暴露微栓，微栓仍处于未展开的状态。要确定微栓嵌入的合适位置，金色环状标记（图17-10）应位于输卵管开口处（图17-12C）。临床经验表明，当金色标记位于输卵管开口位置时，微栓极易被送入输卵管

中，尤其在输卵管开口张开的情况下。因此，这种情况下，建议金色标记位于靠近开口0.5～1cm处（图17-13）。

理想情况下，这种位置微栓的线圈已位于输卵管间质部，PET纤维与输卵管管壁接触，后引发纤维化，从而阻塞输卵管开口。接着，按下手柄后方按钮（当拇指完全没入）（图17-14）。这个过程使

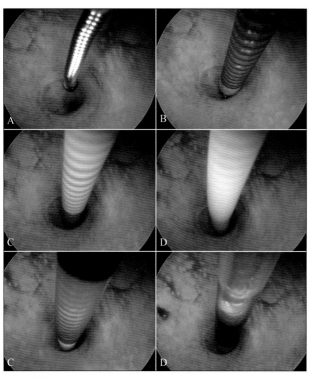

图17-10　Essure微栓输送系统插入（内面观）。A：输送导管（Essure微栓从宫腔镜末端退出）到达输卵管的近端；B～E：输送导管缓慢稳定的向前运动，避免输卵管痉挛。当输送导管的黑色标记到达输卵管开口时，停止操作；F：微栓达到适当的输卵管位置

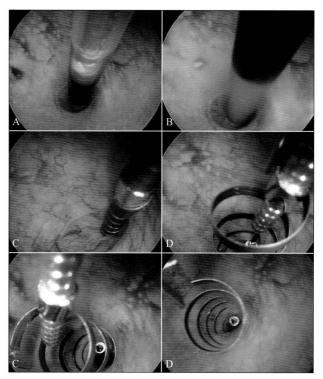

图17-12　释放Essure微栓（内部视角）。A、B：旋转手柄导管上的黑色标记远离输卵管开口并离开操作孔道；C：释放微栓退出导管，金色标记位于输卵管开口处。只有在这个位置，才能按手柄底部的加压按钮（图17-14B）；D～F：转动手柄使拇指轮朝向术者，该操作将触发微栓最终释放，使其完全展开

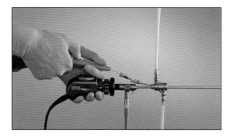

图17-11　释放Essure微栓（外面观）

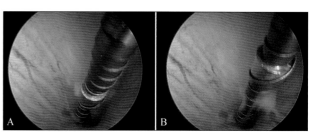

图17-13　A：金色标记位于输卵管开口处；B：或距离输卵管开口处0.5～1cm。推荐在输卵管开口宽大或输卵管积水时使用第二种位置，防止加压后Essure微栓完全被吸入输卵管腔内

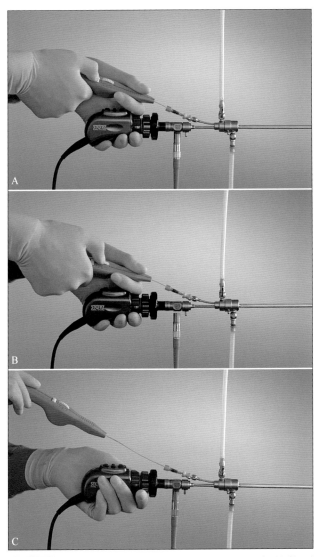

图17-14 释放Essure微栓（外部视角）。A：拇指轮到达最后位置时（第1步），按下手柄后的压力按钮（第2步），金色圆圈标记到达输卵管开口处按下按钮（图17-12C）。B：按下按钮后，拇指轮再次转向术者，直到它到达起始位置（第3步）。完成此操作后，Essure微栓最终被释放并展开（图17-12D ~ F）。从宫腔镜工作通道中移出导管（C）

得拇指轮转到术者操作的起始位置（图17-14B），大约10秒后，线圈膨胀适应输卵管的形态（图17-12D ~ F）。最后，轻柔地将导管从宫腔镜中撤出（图17-14C）。

整个过程不超过15分钟，需及时评估微栓放置位置，理想的放置位置是宫腔内可看到3 ~ 8圈外线圈漂浮（图17-12F，图17-15）。如果Essure微栓放置错误（18圈或更多外线圈可能漂浮至宫腔），应立即用鳄嘴钳对内外圈施压取出（图17-16、图17-17）。只有成功完成一侧输卵管内Essure微栓放置，才能开始对侧操作。

6.取出

微栓放置失败会导致其避孕效果完全或部分丧失。只有在患者出现长期不良反应时才应取出宫内节育器。如前所述，只有当18圈或更多出现在宫腔内才应立即宫腔镜下取出。其他情况，应选择经腹方式（开腹或腹腔镜）。特别是微栓错位时，应通

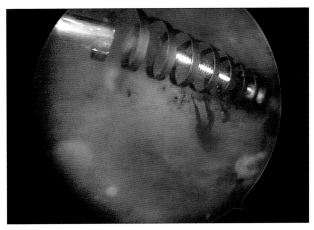

图17-15 Essure微栓位于正确位置：输卵管开口外可见约8圈的外线圈

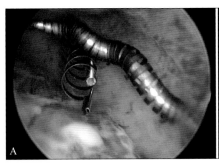
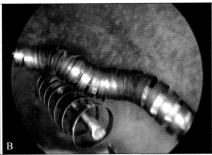
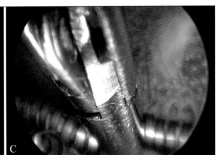

图17-16 Essure微栓放置位置错误（A、B）；使用鳄嘴钳取出位置错误的Essure微栓（C）

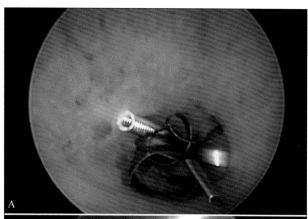

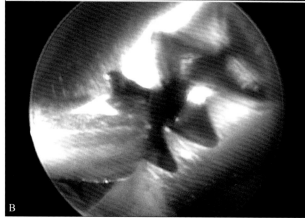

图 17-17　A：不恰当放置 Essure 微栓时会导致外圈的异常膨胀；B：使用"鳄嘴钳"取出 Essure 微栓

过传统线性输卵管切开或输卵管切除来取出。

7. 并发症

（1）术中

虽然少见，但 Essure 微栓放置术的不良反应同所有诊断性和治疗性宫腔镜操作一样，有宫颈病变、子宫穿孔、出血、感染、疼痛等。总之，此类并发症发生率不到 2%。多数情况下，快速且正确放置 Essure 能减少并发症风险。宫腔镜输卵管绝育术的一种特有、罕见的并发症是子宫角或输卵管穿孔或剥离，可能导致出血、慢性盆腔疼痛和瘢痕组织形成。这种情况一般毋需治疗。文献报道，因子宫输卵管肌层阻力过大和（或）患者自觉疼痛，单边微栓放置不理想，可继发输卵管或子宫穿孔。这种情况下，必须停止操作。微栓推入至输卵管必须无任何阻力。

（2）术后

Essure 远期影响尚不清楚。一个报道发现

Essure 微栓可以从输卵管中脱出（穿入宫腔、宫颈、阴道或排出体外）、迁移（朝向输卵管远端，或从输卵管喷出迁徙进入腹腔）等，对盆腹腔脏器有潜在的损伤风险。Essure 使用不当会增加患者宫内妊娠、异位妊娠、慢性盆腔痛、月经紊乱或其他不良结局的风险，亦有损伤周围脏器的风险。

（3）手术未来潜在的风险

理论上，任何对子宫的诊断和治疗操作，如内膜活检、宫颈扩张、宫内检查，或宫腔镜手术（诊断性或治疗性），包括子宫内膜切除术，都可能影响 Essure 微栓避孕效果。因此，宫腔内电操作手术应避免使用单极电极。有保留生育功能要求的患者，可以行体外授精，最新研究指出，如果微栓在输卵管内放置良好，突入宫腔 3 ~ 8 圈，不会影响胚胎正常着床和发育。Essure 微栓通常与磁共振成像兼容，但其可能会对骨盆的诊断性成像造成假象。

8. 随访

Essure 微栓放置术后随访是为了评估其位置和输卵管实际堵塞情况。各种影像诊断技术和方法可用于评估微栓位置和输卵管闭塞情况。传统 X 线摄像（如子宫输卵管造影或简单的骨盆 X 线）是 Essure 输卵管绝育术随访的金标准。现在，以超声为基础的方法（盆腔经阴道二维、三维超声、超声造影）已被证实是放射学的有效替代方案。目前，随访流程如图 17-18 所示。

（1）子宫输卵管造影（HSG）

在随访中，HSG 主要从两方面来检查 Essure 微栓放置成功与否：微栓的置入部位、输卵管闭锁评分。

■ **微栓的位置**

HSG 能够检查的指标在表 17-1 中列出。Essure 微栓位置不合适的患者归为 1、2、6、7 类；相反，Essure 微栓位置合适的患者归为 3、4、5 类。

■ **输卵管闭锁成功**

HSG 评价输卵管闭锁与否的关键，在于输卵管内的对比剂能否达到但不超过微栓远端。即使输卵管近端看似已经闭锁，检查输卵管近端段的对比剂仍十分重要。依据表 17-2 对输卵管闭锁进行分级

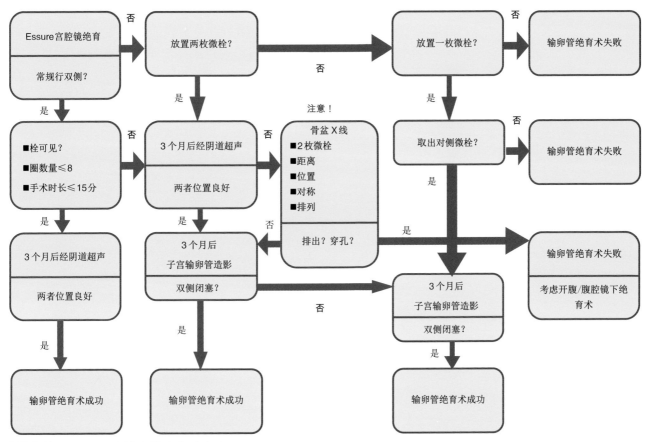

图 17-18　Essure 微栓输卵管绝育随访流程

表 17-1　HSG 评估微栓可能部位

1　微栓缺失或脱入宫腔
2　50%以上微栓内圈长度脱入宫腔
3　50%以下微栓内圈长度脱入对比剂充盈的宫角
4　宫腔内无残留，内圈近端位于输卵管内，距对比剂充盈的宫角小于 10mm
5　内圈近端位于输卵管内，距对比剂充盈的宫角 11～30mm
6　微栓位于输卵管内，但内栓近端距对比剂充盈的宫角超过 30mm
7　HSG 检查提示微栓位于腹腔

表 17-2　根据 HSG 结果对输卵管闭锁评分

1　输卵管在子宫角水平闭锁
2　输卵管内可见对比剂，但微栓外圈远端无对比剂
3　微栓外圈远端或腹腔内可见对比剂

评分。如果输卵管闭锁为 1 级（图 17-19）或 2 级，且微栓位置满意（类别 3、4、5），认为患者能够依靠 Essure 微栓取得避孕效果。若位置满意，输卵管

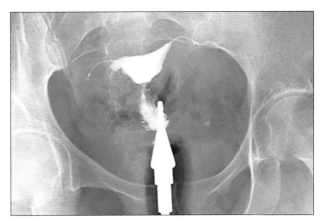

图 17-19　输卵管阻塞 1 级，子宫输卵管造影检查见两侧输卵管阻塞在子宫角水平

闭锁为 3 级，则建议患者 3 个月后复测或选择其他避孕方式。若随访检查确认输卵管闭锁仍为 3 级，则不建议患者依靠 Essure 微栓避孕。

（2）盆腔 X 线

根据影像学依据，可以从以下征象评价：

■ "满意"：表现为微栓位于输卵管管腔中，对称跨越子宫输卵管交界处。最近的一项研究表明，满意病例中，微栓之间的距离不超过4cm（图17-20）。符合这些标准的患者能够依靠Essure微栓实现避孕效果。

■ "可疑"：一个或两个微栓位于理想位置偏近端或远端，或者二者相对不对称（图17-21）。这些病例中，微栓之间距离超过4cm但小于5cm。发现此类征象，建议患者行HSG检查以评价输卵管通畅度。

■ "不满意"：微栓明显进入腹膜腔或宫腔内，二者间距大于5cm（图17-22）。发现此类征象，患者应使用其他替代避孕方式。

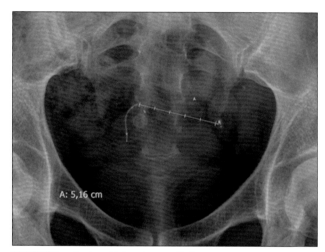

图17-22　盆腔X线提示"不满意"，Essure微栓之间距离大于4cm

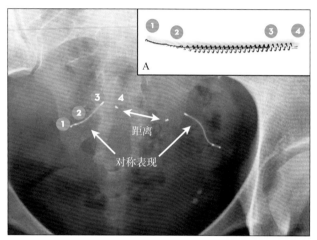

图17-20　盆腔X线"满意"：Essure微栓相对对称，相互距离小于4cm。注意微栓上四个标记物，对应X线检查时图像上特定的标志

（3）经阴道超声（TVS）

超声下，微栓表现为高回声螺圈，对称跨越宫角到近端输卵管。

超声图像评估：

■ "满意"微栓超过子宫壁外缘，外圈近端与内膜线呈线性关系（图17-23）。

■ "不满意"微栓外观比"满意"组分散。

（4）三维超声（3D US）

直到最近，三维超声才纳入Essure微栓随访流程中，因此三维超声对Essure的检查时机尚未确定。有学者提出微栓放置3个月后行三维超声检查，替代传统X线检查，X线检查只用于可疑错位的病例中。

三维超声检查中，微栓有四种可能位置：

■ "完美位置"：冠状面扫描下，微栓完全跨越子宫输卵管连接的三个部分：宫腔内宫角部、输卵管间质部、输卵管峡部（图17-24）。

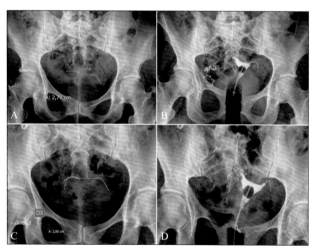

图17-21　Essure微栓术后异位的临床病例。A：盆腔X线"可疑"，微栓间距小于4cm，确认微栓位于右侧远端2个标记物不典型位置（右边不对称）。B：3个月后HSG检查，对比剂从右输卵管溢出，提示子宫输卵管定位错误。右侧再次放置微栓，1个月后，X线检查提示其与左侧微栓对称。C：另一个之前放置位置错误的Essure微栓未取出。D：3个月后HSG检查提示右输卵管闭锁

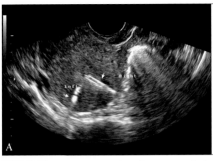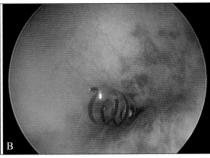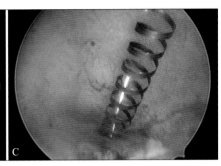

图17-23　二维经阴道超声。A："满意"，注意超声所示图像与宫腔镜结果相符，表明右侧宫腔内的膨胀外圈（右侧微栓）数目与左侧不符。B：左侧Essure微栓；C：右侧Essure微栓

■　"近端位置"：输卵管峡部不可见。

■　"远端位置"：输卵管间质部不可见（图17-25）。

■　"极远端位置"：微插件宫角部和输卵管间质部均不可见。该结果高度提示错位。

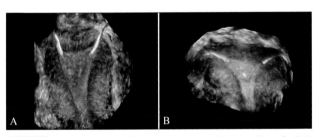

图17-24　三维盆腔超声：两例Essure微栓"位置完美"

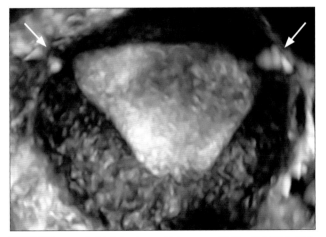

图17-25　三维阴道超声：两侧Essure微栓"远端位置"

（5）使用对比剂的子宫输卵管超声学造影（hysterosalpingo-contrast-sonography or HyCoSy）

HyCoSy检查最近才开始用于Essure微栓放置术后随访，其检查时机尚未确定。Luciano等（2011年）对Essure应用3个月后的患者进行随访，采用HyCoSy和HSG评估双侧输卵管闭锁情况，发现Essure输卵管绝育十分有效，同时发现HyCoSy和HSG具有100%一致性。

9.效果

Essure输卵管绝育十分有效，5年成功率99.9%。1998—2007年，全世界总共放置超过172 000个Essure微栓，仅有169例妊娠，失败率为0.1%。大部分妊娠发生在术后第一年内，失败原因常为医生和患者（约50%的病例）未遵守相关流程，例如医生放置微栓3个月后未提供替代避孕方式和（或）3个月后未对患者随访，患者未使用额外避孕方法和（或）未按时参加随访。失败的第二大原因是随访检查时对HSG结果的误读（约30%）；最后，12%在放置微栓前已经怀孕（"黄体期妊娠"）而未被检查出。为了避免后一种情况，建议在增殖早期手术，且可能的话在Essure输卵管绝育术当日测定β-HCG。

为了消除黄体期妊娠问题和消除Essure术后3个月内部分患者对使用其他避孕方式依从性差的顾虑，一些学者评估了术前或术后使用宫内节育器的效果。然而，Essure使用说明明确否定了以此为目的使用宫内节育器。

10.禁忌证

■　不能确定是否想彻底终止生育能力的患者。

■　妊娠或可疑妊娠。

■　中期流产或Essure术前6周流产者。

- 生殖道感染。
- 异常生殖道出血（需评估）。
- 女性生殖道恶性肿瘤。
- 子宫或输卵管畸形无法查看输卵管开口。
- 对HSG造影剂过敏者。

11. 联合手术

宫腔镜Essure输卵管绝育术、宫腔镜手术和滚球子宫内膜切除术。

现已证实，宫腔镜下行Essure输卵管绝育术的成功率不受同期施行的宫腔镜手术影响，如息肉切除术或肌瘤剔除术。事实上，由于大部分行输卵管绝育术的女性年龄都在40岁以上，伴月经过多特别是在围绝经期月经过多，常暂观察。因此，通常不同时行输卵管绝育术和子宫内膜切除术治疗月经紊乱。

根据文献中最新数据，在安全、疗效、可行性方面，可在同期行多项手术。例如，子宫内膜热球或电切术联合宫腔镜下绝育术。特别指出，FDA已经批准在Essure微栓原位使用Thermachoice设备行子宫内膜切除术。Novasure和热球子宫内膜切除术联合Essure放置术正在研究中。

子宫内膜切除术后妊娠率为1.6%，Essure系统绝育术后妊娠率为0.1%～0.2%，两者同时进行，术后妊娠率可能降到0.032%以下。

12. Essure微栓用于治疗

Essure微栓也可用于治疗输卵管积水导致的不孕，和有剖腹或腹腔镜下输卵管切除术禁忌证者。近来，Mijatovic等报道了可喜的结果，Essure放置成功率100%，接受体外授精或胚胎移植后，妊娠率40%，出生率为20%。

13. 知情同意

只有夫妻双方完全知情同意，宫腔镜输卵管绝育术才能施行。应注意，知情同意书需详述所有可逆避孕方法，即输卵管绝育的替代选择，包括激素、工具和自然方式及其利弊。如今，其他可施行的绝育术也应考虑，从传统的方式（剖腹、剖宫产术后、腹腔镜）到最新的微创方式（门诊宫腔镜、无麻醉或仅局麻）的优缺点，可能的近期或远期并发症，即便少见也应考虑到。此外，必须清楚解释虽然大多数Essure避孕是不可逆的，但即使无操作失误，也有极微小的输卵管自发再通可能，Essure放置术后仍然有很小的概率再次妊娠。

张君妍　马月霄　译

李海霞　审

参考文献

1. Agostini A, Crochet P, Petrakian M, Estrade JP, Cravello L, Gamerre M. Hysteroscopic tubal sterilization (Essure) in women with an intrauterine device. Journal of Minimally Invasive Gynecology 2008; 15: 277–79.

2. American College of Obstetricians and Gynecologists. ACOG Practice Bulletin N° 133: benfits and risks of sterilization. International Journal of Gynecology and Obstetrics 2013; 46: 339–50.

3. Anderson TL, Vancaillie TG. The Adiana System for Permanent Contraception: Safety and Effcacy at 3 Years. Journal of Minimally Invasive Gynecology 2011; 18(5): 612–16.

4. Arjona JE, Mino M, Cordon J, Povedano B, Pelegrin B, Castelo-Branco C. Satisfaction and tolerance with offce hysteroscopic tubal sterilization. Fertility and Sterility 2008; 90: 1182–86.

5. Belotte J, Shavell VI, Awonuga AO, Diamond MP, Berman JM, Yancy AF. Small bowel obstruction subsequent to Essure microinsert sterilization: a case report. Fertility and Sterility 2011; 96(1): e4–6.

6. Borley J, Shabajee N, Tan TL. A kink is not always a perforation: assessing Essure hysteroscopic sterilization placement. Fertility and Sterility 2011; 95(7): 2429.e15–7.

7. Brechin S, Bigrigg A. Male and female sterilization. Current Obstetrics Gynecology 2003; 13: 38–44.

8. Chapman L, Magos A. Female sterilization. Expert Review of Medical Devices 2008; 5(4): 525–37.

9. Connor VF. Clinical experience with contrast infusion sonography as an Essure confrmation test. Journal of Ultrasound in Medicine 2011; 30(6): 803–8.

10. Connor VF. Contrast infusion sonography to assess microinsert placement and tubal occlusion after Essure. Fertility and Sterility 2006; 85(6): 1791–93.

11. Connor VF. Essure: a review six years later. Journal of Minimally Invasive Gynecology 2009; 16(3): 282–90.

12. Cooper JM, Carignan CS, Cher D, Kerin JF. Microinsert nonincisional hysteroscopic sterilization. Obstetrics and Gynecology 2003; 102: 59–67.

13. Donnadieu AC, Deffeux X, Gervaise A, Faivre E, Frydman R, Fernandez H. Essure sterilization associated with endometrial ablation. International Journal of Gynecology and Obstetrics 2007; 97: 139–142.

14. Duffy S, Marsh F, Rogerson L, Hudson H, Cooper K, Jack S, Hunter D, Philips G. Female sterilisation: a cohort controlled comparative study of ESSURE versus laparoscopic sterilisation. British Journal of Obstetrics and Gynecology 2005; 112(11): 1522–8.

15. Franchini M, Boeri C, Calzolari S, Imperatore A, Cianferoni L, Litta P, Giarrè

G, Zerbetto I, Moncini I, Florio P. Essure transcervical tubal sterilization: a 5-year x-ray follow up. Fertility and Sterility 2011; 95(6): 2114–5.

16. Franchini M, Cianferoni L, Lippi G, Calonaci F, Calzolari S, Mazzini M, Florio P. Tubal sterilization by laparoscopy or hysteroscopy: which is the most costeffective procedure? Fertility and Sterility 2009; 91(4 Suppl): 1499–502.

17. Galen DI, Khan N, Richter KS. Essure multicenter off-label treatment for hydrosalpinx before in vitro fertilization. Journal of Minimally Invasive Gynecology 2011; 18(3): 338–42.

18. Garcia. Economic and clinical outcomes of microlaparoscopic and standard laparoscopic sterilisation. Journal of Reproductive Medicine 2000; 45: 372–76.

19. Gentile GP, Kaufman SC, Helbig DW. Is there any evidence for a post-tubal sterilization syndrome? Fertility and Sterility 1998; 69(2): 179–86.

20. Greenberg JA. Hysteroscopic sterilization: history and current methods. Reviews in Obstetrics and Gynecoly 2008; 1(3): 113–21.

21. Hare AA, Olah KS. Pregnancy following endometrial ablation: a review article. Journal of Obstetrics and Gynecology 2005; 25: 108–14.

22. Harrki-Siren P, Kurki T. A nationwide analysis of laparoscopic complication. Obstetrics and Gynecology 1997; 89: 108–12.

23. Hillis SD, Marchbanks PA, Tylor LR, Peterson HB. Higher hysterectomy risk for sterilized than non sterilized women: fndings from the U.S. Collaborative Review of Sterilization. The U.S. Collaborative Review of Sterilization Working Group. Obstetrics and Gynecology 1998; 91: 241–46.

24. Hillis SD, Marchbanks PA, Tylor LR, Peterson HB. Poststerilization regret: fndings from the U.S. Collaborative Review of Sterilization. Obstetrics and Gynecology 1999; 93: 889–95.

25. Hopkins MR, Creedon DJ, El-Nashar SA, Brown DL, Good AE, Famuyide AO. Radiofrequency global endometrial ablation followed by hysteroscopic sterilization. Journal of Minimally Invasive Gynecology 2007; 14: 494–501.

26. Hopkins MR, Creedon DJ, Wagie AE, Williams AR, Famuyide AO. Retrospective cost analysis comparing Essure hysteroscopic sterilization and laparoscopic bilateral tubal coagulation. Journal of Minimally Invasive Gynecology 2007; 14: 97–102.

27. Jamieson DJ, Hillis SD, Duerr A. Complications of interval laparoscopic tubal sterilization : fndings from the United States Collaborative Review of Sterilization. Obstetrics and Gynecology 2000; 96: 997–1002.

28. Jansen FW, Kapiteyn K, Trimbos-Kemper T, Hermans J, Trimbos JB. Complications of laparoscopy: a prospective multicentre observational study. British Journal of Obstetrics and Gynecology 1997; 104: 595–600.

29. Kerin J, Cattacach S. Successful pregnancy outcome with the use of in vitro fertilization after Essure hysteroscopic sterilization. Fertility and Sterility 2007; 85: 1212. e1–e4.

30. Kerin J, Munday D, Ritossa M, Rosen D. Tissue encapsulation of the proximal Essure micro-insert from the uterine cavity following hysteroscopic sterilization. Journal of Minimally Invasive Gynecology 2007; 14: 202–204.

31. Kerin JF, Carignan CS, Cher D. The safety and effectiveness of a new hysteroscopic method for permanent birth control: results of the frst Essure pbc clinical study. Australian and New Zealand Journal of Obstetrics and Gynaecology 2001; 41(4): 364–70.

32. Kerin JF, Cooper JM, Price T, Herendael BJ, Cayuela-Font E, Cher D, Carignan CS. Hysteroscopic sterilization using a micro-insert device: results of a multicenter Phase II study. Human Reproduction 2003; 18(6): 1223–30.

33. Kerin JF, Munday DN, Ritossa MG, Pesce A, Rosen D. Essure hysteroscopic sterilization: results based on utilizing a new coil catheter delivery system. The Journal of the American Association of Gynecological Laparoscopists 2004; 11(3): 388–93.

34. Khati NJ, Parghi CR, Brindle KA. Multimodality imaging of the essure permanent birth control device: emphasis on commonly overlooked abnormalities. American Journal of Roentgenology 2011; 196(5): W648–58.

35. Kulier R, Boulvain M, Walker D, Candolle G, Campana A. Minilaparotomy and endoscopic techniques for tubal sterilization. Cochrane Database of Systematic Reviews 2004; (3): CD001328.

36. Layde PM. Risk Factors for complications of interval tubal sterilisation by laparotomy. Obstetrics and Gynecology 1983; 62(2): 180–183.

37. Legendre G, Levaillant JM, Faivre E, Deffeux X, Gervaise A, Fernandez H. 3D ultrasound to assess the position of tubal sterilization microinserts. Human Reproduction 2011; 26(10): 2683–9.

38. Legendre G, Gervaise A, Levaillant JM, Faivre E, Deffeux X, Fernandez H. Assessment of three-dimensional ultrasound examination classifcation to check the position of the tubal sterilization microinsert. Fertility and Sterility 2010; 94(7): 2732–35.

39. Leonard F, Lecuru F, Rizk E, Chasset S, Robin F, Taurelle R. Perioperative morbidity of gynecological laparoscopy. A prospective monocenter observational study. Acta Obstetricia et Gynecologica Scandinavica 2000; 79(2): 129-34.

40. Levie M, Chudnoff SG. A comparison of novice and experienced physicians performing hysteroscopic sterilization: an analysis of an FDA-mandated trial. Fertility and Sterility 2011; 96(3): 643–648.e1.

41. Levie M, Chudnoff S. Prospective analysis of offce-based hysteroscopic sterilization. Journal of Minimally Invasive Gynecology 2006; 13(2): 98–101.

42. Levie MD, Chudnoff SG. Offce hysteroscopic sterilization compared with laparoscopic sterilization: a critical cost analysis. Journal of Minimally Invasive Gynecology 2005 ; 12(4): 318–22.

43. Levy B, Levie MD, Childers ME. A summary of reported pregnancies after hysteroscopic sterilization. Journal of Minimally Invasive Gynecology 2007; 14(3): 271–74.

44. Litta P, Cosmi E, Sacco G, Saccardi C, Ciavattini A, Ambrosini G. Hysteroscopic permanent tubal sterilization using a nitinol-dacron intratubal device without anaesthesia in the outpatient setting: procedure feasibility and effectiveness. Human Reproduction 2005; 20(12): 3419–22.

45. Loffer FD. Hysteroscopic transcervical endometrial resection versus thermal destruction for menorrhagia: a prospective randomized trial on satisfaction rate [Letter]. American Journal of Obstetrics and Gynecology 2003; 188(6): 1664.

46. Luciano DE, Exacoustos C, Johns DA, Luciano AA. Can hysterosalpingo-contrast sonography replace hysterosalpingography in confrming tubal blockage after hysteroscopic sterilization and in the evaluation of the uterus and tubes in infer tile patients? American Journal of Obstetrics and Gynecology. 2011; 204(1): 79e1–5.

47. Mansuria S. Essure perforation and chronic pelvic pain. Journal of Minimally Invasive Gynecology 2011; 18(3): 285–6.

48. Mascaro M, Marino M, Vicens-Vidal M. Feasibility of Essure placement in intrauterine device users. Journal of Minimally Invasive Gynecology 2008; 15: 485–90.

49. Mijatovic V, Dreyer K, Emanuel MH, Schats R, Hompes PG. Essure(R) hydro salpinx occlusion prior to IVF-ET as an alternative to laparoscopic salpingectomy. European Journal of Obstetrics, Gynecology, and Reproductive Biology. 2012; 161(1): 42–5.

50. Mino M, Arjona JE, Cordon J, Pelegrin B, Povedano B, Chacon E. Success rate and patient satisfaction with the Essure sterilisation in an outpatient setting: a prospective study of 857 women. British Journal of Obstetrics and Gynecology 2007; 114(6): 763–66.

51. Mumford SD. Laparoscopic and minilaparotomy female sterilisation compared in 15617 cases. The Lancet 1980; 15(2): 1066–1070.

52. Nappi C, Guida M. Complicanze, errori e problematiche medico-legali in Ostetri cia e Ginecologia. CIC Edizioni Internazionali 2003.

53. Nichols M, Carter JF, Fylstra DL, Childers M. Essure System U.S. Post-Approval Study Group. A comparative study of hysteroscopic sterilization performed in offce versus a hospital operating room. Journal of Minimally Invasive Gynecol ogy 2006; 13(5): 447–450.

54. Panel P, Grosdemouge I, Houllier M, Renouvel F, Friederich L, Le Tohic A. Bipolar hysteroscopic procedures and placement of Essure microinserts for tubal sterilization: a case control study. Fertility and Sterility 2011; 95(7): 2422–5.

55. Rosenfeld R. Proximal occlusion of hydrosalpinx by hysteroscopic placement of microinsert before in vitro fertilization embryo transfer. Fertility and Sterility 2005; 83(5): 1547–50.

56. Shah V, Panay N, Williamson R, Hemingway A. Hysterosalpingogram: an essential examination following Essure hysteroscopic sterilisation. British Journal of Radiology 2011; 84(1005): 805–12.

57. Sinha D, Kalathy V, Gupta JK, Clark TJ. The feasibility, success and patient satisfaction associated with outpatient hysteroscopic sterilisation. British

Journal of Obstetrics and Gynecology 2007; 114(6): 676–83.

58. Solt I, Ioffe Y, Elmore RG, Solnik MJ. Group A streptococcal peritonitis and ruptured tubo-ovarian abscess three years after Essure® insertion: a case report. Journal of Women's Health 2011; 20(5): 781–3.

59. Steptoe PC, Laparoscopy in Gynaecology, Edinburgh: E & S Livingstone, 1967

60. Steptoe P. Laparoscopic tubal sterilization – A British viewpoint. IPPF Medical Bulletin. 1971; 5(2): 4.

61. Trussell J. Contraceptive failure in the United States. Contraception 2004; 70(2): 89–96.

62. Turillazzi E, Neri M, Riezzo I. Metodologia accertativa medico-legale in ostetriciae ginecologia: valutazione degli eventi e delle responsabilità. Giuffrè Editore, 2007

63. Ubeda A, Labastida R, Dexeus S. Essure: a new device for hysteroscopic tubal sterilization in an outpatient setting. Fertility and Sterility 2004; 82(1): 196–99.

64. Valle RF, Carignan CS, Wright TC. Tissue response to the STOP microcoil trans cervical permanent contraceptive device: results from a prehysterectomy study. Fertility and Sterility 2001; 76(5): 974–80.

65. Valle RF, Valdez J, Wright TC, Kenney M. Concomitant Essure tubal sterilization and Thermachoice endometrial ablation: feasibility and safety. Fertility and Sterility 2006; 86(1): 152–58.

66. Veersema S, Mol BW, Brölmann HA. Reproducibility of the interpretation of pelvic x-ray 3 months after hysteroscopic sterilization with Essure. Fertility and Sterility 2010; 94(4): 1202–7.

67. Veersema S, Vleugels MP, Moolenaar LM, Janssen CA, Brölmann HA. Unintended pregnancies after Essure sterilization in the Netherlands. Fertility and Sterility 2010; 93(1): 35–38.

68. Veersema S, Vleugels MP, Timmermans A, Brölmann HA. Follow-up of successful bilateral placement of Essure microinserts with ultrasound. Fertility and Sterility 2005; 84(6): 1733–36.

69. Weston G, Bowditch J. Offce ultrasound should be the frst line investigation for confrmation of correct Essure placement. Australian and New Zealand Journal of Obstetrics and Gynaecology 2005; 45(4): 312–15.

70. Wilson EW. The evolution of methods for female sterilisation. International Journal of Gynecology and Obstetrics 1995; 51 (suppl.1): S3–13.

71. Zurawin RK, Zurawin JL. Adverse events due to suspected nickel hypersensitivity in patients with essure micro-inserts. Journal of Minimally Invasive Gynecology 2011; 18(4): 475–82.

图片信息

图 17-21　Images by courtesy of Dr. M. Franchini.
图 17-24　Images by courtesy of Prof.D. Paladini.
图 17-25　Image by courtesy of Prof. D. Paladini.

18

子宫肉瘤

目 录

定义、分类和病理 168

临床表现 168

宫腔镜前诊断 168

宫腔镜诊断 168

治疗 169

参考文献 170

第18章　子宫肉瘤

一、定义、分类和病理

子宫肉瘤是一种相对罕见的间叶组织来源肿瘤，约占生殖道恶性肿瘤的3%，子宫恶性肿瘤的3%～5%，发病率为每年每百万女性17例。鉴于其形态学异构性，子宫肉瘤有多种分类方法。其中一种将子宫肉瘤分为两种类型：

■ 同源性：由子宫的同源成分组成。
■ 异源性：由子宫的异源成分组成。

同源性子宫肉瘤是根据解剖学及病理学进行分类的。目前各种分类中，Woodruff（1971）将其他分类进行整合，将同源性子宫肉瘤分类如下：

■ 子宫平滑肌肉瘤：来源于平滑肌瘤。
■ 子宫内膜间质肉瘤：来自于子宫内膜间质细胞。
■ 癌肉瘤：由上皮组织和间叶组织成分混合而成。

二、临床表现

恶性肿瘤的临床表现发生较晚且无特异性，子宫肉瘤的临床表现包括：

■ 异常子宫出血。
■ 脓性阴道排液。
■ 盆腔痛。
■ 盆腔或盆腹腔包块。

肉瘤是一种凶险的疾病，发展速度极快，起病早期缺乏症状。

平滑肌肉瘤是最常见的子宫肉瘤组织学类型，年发病率为0.64/100000女性，占子宫恶性肿瘤的1%。子宫内膜间质肉瘤，年发病率为0.19/100000女性，占所有子宫肉瘤的10%，所有子宫恶性肿瘤的0.2%。癌肉瘤，过去被界定为子宫肉瘤组织学亚型，占子宫肉瘤的40%。现在被定义为含有上皮细胞恶性分化的肿瘤。异源性子宫肉瘤还包括血管肉瘤、横纹肌肉瘤、恶性纤维组织细胞瘤。尚无特定的科学证据证实肉瘤的确切发病机制，亦无证据证明相关流行病学风险。

三、宫腔镜前诊断

子宫肉瘤缺乏特异症状及早期表现，导致早期诊断困难。一般都是为治疗良性病变行手术治疗（肌瘤切除术、息肉切除术或子宫切除术）时偶然发现并诊断的。据最新的文献报道，术前诊断为子宫平滑肌瘤，为治疗而行子宫切除术的女性中只有不到1%术后病理证实为肉瘤。盆腔肿物必须与子宫平滑肌瘤以及卵巢来源的播散性病变相鉴别。

超声检查可以定位，但不能定性。对于子宫肉瘤来说，盆腔超声可见息肉样或肌瘤样病变，呈非同源性回声，病变内高回声区，提示钙化灶可能，同时，病变内的低回声区可能提示液化和（或）坏死（图18-1）。磁共振成像（MRI）和（或）计算机断层扫描（CT）用于超声之后，用以细致地评估整个骨盆情况，明确病变与邻近脏器的关系，以及发现任何可疑的形态改变和（或）阳性淋巴结。

四、宫腔镜诊断

应用宫腔镜诊断子宫肉瘤一直是学术界颇具争议的话题。一些专家指出，宫腔镜操作流程可能会

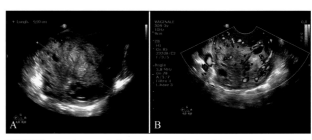

图18-1　20例经阴道超声：子宫内膜间质肉瘤呈多房样改变，彩色多普勒显示病变处血管丰富，弥漫性浸润子宫壁

造成子宫肉瘤细胞的播散、侵犯和转移。然而，由于缺乏研究，至今仍没有决定性证据支持这一说法。尚无可以直接诊断子宫肉瘤的宫腔镜下征象，该病变肉眼可见的表现与子宫肌瘤或较大的子宫内膜息肉相似。

子宫肉瘤病变呈息肉样或肌瘤样，体积较大，或可充满宫腔，造成宫腔镜镜体置入困难。这种情况下，可使用气体代替液体膨宫。宫腔镜若取到坏死组织，难以获得病理结果。因此建议活检取样应取自宫腔镜下所见活性较好的组织。尤其是平滑肌肉瘤，因其致密富含肌纤维，活检取样通常较困难。

平滑肌肉瘤大体特征与变性肌瘤相似，表面不规则，表面可有出血坏死。病变通常较大，组织致密，触碰易出血（图18-2）。在极少数情况下，瘤体底部与子宫深肌层界限清晰。多类情况病变与肌层间没有明显的界线。

子宫内膜间质肉瘤表现为息肉样外观，穿透至子宫肌层，血管丰富，偶可见非典型表现（图18-3）。因为出血坏死区域交替出现，其外表可不规则，严重者可以呈现脑回样外观。宫腔镜器械碰触较软的病变区域时容易形成孔洞。

癌肉瘤的生长可使子宫增大，宫腔扩张。病变的颜色与外形或可与脂肪组织相似，宫腔内所见与大、小网膜组织相似，与子宫穿孔情形相像（图18-4）。在这样的病例中，根据宫腔镜下表现可以明确。有时宫腔镜下可见异型血管，表现为异常扩张和（或）不连续分布。这些血管尽管可疑，却不能作为恶性肿瘤的诊断依据，因为有些时候宫腔内较大的良性病变也有此表现。裸露的血管才是恶性肿瘤的特异表现。

五、治疗

宫腔镜用以治疗子宫肉瘤的意义尚待考证。理论上，年轻患者（≤40岁）保守治疗是可行的，经过严格筛选，有生育要求的患者也许可以行宫腔镜电切术，术后坚持密切随访。有研究显示中低分化子宫肉瘤的患者接受电切术后，若二次手术切除子宫，子宫标本病理提示前次手术瘢痕处已无子宫肌层或内膜组织。这也提供了一个新的思路，对于中低分化患者也许可以使用这样一个相对保守的手术方法。

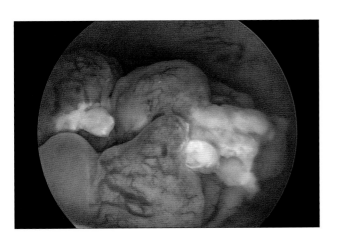

图18-2 子宫肉瘤宫腔镜下表现（液体灌流）。病变表面不规则，可见区域坏死以及非典型血管分布

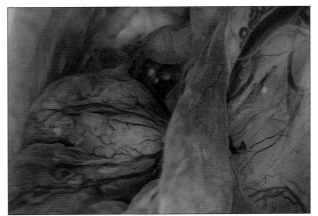

图18-3 子宫内膜间质肉瘤宫腔镜下所见（液体灌注）。病变呈现息肉样，表面不规则，非典型血管走行，并且呈囊状坏死区域

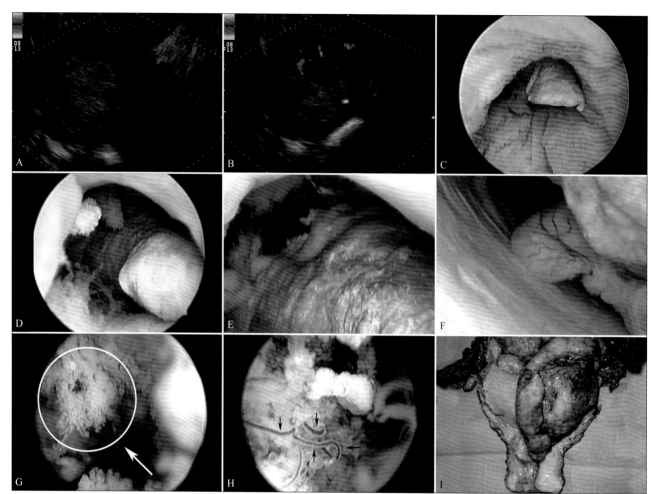

图18-4　癌肉瘤的超声及宫腔镜下图像。宫腔的超声表现（A）：高回声，异质性的图像内有低回声灶，肌层增厚（B），超声影像提示了宫腔内较大的息肉样变，密集的血管和周围回声不均提示病变恶性可能。宫腔镜检查（C～H）（液体膨宫）提示子宫颈管处一个淡黄色的息肉样病变，根部位于宫颈，充斥着整个宫腔。宫腔侧壁区域，从完整的内膜到不典型增生，其形态呈现了肉眼可见的变化。后者显示环形区域内标注的不典型的乳头样改变，血管非正常走行并裸露在外（黑色箭头），坏死点状分布于一些不明显的区域。值得注意的是，宫腔镜下所见即大体标本（I）：癌肉瘤有点状渗透至肌层，距离浆膜层1mm

贾柠伊　译

王丽君　尚宏瑜　审

参考文献

1. Amant F, Moerman P, Cadron I, Neven P, Berteloot P, Vergote I. The diagnostic problem of endometrial stromal sarcoma: report of six cases. Gynecological Oncology 2003; 90: 37–43.

2. Azoury RS, Woodruff JD. Primary ovarian sarcomas. Report of 43 cases from the Emil Novak Ovarian Tumor Registry. Obstetrics and Gynecology 1971; 37(6): 920–41.

3. Benifla JL, Filippini F, Darai E, Walker-Combrouze F, Crequat J, Madelenat P. Operative hysteroscopy procedure on an unsuspected mixed mullerian tumor of the uterus. Gynecological Endoscopy 1997; 6: 147–49.

4. Benoit L, Arnould L, Cheynel N, Goui S, Collin F, Fraisse J, Cuisenier J. The role of surgery and treatment trends in uterine sarcoma. European Journal of Surgical Oncology 2005; 31: 434– 42.

5. Berchhuck A, Rubin SC, Hoskins WJ, Saigo PE, Pierce VK, Lewis JL Jr. Treatment of uterine leiomyosarcoma. Obstetrics and Gynecology 1988; 71: 845–50.

6. Braly PS. Disease of the uterus. In: Scott JR, Di Saia PJ, Hammond CB, Spellacy WN (eds). Danforth's Obstetrics and Gynecology. Philadelphia: Lippincott Williams and Wilkins; 1999; 837–57.

7. Corson S, Brooks P. Resectoscopic myomectomy. Fertility and Sterility 1991; 55: 1041–44.

8. Davis AM. Myomectomy: surgical technique and results in a series of 1, 150 cases. American Journal of Obstetrics and Gynecology 1952; 63: 592–604.

9. Denschlag D, Masoud I, Stanimir G, Gilbert L. Prognostic factors and outcome in women with uterine sarcoma. Eur J SurgOncol 2007; 33: 91–95.

10. Egarter C, Krestan C, Kurz C. Abdominal dissemination of malignant cells with hysteroscopy. Gynecological Oncology 1996; 63: 143–44.

11. Emanuel MH, Wamsteker K, Eastham WN. Leiomyosarcoma or cellular leiomyoma diagnosed after hysteroscopicaltranscervical resection of presumed leiomyoma. Gynecological Endoscopy 1992; 1: 161–64.

12. Flam F, Radestad A. Endometrial stroma sarcoma diagnosed by operative hysteroscopy. Human Reproduction 1996; 1: 2797–98.

13. Friedman AJ, Lobel SM, Rein MS, Barbieri RL. Effcacy and safety considerations in women with uterine leiomyomas treated with gonadotropin-releasing hormone agonist: the estrogen threshold hypothesis. American Journal of Obstetrics and Gynecology 1990; 163: 1114 –19.

14. Glasser MH. Endometrial ablation and hysteroscopic myomectomy by electrosurgical vaporization. The Journal of the American Association of Gynecologic Laparoscopists 1997; 4: 369 –74.

15. Gu M, Shi W, Huang J, Barakat RR, Thaler HT, Saigo PE. Association between initial diagnostic procedure and hysteroscopy and abnormal peritoneal washing in patients with endometrial carcinoma. Cancer 2000; 96: 143–47.

16. Hansen UD, Lund CO. Finding of an unsuspected endometrial stromal sarcoma by hysteroscopic endometrial resection. Gynecological Endoscopy 1998; 7: 279–280.

17. Isaacson K. Hysteroscopic myomectomy: fertility-preserving yet underutilized. OBG Management 2003; 15: 69–83.

18. Kudela M, Pilka R Dzvincuk P, Lubuský D, Dusková M. Risks in hysteroscopy in patients with endometrial carcinoma a prospective clinical study. CeskaGynekologie 2002; 67: 74–78.

19. Kudela M, Pilka R. Is there a real risk in patients with endometrial carcinoma undergoing diagnostic hysteroscopy? European Journal of Gynecological Oncology 2001; 22: 342–344.

20. Lissoni A, Cormio G, Bonazzi C, Perego P, Lomonico S, Gabriele A, Bratina G. Fertility-sparing surgery in uterine leiomyosarcoma. Gynecologic Oncology 1998; 70: 348–50.

21. Livi L, Paiar F, Shah N, Amunni G, Barca R, Judson I, Lodge N, Meldolesi E, Simontacchi G, Piperno G, Galardi A, Scoccianti S, Biti GP, Harmer C. Uterine sarcoma: twenty-seven years of experience. International Journal of Radiation Oncology Biology Physics 2003; 57: 1366 –73.

22. Madej J, Bocian J, Basta A. On the possibility of sparing surgical treatment of leiomyosarcoma in young women. GinekologiaPolska 1985; 51: 9–12.

23. Marabini A, Gubbini G, De Jaco P, Stagnozzi R, Santini D. A case of unsuspected endometrial stromal sarcoma removed by operative hysteroscopy. Gynecologic Oncology 1995; 59: 409–11.

24. Marchese MJ, Liskow AS, Crum CP, McCaffrey RM, Frick HC II. Uterine sarcomas: a clinicopathologic study, 1965–1981. Gynecologic Oncology 1984; 18: 299–312.

25. Milman D, Zalel Y, Biran H, Open M, Caspi B, Hagay Z, Dgani R. Unsuspected uterine leiomyosarcoma discovered during treatment with a gonadotropin-releasing hormone analogue: a case report and literature review. European Journal of Obstetrics and Gynecology and Reproductive Biology 1998; 76: 237–40.

26. Obermair A, Geramou M, Gucer F, Denison U, Graf AH, Kapshammer E, Neunteufel W, Frech I, Kaider A, Kainz C. Does hysteroscopy facilitate tumor cell dissemination? Cancer 2000; 88: 139–43.

27. Olah KS, Gree H, Blunt S, Dunn JA, Kelly K, Chan KK. Retrospective analysis of 318 cases of uterine sarcoma. European Journal of Cancer 1991; 27: 1095–99.

28. Papadopoulos AJ, Kenney A. Solid malignant uterine tumors. Current Opinion in Obstetric and Gynecology 2001; 11: 296–301.

29. Parker WH, Fu YS, Berek JS. Uterine sarcoma in patients operated on for presumed leiomyoma. Obstetrics and Gynecology 1994; 83: 414–18.

30. Romano S, Chimoni Y, Muralee D, Grumbine FC, Abularach S, Montz FJ. Retrograde seeding of endometrial cancer during hysteroscopy. Gynecologic Oncology 1992; 44: 116–18.

31. Schmitz MJ, Nahhas WA. Hysteroscopy may transport malignant cells into the peritoneal cavity. European Journal of Gynecological Oncology 1994; 15: 121–24.

32. Schwartz PE, Kelly MG. Malignant transformation of myomas: myth or reality? Obstetrics and Gynecology Clinics of North America 2006; 33: 183–98.

33. Selvaggi L, Cormio G, Ceci O, Loverro G, Cazzolla A, Bettocchi S. Hysteroscopy does not increase the risk of microscopic extrauterine spread in endometrial carcinoma. International Journal of Gynecological Cancer 2003; 13: 223–27.

34. Shveiky D, Revel A, Rojansky N, Benshushan A, Shushan A. Diagnosis of malignant mesenchymal uterine tumors by hysteroscopic excisional biopsy. Journal of Minimally Invasive Gynecology 2005; 12: 29–33.

35. Sinervo K, Martyn P. Endometrial stromal sarcoma diagnosed after hysteroscopic endometrial resection. The Journal of The American Association of Gynecological Laparoscopists 2000; 7: 257–59.

36. Strovall TG, Ling FW, Henry LC, Woodruff MR. A randomized trial evaluating leuprolide acetate before hysterectomy as treatment for leiomyomas. The American Journal of Obstetrics and Gynecology 1991; 164: 1420–25.

37. Suzuki A, Tahara H, Okamura H. Hysteroscopic diagnosis of malignant mixed mullerian tumor of the corpus uteri. Gynecologic Oncology 1983; 15: 350–56.

38. Takamizawa S, Minakami H, Usui R, Noguchi S, Ohwada M, Suzuki M, Sato I. Risk of complications and uterine malignancies in women undergoing hysterectomy for presumed benign leiomyomas. Gynecologic and Obstetric Investigation 1999; 48: 193–96.

39. Van Dinth T, Woodruff JD. Leiomyosarcoma of the uterus. American Journal of Obstetrics and Gynecology 1982; 144: 817– 23.

40. Vilos GA, Harding PG, Sugimoto AK, Sugimoto AK, Ettler HC, Bernier MJ. Hysteroscopic endometrial resection of three uterine sarcomas. The Journal of American Association of Gynecological Laparoscopists 2001; 8: 545–51.

41. Zaloudek C, Norris HJ. Mesenchymal tumors of the uterus. In: Kurman RJ (ed). Blausteins Pathology of Female Genital Tract. New York: Springer-Verlag 1994; 478–528.

42. Zerbe MJ, Zhang J, Bristow RE, Grumbine FC, Abularach S, Montz FJ. Retrograde seeding of malignant cells during hysteroscopy in presumed early endometrial cancer. Gynecologic Oncology 2000; 79: 55–58.

图片信息

图 18-1　Images by courtesy of Dr. G. Nazzaro and Dr. M. Miranda.

图 18-4　Images by courtesy of Dr. R. Paoletti.

宫颈管病变

目　录

概述　174

解剖学概述　174

宫颈良性病变　175

■纳氏囊肿　175

■宫颈息肉　177

■宫颈粘连　180

■罕见病变　182

癌前病变　185

■定义、病因和分类　185

■临床表现　186

■宫腔镜前诊断　186

■宫颈管内镜：设备和技术　187

参考文献　189

第19章 宫颈管病变

一、概述

人们往往认为宫腔镜仅能诊断和治疗宫腔内病变，然而宫颈管内亦可能隐藏各种病变，在常规宫腔镜检查术中往往会被忽略，延误治疗。在详细介绍宫颈病变的治疗之前，先了解宫颈的解剖和生理基础。

二、解剖学概述

宫颈位于阴道与宫体之间，被认为是外环境与女性内生殖道间的"通道"。它包括子宫颈阴道部（宫颈凸入阴道的部分，像阴道一样，表面被覆复层扁平上皮）和宫颈阴道上部，其下端通过宫颈外口（external uterine ostium，EUO）开口于阴道，上端通过宫颈内口（internal uterine ostium，IUO）与子宫腔相连，内外口之间形成一管腔即为宫颈管。宫颈管黏膜表面被覆含有多量黏液分泌细胞的单层柱状上皮和少许纤毛细胞。

子宫颈管的形状类似圆柱状，长22～30mm，可以分为3个部分：下部、中部和上部。下部以子宫颈外口为界，上部约在子宫颈管内口的部分，以子宫颈解剖上最狭窄的部分为界（图19-1）。肉眼上子宫颈管的黏膜与宫体不同，子宫颈管内有很多的褶皱，这些褶皱由前后两部分折叠形成，有多有少，并且看起来像叶脉的走行，这就是为什么它们被称为松柏叶颈管。宫颈管腔由许多分支的颈管腺体覆盖，像内膜腺体的柱状腺体（图19-2）。

在不孕的女性中，宫颈管内可见肥大的黏膜细胞（图19-3），类似绝经后女性的表现（图19-4），

此时要警惕是否存在输卵管化生，这需要进一步行组织病理学检查。颈管黏膜位于原始的鳞柱状交界区（SCJ）之上、活性鳞柱状交界区（ASCJ）之下。原始的鳞柱状交界区是宫颈阴道部的复层鳞状上皮和宫颈管单层柱状上皮的交界处（图19-5）。由于在鳞柱状交界区，一种上皮类型突然转化为另外一种类型，所以这里更容易发生异常病变。在女性的特殊时期，如青春期后和性成熟期，由于受激素水平的影响，原始的鳞柱状交界区可能与宫颈管外口重叠甚至超过宫颈外口，导致宫颈管内柱状上皮外翻，经过化生逐渐变成更多的鳞状上皮。而绝经后

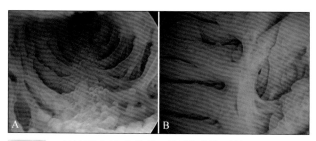

图19-2 育龄期女性宫腔镜下松柏叶状颈管

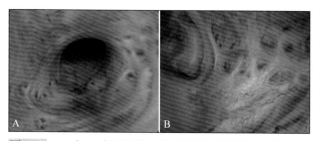

图19-3 一名34岁不孕的女性宫腔镜下宫颈管黏膜表现，宫颈黏膜薄而光滑，没有典型乳头状结构，表面血管明显

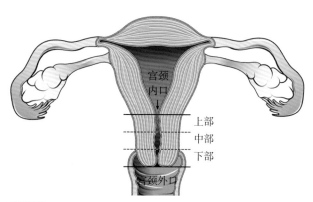

图19-1 子宫和宫颈

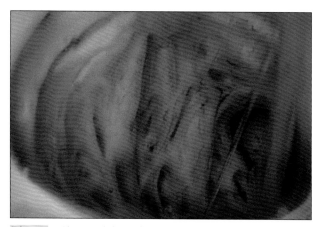

图19-4 绝经后女性子宫颈黏膜外观

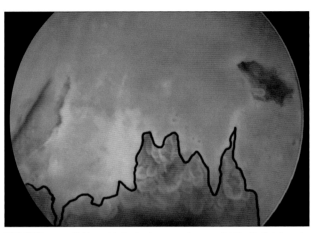

图19-5　阴道镜下鳞柱状交界区表现，鳞柱状交界区包括子宫颈阴道部的复层鳞状上皮（上部的淡粉色）到宫颈管单层柱状上皮（底，深粉红色，以典型的乳头状结构为特征）

女性，原始的鳞柱状交界区又退回至宫颈管内。

活性鳞柱状交界区宫颈管单层柱状上皮与子宫内膜单层腺上皮的转化区，它的形态学特征是类似于月经周期中子宫内膜的变化。宫颈管可以说是腺上皮和（或）鳞状上皮相关的各种病理学改变的起始点（表19-1）。这些病变也是宫腔镜检查的热

表19-1　宫颈良恶性病变的分类

良性病变	恶性病变
纳氏囊肿	腺上皮细胞癌前病变
■宫颈外口	■不典型腺上皮
■宫颈管内	－低级别病变
	－高级别病变
	■原位腺癌
宫颈息肉	鳞状上皮细胞癌前病变
■宫颈外口	■宫颈上皮内瘤变1级（CIN1）
■宫颈管内	■宫颈上皮内瘤变2级（CIN2）
	■宫颈上皮内瘤变3级或原位癌（CIN3/CIS）
宫颈粘连	宫颈腺癌
■轻度	■宫颈管
■中度	■子宫内膜样
■重度	■透明细胞
	■黏液细胞
	■乳头状细胞
	■混合型
宫颈肌瘤	宫颈鳞癌
	■疣状
	■淋巴上皮

点，本章节主要阐述以下疾病：

■ 纳氏囊肿
■ 宫颈息肉
■ 宫颈粘连
■ 罕见病变
■ 癌前病变

传统的宫腔镜技术在宫颈管良性病变的诊断和微创治疗中发挥主要的作用。相反地，最近发展起来的宫颈管内镜检查技术用于诊断和治疗宫颈管发育异常。

三、宫颈良性病变

1.纳氏囊肿

（1）定义、病因和分类

纳氏囊肿，也叫作潴留性囊肿，是由附近的表层黏膜发展而来，它可发生于宫颈外部和宫颈管内的任意位置。其发病机制是宫颈腺体分泌的黏液持续存在，而腺体腔表面开口闭塞，从而使腺腔内黏液排出受阻，这一般是由于炎症引起的。纳氏囊肿在转化区的形成机制与鳞状上皮化生时腺体隐窝黏液阻塞有关。

（2）临床表现

纳氏囊肿形成通常是没有症状的，所以诊断往往是偶然的。

（3）宫腔镜前诊断

宫颈内镜检查：如果宫颈阴道部发生病变，宫颈内镜本身可以提供高度有意义的结果作为诊断依据，甚至可不用组织学确认。

阴道镜：纳氏囊肿在阴道镜下很容易识别（图19-6）。囊肿里面含有黏液，使得它们看上去是乳黄色的，其表面覆盖有规则的分叉状且向周围逐渐变细的毛细血管网。但是，宫颈管内的纳氏囊肿通过阴道镜检查是发现不了的。

经阴道超声：通常情况下超声易于发现纳氏囊肿，由于其内含有黏液，超声表现为大小为几毫米、边界清楚的无回声区（图19-7、图19-8）。

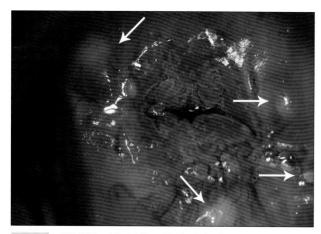

图 19-6　阴道镜下宫颈外口处纳氏囊肿

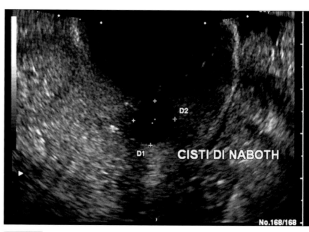

图 19-7　超声下纳氏囊肿

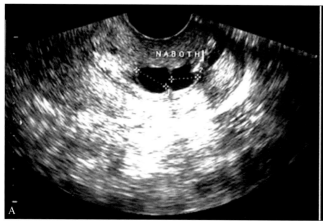
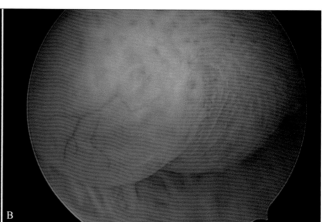

图 19-8　超声（A）和宫腔镜下（B）纳氏囊肿

（4）宫腔镜诊断

无论是宫颈阴道部还是宫颈管内的纳氏囊肿，宫腔镜检查都很容易鉴别。纳氏囊肿镜下表现为半透明粉色，与周围黏膜相似（图19-9）。在检查过程中，由于受到作用于宫颈黏膜表面的膨宫液体的压力的影响纳氏囊肿很容易被压扁（图19-10）。

（5）治疗

纳氏囊肿的治疗没有统一规定，事实上，这些病灶往往是可以自然吸收的。但是有两种情况需要治疗：①当囊肿增大，导致表面血管自发破裂造成出血的时候。②当囊肿阻碍经血的流出和（或）在胚胎移植时使导管进入困难的时候。宫腔镜治疗纳氏囊肿的方法可用微型机械设备（剪刀或抓钳）或

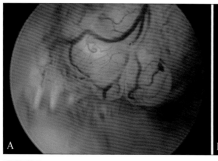
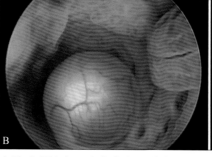
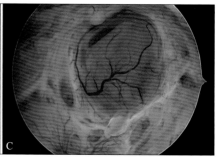

图 19-9　宫腔镜下纳氏囊肿，图（A）中纳氏囊肿表现为密集的"葡萄串"状

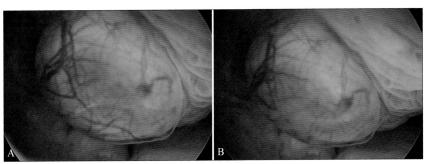

图 19-10　膨宫介质压力较低（A）和膨宫介质压力较高（B）时纳氏囊肿表面的血管

者双极（图 19-11、图 19-12）切开囊肿让囊液流出并完全排空。在这个过程中出血是极少的，可以不用止血。

2. 宫颈息肉

（1）定义、病因和分类

宫颈息肉是宫颈的良性赘生物，女性的发病率为 2%～5%，占宫颈病变的 4%～10%。其中有 0.2%～1.5% 发生恶变。宫颈息肉多发生于 40～65 岁处于围绝经期和绝经后期的经产妇。宫颈息肉可能起源于宫颈阴道部的鳞状上皮与宫颈管内的柱状上皮交界处的黏膜。但是，它主要发生在宫颈管内，很少发生于宫颈阴道部。宫颈息肉可能是由于宫颈管的腺上皮局灶性增生引起的，发病机制可能与多种引起腺上皮增生的因素

有关，例如宫颈慢性炎症、激素刺激以及血管阻塞等。

（2）临床表现

宫颈息肉绝大多数是没有症状的，通常是在健康检查中发现。少部分患者合并阴道分泌物增多、月经间期或性交后出血以及绝经后的点滴状出血。值得一提的是，在很小一部分没有性生活的女性中，大的宫颈息肉可突出于处女膜缘，表现为持续阴道出血，结果导致患者认为脱出的肉样肿块和持续的血性分泌物来源于处女膜，从而引起患者深深的恐惧和焦虑。

（3）宫腔镜前诊断

宫颈内镜检查：通常是根据宫颈息肉突出于宫颈外口的典型的临床表现来诊断的。使用阴道窥器

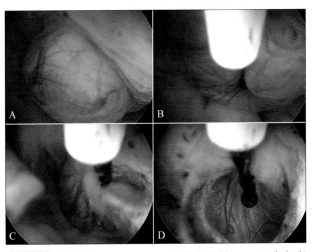

图 19-11　使用带有 Fwizzle 双极的宫腔镜。一旦确定囊肿（A），用电极尖端对囊肿壁（B）施加轻微的压力，随后激活电流切开囊壁（C）并排空其内容物（D）。注意半透明的外观和增强的腔内表面（D）的血管分布

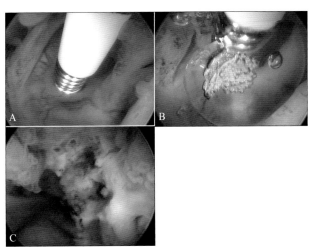

图 19-12　使用"spring"双极电刀的宫腔镜

可以让我们评估宫颈息肉样病变的各种形态学特点。宫颈息肉的长度不一：有些息肉几乎是肉眼看不到的，而有些可以长达1～2cm，甚至更长。颜色可从粉色到红宝石色，偶尔有些息肉表面看起来似溃疡样变，易出血。依靠宫腔镜检查很少发现宫颈超大息肉，所以在使用窥器检查之前，妇科医生要能够意识到这种病变。

如果宫颈赘生物表面血管丰富，表现为溃疡样或不典型形态时，需要注意与被挤出宫颈管带蒂的子宫肌瘤、脱出至宫颈管的子宫内膜息肉或者恶性的赘生物相鉴别。事实上，尽管很少见，但仍有其他组织起源的赘生物也表现为宫颈息肉样肿物（例如苗勒管腺肉瘤、横纹肌肉瘤、宫颈葡萄状肉瘤）。

阴道镜：阴道镜检查可有助于评估息肉黏膜的特征，但是对于赘生物来源的部位并不能提供线索，这需要找到赘生物基底部的位置（图19-13）。

经阴道超声：经阴道超声诊断宫颈息肉的价值并不高。宫颈管息肉最典型的征象是宫颈管不规则扩大，呈单腔或多腔的等回声圆形病灶，界限清晰，周围是规则的边缘。彩色多普勒超声检查对于较大息肉的鉴别和评估病灶的血管分布是有价值的（图19-14）。

（4）宫腔镜诊断

目前强烈推荐宫腔镜技术评估宫颈息肉，宫腔镜不仅可以准确定位，而且还可以充分评估息肉的大小（运用标准与子宫内膜息肉章节阐述的相似）。事实上，15%～20%的宫颈息肉起源于子宫内膜，而且超过25%的患者同时合并子宫内膜息肉，所以应同时评估宫腔内情况。

肉眼可见的息肉可以是单发或者多发，大多数是有蒂的小息肉，也有一部分是长约数厘米的大息肉。息肉表面分布有血管，看起来颜色是红色的（图19-15），如果宫颈息肉蒂部发生扭转时，息肉表面的血管收缩扭曲，其颜色变为紫红色（图19-16），随着时间的延长，扭转的息肉可自发性脱落并排出体外。宫颈息肉组织通常是纤维肌性的，多数由纤维肌性组织和宫颈管黏膜腺体组成，偶尔呈分叉状。息肉上皮层与黏膜层起源一致：宫颈管内为柱状上皮，宫颈阴道部为复层扁平上皮。

（5）治疗

宫腔镜是治疗宫颈息肉的首要方法，它既可以在门诊手术室进行，也可以住院在麻醉下进行操作以保证息肉被完整去除。对于无症状的宫颈息肉

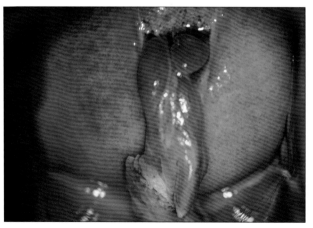

图19-13 阴道镜下可见子宫颈息肉突出于宫颈外口

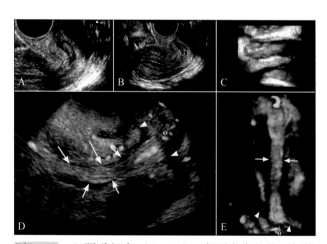

图19-14 经阴道超声：（A、B）：宫颈息肉矢状面扫描可见局部的局灶性增厚的积液层。彩色多普勒下，其血管蒂显现（B）。息肉样病变的三维超声重建（C）。经阴道超声（D～E）：2D矢状面颈部显示开大的宫颈管内长（3cm）薄的息肉（箭头）及其中心血管蒂。在（E）中，沿着（D）中所示的蓝色双线重建冠状面。息肉（箭头）很容易注意到。指针显示子宫颈管的壁

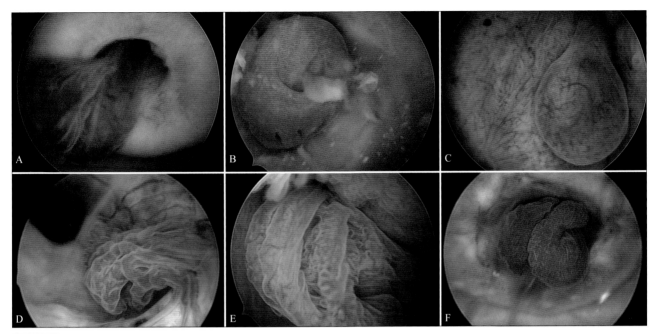

图19-15 宫腔镜下宫颈息肉

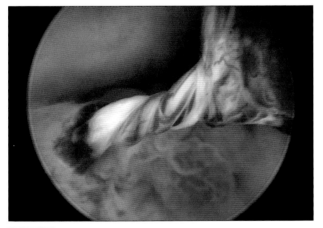

图19-16 宫腔镜下蒂部发生扭转的宫颈息肉

是否需要治疗尚无统一意见，有些学者认为宫颈息肉恶变的风险很低，手术去除息肉是一种过度治疗。相反的，有些学者认为及早去除息肉可以防止息肉增大，并减少其发生临床症状和恶变的概率。

1）门诊宫腔镜治疗

门诊宫腔镜一般适用于治疗直径 < 0.5cm的宫颈息肉。门诊宫腔镜手术中使用剪刀更优于抓钳（图19-17），因为息肉含有纤维成分，仅仅通过抓钳牵拉的方法很难完整地去除息肉，从而增加了息肉复发的风险。在宫腔镜问世之前，旋转去除有蒂息肉或机械性刮除息肉是仅有的治疗方法。但是通过以上方法很难将息肉完整去除，所以息肉复发的风险很大。对于直径 > 0.5cm的息肉推荐使用5Fr的双极切割息肉底部（图19-18）， > 0.5cm的息肉常常可使宫颈管扩张，这样一旦完成切割后很容易将息肉组织转移到阴道内。最近兴起的双极电钩利用双极电轴的旋转和横向移动可以更容易接近息肉根部，使息肉切除更简单，并且可以减少对宫颈肌层的切割过深（图19-19）。

与宫腔镜子宫内膜息肉去除术相比，宫颈管手

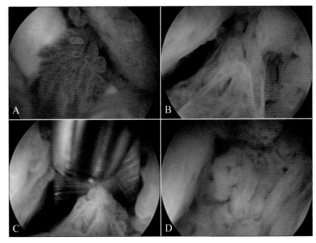

图19-17 宫腔镜下切除突出于宫颈外口的息肉。突出于宫颈外口直径1cm的宫颈息肉（A），膨宫介质下可见位于宫颈管左侧壁的息肉（B），使用5Fr剪刀切除息肉的蒂部（C-D）

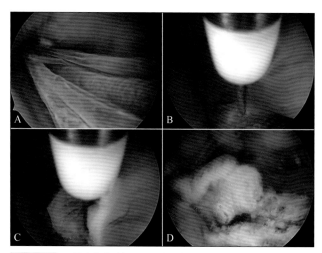

图19-18　使用直的5Fr双极（KARL STORZ，德国）进行体积大的子宫颈息肉的切除术。使用5Fr双极允许在息肉蒂部（B-C）精确地解剖息肉样病变，同时可以进行良好止血（D）

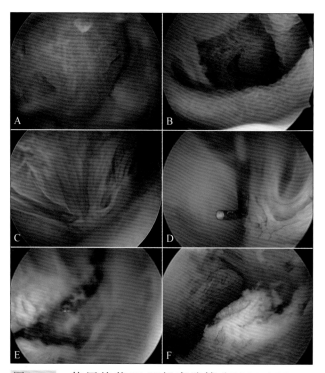

图19-19　使用钩状5Fr双极宫腔镜（KARL STORZ，德国）对子宫颈息肉进行息肉切除术。注意宫颈息肉的非典型形态，它有一个"坑洞样"的外观（A、B）。使用钩状电极可以在息肉蒂部（C、D）进行精确切割，同时降低切割过深穿透进入子宫肌层（E、F）的风险

术更具有挑战性，宫颈管内空间有限，操作困难，宫颈管内神经分布更广泛，所以相对于宫腔内的手术操作，宫颈的手术操作使患者更易产生疼痛的感觉。在宫颈管息肉的治疗过程中，评估宫腔内的环

境至关重要，并且还要考虑到与宫颈息肉相伴发的子宫内膜息肉。

2）宫腔镜电切治疗

当宫颈管的息肉过大或视野显示不清的时候，门诊宫腔镜手术很难完成，需要在手术室麻醉下进行，其应用的器械应该小于子宫内膜息肉切除时使用的器械，步骤是从游离的息肉边缘开始慢慢移动到息肉的根部，连续地切除息肉（图19-20）。在特殊的情况下，使用直环可以减少对子宫颈壁切割过深的风险。

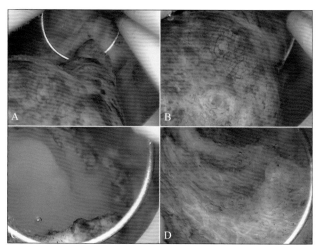

图19-20　26Fr宫腔镜（KARL STORZ，德国）下环形电极切除宫颈息肉。从游离的息肉边缘开始慢慢移动到息肉的根部（A～C），连续地切除息肉，并把息肉带出宫腔（D）

3.宫颈粘连

（1）定义、病因和分类

宫颈粘连是指粘连逐渐累及宫颈管内膜，导致宫颈管狭窄、扭曲甚至完全闭塞。宫颈粘连的病因有先天性（例如宫颈发育不全）和后天性的两种。先天性宫颈粘连在苗勒管畸形的章节有更详尽地阐述。

尽管宫颈粘连好发于宫颈内口，但亦可广泛发生于整个宫颈管内，发生在宫颈管内的粘连可导致宫颈管扭曲变形，发生在宫颈内口的粘连可导致内口闭塞。宫颈粘连和宫腔粘连的分级一样，也分为轻、中、重度。

后天性宫颈粘连可能是由于宫颈管黏膜损伤造

成的，如机械性的损伤、炎症、感染等。绝经后女性雌激素缺乏引起宫颈内膜营养不良也可导致宫颈管狭窄甚至阻塞。医源性因素也是导致宫颈粘连的重要因素，如子宫内膜剥除术时未保留峡部组织、利用热辐射的方式去除宫颈癌前病变或癌灶（发生率4.3%）、宫颈冷刀锥切术和宫颈放射治疗。

（2）临床表现

生育期的女性，宫颈粘连可表现为月经失调（如闭经、痛经或异常出血），并引起宫腔积血、宫腔积液、宫腔积脓，表现为剧烈疼痛。宫颈狭窄和粘连不仅可以引起不孕，而且被认为是引起子宫内膜异位症的原因或是子宫内膜异位症造成的一种后遗症。

（3）宫腔镜前诊断

宫颈内镜： 仅适用于宫颈外口粘连的诊断。

经阴超声检查： 经阴道超声不能准确地显示宫颈管内的粘连，也不能显示粘连的具体部位。但是对于并发宫腔积血、宫腔积脓和宫腔积液（局限在宫腔内液性无回声）的诊断可能是有用的。当超声出现这些影像时应警惕有宫颈管狭窄、闭塞可能。在绝经后的女性中，超声发现这种宫腔内液性无回声是很常见的，这为诊断宫颈管阻塞提供了直接证据（图19-21）。

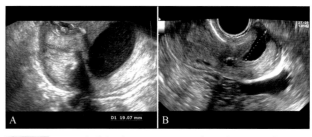

图19-21　经阴道超声示绝经后患者子宫（A）宫腔中液性暗体，提示宫颈管的阻塞。子宫的矢状面扫描（B）显示在宫颈内膜水平的液体积聚，表明粘连阻碍宫颈外口

子宫输卵管造影（HSG）或盐水灌注超声造影（SIS）： 进行HSG或SIS检查时如果充盈宫腔困难或失败也可能提示宫颈管部分或完全粘连。一般而言，宫颈管内置入导管困难时就应该怀疑存在宫颈粘连的可能。

（4）宫腔镜诊断

宫腔镜下可以看到各种类型的粘连，并且能准确判断粘连的程度、位置、连续性和粘连的特殊形态，应用的标准与宫腔粘连章节描述的相同。

宫腔镜视野下，宫颈粘连呈现出连接宫颈管壁的灰白色纤维粘连带。宫腔镜下轻度粘连表现为膜状半透明的纤维带，有时在宫颈管上部可见狭窄；重度粘连特别是致密粘连可导致宫腔镜无法进入宫腔（图19-22）。

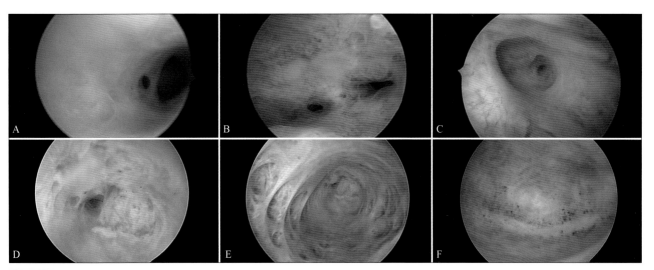

图19-22　使用膨宫介质进行子宫颈检查时观察的宫颈管。A：在颈管近端的右侧壁上可见松散的粘连。B：子宫颈内口（IUO）的右侧壁可见中度纤维化性粘连。C～E：示严重的纤维化粘连几乎完全阻碍宫颈内口。F：明显的宫颈肥大，阴道后穹隆的消失和宫颈外口的完全闭塞，未能识别子宫颈外口（OUE）

（5）治疗

当宫颈粘连出现临床症状时需要治疗，如并发宫腔积血、积脓时。对于绝经后的女性，超声检查确定宫腔内存在无回声区，尤其当子宫内膜厚度＞0.4cm以上时需要进行治疗。

治疗的主要目的是恢复宫颈管通畅，宫颈粘连是门诊宫腔镜检查失败的主要原因，这也是宫腔镜手术医生需要不断学习"手术技巧"的原因，可以以最有效安全的方式来面对临床工作中经常遇到的各种挑战。

在宫腔镜应用于宫颈粘连的治疗前，我们主要是使用Hegar扩张棒来逐渐扩张宫颈管，有时在超声监护下进行。为了防止扩张的宫颈管再次粘连，需要在宫颈管内放置宫颈扩张器4～6周。但是，这种方法存在很大风险，这种暴力扩张的方法可能使宫颈扩张误入其他地方，严重者可导致子宫穿孔，这也是这种方法被弃用的原因。

如今，选择宫腔镜治疗宫颈粘连主要由于宫腔镜治疗宫颈粘连的有效性高，并且再发的风险较低。宫腔镜电切治疗宫颈粘连不适用于门诊手术，因为此操作往往会给患者带来不适感，或宫颈重度粘连时门诊手术操作较困难。电切治疗的方法同第11章。宫颈管内空间有限，操作非常困难，所以超声监护下手术可以减少子宫穿孔或其他并发症的发生风险。

- **轻度粘连**：这种情况下，可以通过宫腔镜的斜形末端钝性分离膜状粘连，方法同宫腔膜性粘连分离（图19-23），或者旋转宫腔镜90°，直到宫腔镜相对较大的面通过宫颈管。
- **中度粘连**：这种情况下，可以尝试钝性分离粘连，或者是利用抓钳（图19-24、图19-25）和剪刀等微型器械（图19-26）来分离。应在抓钳闭合的状态下送入粘连处，然后再开始操作。
- **重度粘连或宫颈管完全闭塞**：这种情况下，剪刀和双极等微型设备是最好的选择。剪刀可以剪短宫颈内壁的纤维性粘连带。当宫颈管或宫颈外口完全闭塞时，强烈推荐先在粘连处或宫颈外口处做一星形切口，然后利用双极逐渐扩大并进入宫腔（图19-27、图19-28）。

4.罕见病变

（1）骨化生（osseous metaplasia）

骨化生是宫颈管一种罕见病变，手术涉及宫颈管内操作，包括LEEP和宫颈锥切术。它发生的病

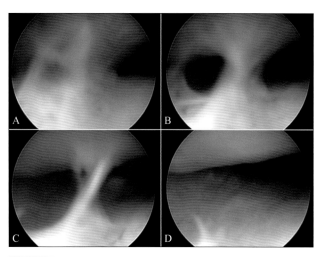

图19-23　利用宫腔镜的末端钝性分离宫颈粘连。宫颈管右侧壁可见疏松的膜状粘连

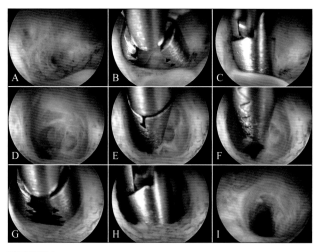

图19-24　使用带有抓钳的5Fr宫腔镜分离粘连。宫颈管内口（IUO）处可见中度纤维性粘连（A），宫腔镜的钳叶深入宫颈管内口的粘连带内旋转宫腔镜到合适的角度，横向打开钳叶（B），或前后面（C），随后将宫腔镜推进几毫米，可导致粘连的逐渐裂解（D）。因为通过宫腔的通道几乎不可辨别，所以5Fr钳叶进一步前进到纤维组织（E）中，产生小管腔（F）的永久通道。钳子的钳口在横向平面（G）上重复打开/关闭，同时沿前后方向（H）推进器械，使管腔进一步扩大（I）。随后，宫腔镜可进入子宫腔

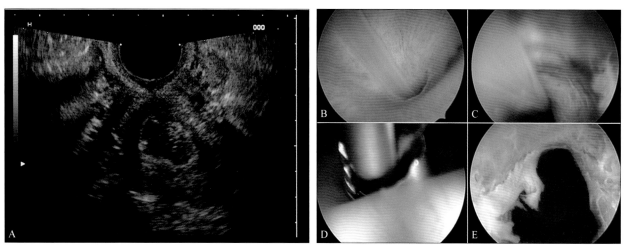

图 19-25　超声诊断（A）和宫腔镜粘连分解术，在一个畸形伴宫颈管粘连的子宫中利用抓钳（B～E）分离粘连

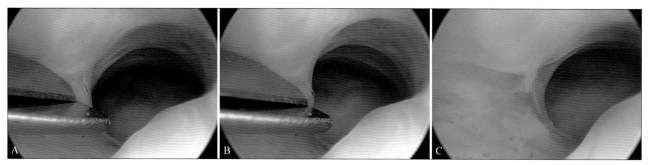

图 19-26　使用钝头的 5Fr 宫腔镜剪刀行粘连分解术。注意，粘连位于子宫颈管的右侧壁上，并通过其中心部分将粘连切除

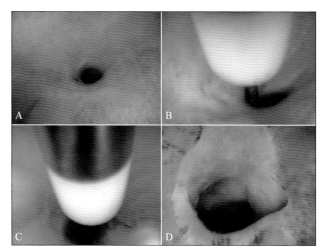

图 19-27　使用 5Fr 直线电极切开星状子宫外口（EUO）。线状电极以自由模式放置在切口处，穿透致密的纤维化组织并产生足够大小的 EUO，从而允许宫腔镜进入子宫颈管

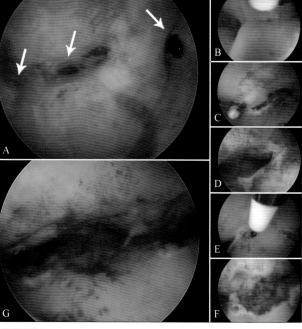

图 19-28　使用 "Twizzle" 电极的粘连分解术：注意，在宫颈外口处有 3 处两种纤维化粘连（箭头）（A）。患者有产后宫颈插管的历史。最初，从右侧的最小 EUO 到中心的粘连带被分开（B～C），远端子宫颈管（D）可见。接下来，分开（E～F）中心 EUO 和左边之间的最顽固的粘连。完全解聚（G）后 EUO 的全景图像

因主要与瘢痕组织的营养不良和钙化有关。骨化生发生可能导致不孕、盆腔痛、慢性宫颈炎、突破性出血以及白带增多。

宫颈管内的骨化生在超声下表现为宫颈管内的强回声，结合患者的临床症状可以做出诊断。宫腔镜检查可以放大宫颈管内的黏膜，可以发现一些小的钙化沉积点，但是确诊需要依靠病理学检查的结果。

现阶段，对于宫颈管内骨化生的治疗还没有明确的指南，仍然存在一定的争议。对于该病的治疗方法需要结合患者的临床症状、疾病的严重程度以及患者的生育要求等情况。宫腔镜治疗可以在门诊手术室进行，使用小的鳄嘴钳和双极电刀逐步去除病变组织，对于病变广泛或侵入较深的病例需要在手术室麻醉下使用电切镜来治疗。

（2）宫颈子宫内膜异位症

临床上，宫颈子宫内膜异位症可表现为阴道出血（有时量比较多）、性交不适、继发性痛经和慢性盆腔痛。上诉症状的发生与子宫腺肌症和多灶性盆腔子宫内膜异位有关。

宫腔镜下宫颈子宫内膜异位症表现为宫颈管内外有点状黏膜损伤，积血可从病灶处渗出（图19-29），但是确诊需要依靠病理学诊断。根据文献报道，患有宫颈子宫内膜异位症患者的宫颈可见子宫内膜细胞，可能与原位腺癌的表现相似。宫颈子宫内膜异位症的治疗需要结合患者的症状和患者的生育愿望。除此以外，还需要注意患者是否合并盆腔子宫内膜异位症以及子宫腺肌症。

（3）宫颈肌瘤

妇产科医生应该对诊断这一疾病保持一定敏感度，其发生率＜5%，关于这个内容本书没有过多的病例。

根据解剖学的位置，宫颈肌瘤分为黏膜下肌瘤（位于宫颈管内）和浆膜下肌瘤（位于宫颈管外）。

来源于：

- **宫颈前唇或宫颈后唇**：各自顺着前唇或后唇向外生长。
- **宫颈旁**：沿着宫颈后穹隆或阔韧带的方向向外生长。

阴道出血是宫颈管内肌瘤（尤其是在肌瘤脱出的病例）的典型症状，而性交痛是其他类型宫颈肌瘤的症状，宫颈肌瘤也可导致女性不孕。妊娠期女性，宫颈肌瘤可影响子宫和子宫下段收缩以及宫口扩张过程。临床上，脱出的宫颈肌瘤需要与大的息肉或从宫腔脱出赘生物相鉴别。当宫颈肌瘤被挤出宫颈外后，表面易发生坏死，这需要与恶性肿瘤相鉴别。

对宫颈肌瘤的诊断最好选择超声检查。超声可以显示出肌瘤的大小、位置以及与邻近组织的关系（图19-30）。

宫腔镜检查需要在超声检查后进行：

- 鉴别宫颈肌瘤、宫颈息肉和脱出的子宫肌瘤。

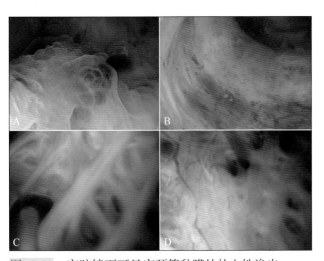

图19-29　宫腔镜下可见宫颈管黏膜处的血性渗出

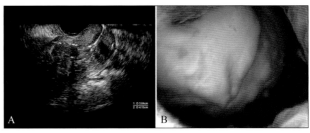

图19-30　超声（A）宫腔镜下（B）可见约4cm宫颈肌瘤，肌瘤完全突出于宫颈外口

- 评估宫颈管内肌瘤的组成（图19-31）。
- 鉴别肌瘤表面的坏死与恶性肿瘤。
- 病灶处的定位活检。

宫颈肌瘤的手术治疗计划应该考虑到合并子宫体弥漫性平滑肌瘤病可能。除此之外，治疗方式还需要考虑患者的年龄、孕产情况以及患者的生育愿望。肌瘤的位置是影响手术方法选择的主要原因。一些文献报道，在宫颈肌瘤剔除术和子宫切除术中

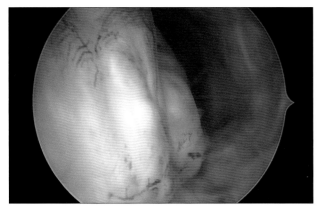

图19-31 子宫颈肌瘤的宫腔镜图像，宫颈肌瘤主要是在宫颈管的右侧壁上

如果合并有未发现的宫颈肌瘤将导致严重的出血。

传统的宫颈黏膜下肌瘤的治疗方法是宫腔镜手术。小的、带蒂的宫颈肌瘤可以在门诊手术室完成，使用双极电刀或抓钳可以很容易地将蒂部去除。但是，较大的或壁间肌瘤需要在手术室麻醉下手术（图19-32、图19-33）。

四、癌前病变

1.定义、病因和分类

宫颈上皮肿瘤根据组织来源分为腺癌（起源于宫颈管柱状上皮）和鳞癌（起源于宫颈外口的鳞状上皮）。一般情况下，宫颈癌都是从癌前病变发展而来，根据来源和细胞分化程度分为宫颈鳞状或柱状上皮低分化病变和高分化病变（表19-2）。

根据组织学观点，癌前病变的特征是正常细胞增生，伴有丝分裂增加，细胞排列不规则，大小不一。癌前病变的异常细胞可以自然消退或保持长时间的无侵袭性，这也为保守性治疗提供可能，所以早发现、早诊断对疾病的预后非常重要。

起源于宫颈管柱状上皮的癌前病变分为不典型

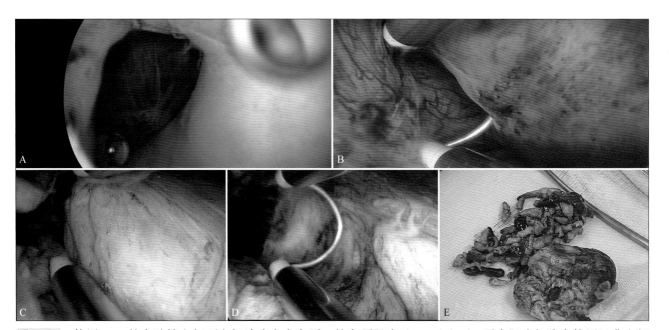

图19-32 使用4mm的宫腔镜电切环电切治疗突出宫颈口的宫颈肌瘤（OUE）（A），子宫肌瘤切除术使用经典电切技术，类似子宫腔内肌瘤（B～D）所述。子宫颈肌瘤电切术的特殊挑战是宫颈管受损后的扩张性质和电切镜的固有的机动性。为了促进和加速从宫颈外口突出的肌瘤的切除，已经显示的是首先切除病变（步骤I）的最近端区域的较大部分，然后使用电切环把EUO突出的残留部分去除。通过宫腔镜获得切除的组织的宏观图像（E）以及通过阴道器械移除的肌瘤性结节

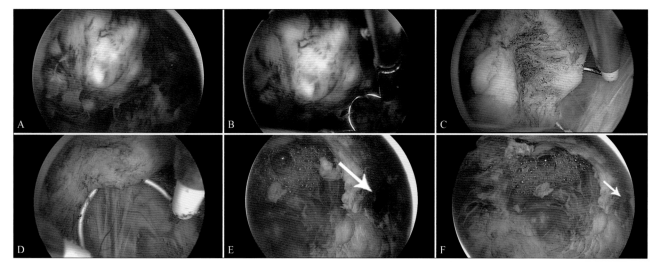

图 19-33　使用 4mm 双极切割环（A）电切的大体积宫颈肌瘤（约 4cm）。使用经典技术（B）完成腔内部分的肌瘤切除。伪囊的正确识别对于安全和有效的切除肌瘤的壁内组分（C ~ D）是非常重要的。宫腔全景（E、F），显示其与子宫内（箭头）的关系

表 19-2　宫颈管的癌前病变

	鳞细胞病变	腺细胞病变
低级别病变	L-SIL/CIN 1	AGC
高级别病变	H-SIL/CIN 2-3	AIS

柱状上皮增生（typical glandular cells，AGC）（分为低级别病变和高级别病变）和腺上皮肿瘤/原位腺癌。实际上，如今只定义了部分宫颈腺癌发展阶段。腺癌癌前病变在细胞组织学上确实很难鉴别区分。癌前病变可根据宫颈细胞的不典型程度来区分；原位癌期可选择性地根据柱状上皮的改变结构来定义。癌前病变的腺体扭曲变形，可表现为乳头状、指状和桥状，其内可见单层或多层浓染的细胞核和异常分裂的核仁，黏液分泌减少或缺失。

鳞状细胞癌前病变根据细胞异常状态分为宫颈上皮内瘤变 1 级、2 级和 3 级（CIN 1、CIN 2 和 CIN 3）。在组织学观点上，CIN 1 中仅仅在细胞表层出现中空细胞和异型性细胞。CIN 2 中在更深的上皮层次内发现异型细胞，正常细胞可有角化或过度成熟表现。当上皮全层被未成熟的不典型细胞所取代时，就是 CIN 3 或原位癌。

宫颈鳞柱状细胞转化区（squamocolumnar junction，SCJ）是宫颈癌前病变的好发区域，受激素水平的影响，转化区可以向外或内移动。甚至 CIN 可能会撤退到宫颈管内，所以传统的阴道镜检查很难发现，因此，宫腔镜检查对发现 CIN 至关重要。

2. 临床表现

多数情况下，癌前病变是没有临床症状的，但是有些患者（尤其是病变较重的患者）会出现月经间期或性交后出血或血性白带。

3. 宫腔镜前诊断

可疑宫颈癌前病变的诊断依据主要依靠于宫颈阴道细胞学检查。当宫颈细胞学检查提示不典型鳞状上皮或鳞状细胞异常（LSIL 或 HSIL）时，需要进行进一步诊断，如阴道镜或选择性的定位活检。当阴道镜检查不满意（转化区不可见）或者阴道镜检查满意但是结果阴性（转化区可见，但是检查结果阴性）时，需要进行宫颈管内镜检查。相同的诊断模式也适用于宫颈细胞学提示腺上皮病变（不典型腺上皮或原位腺癌）时。除此之外，我们认为在进行任何宫颈手术之前必须进行颈管内镜的检查，如 LEEP、激光治疗或宫颈冷刀锥切术。

现在，宫颈高级别病变愈来愈年轻化，宫颈管内镜检查侵袭性小，对组织的损伤小，对保留年轻女性的生育能力非常重要。同样此种手术也适用于宫颈癌前病变手术治疗失败的患者，因为宫颈管内镜可以准确显示出遗留病变的位置、程度以及评估再次行 LEEP 和锥切术的深度。

至今，宫颈管检查传统的一线方法是宫颈管搔刮术，宫颈管搔刮术是盲操作，不能准确取样，所以有很高的假阴性率。过去，我们使用带有显微镜的宫腔镜对宫颈病变进行检查，这种方法使用特殊的宫腔镜，可以对宫颈管可疑病变的区域放大60倍，并能准确的评估宫颈外口、宫颈管内以及鳞柱状交界区的细胞形态。但是，这种方法的敏感性很低，因为它需要手术医师熟练掌握细胞的正常及异常形态，并且要有很熟练的操作水平。正是由于上述原因的存在，这种方法很难广泛应用于常规妇科检查中。

最近新兴的宫颈内镜突破了传统宫颈管检查技术的局限，也可以应用于门诊手术中，并且适用于传统的阴道镜分级标准（表19-3）。

表19-3　国际阴道镜分类，IFCPC（2002）

正常阴道镜下图像特征
- 原始鳞状上皮
- 柱状上皮
- 正常转化区

异常阴道镜下图像特征

异常转化区，1级征象，AT-G1
- 厚醋酸白上皮
- 粗镶嵌
- 粗点状血管
- 部分区域碘染着色

异常转化区，2级征象，AT-G2
- 薄醋酸白上皮
- 细镶嵌
- 细点状血管
- 碘染不着色
- 异形血管

可疑浸润癌征象

阴道镜图像不满意

4. 宫颈管内镜：设备和技术

为了成功应用宫颈管内镜，我们应该详细了解以下术语：

- **持续灌流宫腔镜**：镜体直径4～5mm，30°的斜面。
- 175W氙气光源系统。

- 数字摄像系统。
- 高分辨率的视频显示屏。
- 拥有微处理器的自动流体膨宫系统。

颈管内镜利用生理盐水进行膨宫，自动化灌流系统控制着膨宫液的流速和压力，同时可以冲掉血液和黏液并提高视野的清晰度。灌流液压力应该维持在30～50mmHg，高于这个压力将造成宫颈管形态、颜色和血管的改变，但是，由于宫颈管上部的生理学狭窄的存在，可以将压力升高至50～60mmHg。

由于宫颈管内腔隙狭小，需要将光源强度减弱，这样可以减少光源反射对不透明区域的影响。

过程如下：

- 在宫颈上涂抹稀醋酸（第一步）。
- 评估宫颈外口情况（第二步）。
- 评估宫颈管内情况（第三步）。

第一步在宫颈处涂抹2ml 5%的稀醋酸，可用以下2种方法：

- 第一种方法是先放置窥器，充分暴露宫颈，然后在宫颈表面涂抹稀醋酸。宫颈外口处可以用棉签均匀涂抹，宫颈管内应用胰岛素注射器（1ml）。首先，当注射器末端插入宫颈外口时，移除针芯，慢慢推动活塞。然后移除窥器，最后同阴道镜的方法一样，将镜子慢慢进入宫颈管内。
- 第二种方法可以减少患者的不适症状，在阴道检查后就可以直接开始。操作的重点是找准宫颈外口，然后注射生理盐水，移除注水管，通过宫腔镜的管道注射2ml的稀醋酸。

第二步是宫颈外口的镜下检查，包括：

- 应用阴道镜的方法全面评估宫颈外口和鳞柱状交界区的情况，评估标准同阴道镜检查相同。

最后是宫颈管内镜的检查：

- 先评估宫颈管内的整体情况，慢慢进入，细致地查看宫颈管内的每个部分。为了减少患者的不适症状，应该尽量避免反复进出宫颈管，而且反复进出可能造成宫颈管的损伤并遗漏可疑病变。熟练的宫腔镜操作要求镜体末端与病变组织之间保持一定的距离，这个距离可以清楚地显示病变组织情况。镜体应该在宫颈管的整个长轴上，这样能完整地显示整个宫颈管内的情况，如果发生旋转将很可能损伤宫颈内壁。

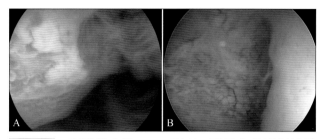

图 19-34　宫颈管内的 AT-G1 病变，可见白色平坦松软的上皮组织（A）在 11 点方向并凸向宫颈管，可见血管从宫颈管处发散出（B）

子宫颈内膜的特征性表现是宫颈管前、后的纵向隆起突入宫腔，这种改变叫子宫皱襞。绝经后女性子宫颈内膜皱襞萎缩，腺体隐窝逐渐减少并发生纤维化，宫颈黏膜层也逐渐变薄并缺失。因此，黏膜表面更易发生光反射，器械接触黏膜表面时也容易出血。生育期的女性，黏膜腺体丰富，容易阻碍宫腔镜的视野，从而影响宫颈管情况评估。因此，宫腔镜检查尽量在排卵期前进行。

宫腔镜检查应对宫颈管内的黏膜生长趋势、血管分布以及形态学特征都应该详细的评估，还有纳氏囊肿、宫颈息肉和不典型病变。专业术语把宫颈管分为 3 部分：下部、中部和上部。国际宫颈病理与阴道镜联盟根据形态学和组织学特征将病变分为 1 级（AT-G1）和 2 级（AT-G2）（表 19-3，图 19-34、图 19-35）5Fr 宫腔镜可以对可疑病变进行组织取样。熟练的操作者可以将组织钳平行送入宫颈管而不对宫颈管壁造成损伤，然后将组织钳

的钳端伸入宫颈管上皮内，夹取组织，再向前推入 0.5cm，完整闭合组织钳的颚，然后将带有组织样本的宫腔镜通过宫颈管抽回，最后将组织样本送病理分析。如果取样样本是中度致密组织时，使用剪刀或双极电刀会更容易操作。当样本通过狭窄的宫颈管而受损、组织的连续性中断或造成患者不适的时候，我们可以使用诺瓦克探针或刮匙将组织取出。宫颈管内镜也可以像宫腔镜一样评估宫腔内的情况。患者对手术耐受性程度取决于手术者的经验和患者的宫颈情况，平均比普通宫腔镜检查增加 2 ~ 7 分钟的时间。

总的来说，宫颈管内镜是微创的和安全的。宫颈管内镜检查不仅可以观察宫颈管的情况，也可以对可疑病变组织进行取样。宫颈管内镜的另一个优点是可以准确查明宫颈病变的界限，为妇科医师制定手术方案提供可靠依据，并很大程度地保留了年轻女性的生育能力。

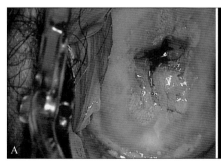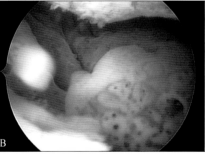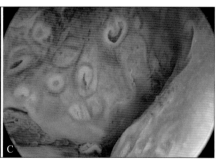

图 19-35　AT-G2 病变的阴道镜图像（A）和宫颈管内镜图像（B）在对年龄 32 岁宫颈阴道细胞学检查阳性的患者进行检查鳞状上皮高级别病变（H-SIL）。人们清楚地看到在宫颈外围水平白色不规则和增厚的腺体出口。宫颈管内镜检查证实在子宫颈水平和宫颈管的远端几个毫米处可见增厚的白色上皮（B）与加厚的腺体开口（C）

张瑞　译

魏静　审

参考文献

1. Aaro LA, Jacobsen LJ, Soule EH. Endocervical polyps. Obstetrics and Gynecology 1963; 21: 659–65.

2. Aridogan N, Cetin T, Kadayifci O, Atay Y, Bisac U. Giant cervical polyp due to foreign body in a virgin. Obstetrics and Gynecology 1988; 28: 146–47.

3. Baldauf JJ, Dreyfus M, Ritter J, Meyer P, Philippe E. Risk of cervical stenosis after large loop excision or laser conization. Obstetrics and Gynecology 1996; 88: 933–38.

4. Barbieri RL, Stenosis of the external cervical os: an association with endometriosis in women with chronic pelvic pain. Fertility And Sterility 1998; 70(3): 571–73.

5. Bifulco G, Piccoli R, Lavitola G, Di Spiezio Sardo A, Spinelli M, Cavallaro A, Nappi C. Endocervicoscopy: a new technique for the diagnostic work-up of cervical intraepithelial neoplasia allowing a tailored excisional therapy in young fertile women. Fertility and Sterility 2010; 94(7): 2726–31.

6. Burghardt E, Ostor A, Fox H. The new FIGO defnition of cervical cancer stage IA: a critique. Gynecologic oncology. 1997; 65(1): 1–5.

7. Burghardt E, Pickel H, Girardi F. Colposcopia e Patologia Cervicale. Testo atlante. III Edizione. CIC Edizioni Internazionali 1999: 275–84

8. Caroll S, Woolfson J. The signifcance of cervical polyps. Diplomate 1996; 3: 1179–82.

9. Cicinelli E, Stanziano A, Parisi C, Marinaccio M, Causio F . Hysteroscopic diagnosis and treatment of endocervical ossifcation: a case report. Journal of Minimally Invasive Gynecology 2005; 12(2): 159–61.

10. Coeman D, Van Belle Y, Vanderick G, Xavier de Muylder, Edgar de Muylder, Campo R. Hysteroscopic fndings in patients with a cervical polyp. American Journal of Obstetrics and Gynecology 1993; 169(6): 1563–65.

11. Debby A, Malinger G, Glezerman M, Golan A. Intra-uterine fluid collection in postmenopausal women with cervical stenosis. Maturitas 2006; 55(4): 334–37.

12. Esim Buyukbayrak EE, Karageyim Karsidag AY, Kars B, Sakin O, Ozyapi Alper AG, Pirimoglu M, Unal O, Turan C. Cervical polyps: evaluation of routine removal and need for accompanying D&C. Archives of Gynecology and Obstetrics 2010; 283(3): 581–84.

13. Golan A, Ber A, Wolman I, David MP. Cervical polyps: evaluation of current treatment. Gynecologic and Obstetric Investigation 1994; 37: 56–58.

14. Grund D, Kohler C, Krauel H, Schneider A. A new approach to preserve fertility by using a coated nitinol stent in a patient with recurrent cervical stenosis. Fertility and Sterility 2007; 87(5): 1212 e13–6.

15. Guida M, Acunzo G, Di Spiezio Sardo A, Bifulco G, Piccoli R, Pellicano M, Cerrota G, Cirillo D, Nappi C. Effectiveness of auto-crosslinked hyaluronic acid gel in the prevention of intrauterine adhesions after hysteroscopic surgery: a prospective, randomized, controlled study. Human Reproduction 2004; 19(6): 1461–4.

16. Guida M, Di Spiezio Sardo A, Acunzo G, Sparice S, Bramante S, Piccoli R, Bifulco G, Cirillo D, Pellicano M, Nappi C. Vaginoscopic versus traditional offce hysteroscopy: a randomized controlled study. Human Reproduction 2006; 21: 3253–57(5).

17. Hoularda S, Perrotina F, Fourquetb F, Marreta H, Lansaca J, Bodya G. Risk factors for cervical stenosis after laser cone biopsy. European Journal of Obstetrics & Gynecology and Reproductive Biology 2002; 104(2): 144–47.

18. Izzo S, Negrotti S, Stanco D, Ardovino I. L'esame dell'endocervice: la colposcopia dell'endocollo, ovvero l'endocervicoscopia. In Patologia cervicovaginale: dal laboratorio alla clinica. Atti del XVII Congresso della SICPCV. Roma: Masson, 2002: 119–30.

19. Jones HW 3rd. Cone biopsy and hysterectomy in the management of cervical intraepithelial neoplasia. Baillière's Clinical Obstetrics and Gynaecology 1995; 9: 221–36.

20. Kamat AA, Kramer P, Soisson AP. Superiority of electrocautery over the suture method for achieving cervical cone bed hemostasis. Obstetrics & Gynecology 2003; 102: 726–30.

21. Khalil AM, Azar GB, Kaspar HG, Abu Musa AA, Chaavarah IR. Giant cervical polyp: a case report. The Journal of Reproductive Medicine 1996; 41(8): 619–21.

22. Larsson G, Gullberg B, Grunsell H. A comparison of complications of laser and cold knife conization. Obstetrics & Gynaecology 1983; 62: 213–17.

23. Luesley DM, McCrum A, Terry PB, Wade-Evans T, Nicholson HO, Mylotte MJ, Jordan JA. Complications of cone biopsy related to the dimensions of the cone and the influence of prior colposcopic assessment. British Journal of Obstetrics and Gynaecology 1985; 92: 158–64.

24. Mackenzie IZ, Naish C, Rees CMP, Manekb S. Why remove all cervical polyps and examine them histologically? British Journal of Obstetrics and Gynaecology 2009; 116(8): 1127–29.

25. Moritani S, Ioffe OB, Sagae S, Dahmoush L, Silverberg SG, Hattori T. Mitotic activity and apoptosis in endocervical glandular lesions. The International Journal of Gynecological Pathology 2002; 21(2): 125–33.

26. Novak ER, Woodruff JD. Novak's Gynecologic and Obstetric Pathology, 6th Ed., Philadelphia, W. B. Saunders, 1967, Chapter 4, p. 72.

27. Pellicano M, Guida M, Zullo F, Lavitola G, Cirillo D, Nappi C. Carbon dioxide versus normal saline as a uterine distension medium for diagnostic vaginoscopic hysteroscopy in infertile patients: a prospective, randomized, multicenter study. Fertility and Sterility 2003; 79: 418–21.

28. Pradham S, Chenon R, O'Brien PMS. Dilatation and curettage in patients with cervical polyps: a retrospective analysis. British Journal of Obstetrics and Gynaecology 1995; 102: 415–17.

29. Rock JA, Roberts CP, Jones HW. Congenital anomalies of the uterine cervix: lessons from 30 cases managed clinically by a common protocol. Fertility and Sterility 2009; 94(5): 1858–63.

30. Schnatz PF, Ricci S, O'Sullivan DM. Cervical polyps in postmenopausal women: is there a difference in risk? Menopause 2009; 16(3): 524–28.

31. Sosnovski V, Barenboim R, Cohen HI, Bornstein J. Complex nabothian cysts: a diagnostic dilemma. Archives of Gynecology and Obstetrics 2009; 279(5): 759–61.

32. Stamatellos I, Stamatopoulos P, Bontis J. The role of hysteroscopy in the current management of the cervical polyps. Archives of Gynecology and Obstetrics 2007; 276(4): 299–303.

33. Tirlapur SA, Adeyemo A, O'Gorman N, Selo-Ojeme D. Clinico-pathological study of cervical polyps. Archives of Gynecology and Obstetrics 2010; 282(5): 535–38.

34. Vilodre LC, Bertat R, Petters R, Reis FM. Cervical polyp as a risk factor for hysteroscopically diagnosed endometrial polyps. Gynecologic and Obstetric Investigation 1997; 44(3): 191–95.

35. Walzer P, Dexeus S, De Palo G, Barrasso R, Campion M, Girardi F, Jakob C, Roy M. International terminology of colposcopy: an update report from international federation for cervical pathology and colposcopy. Obstetrics and Gynaecology 2003; 101: 175–77.

36. Younis MT, Iram S, Anwar B, Ewies AA. Women with asymptomatic cervical olyps may not need to see a gynaecologist or have them removed: an observational retrospective study of 1126 cases. European Journal of Obstetrics & Gynecology and Reproductive Biology 2010; 150(2): 190–94.

图片信息

图19-8　Image (A) by courtesy of Dr. E. Sole.

图19-14　Images (A–C) by courtesy of Dr. G. Nazzaro and Dr. M. Miranda. Images (D–E) by courtesy of Prof D. Paladini.

图19-21　Image (A) by courtesy of Dr. G. Nazzaro and Dr. M. Miranda. Image (B) by courtesy of Dr. C. Sica.

20

宫颈腺癌

目 录

定义、病因和分类 192

临床表现 192

宫腔镜前诊断 192

■体格检查 192

■巴氏涂片检查 192

■阴道镜 192

■盆腔超声、数字断层扫描和 MRI 193

宫腔镜或宫颈管内镜诊断 193

治疗 194

参考文献 194

第20章　宫颈腺癌

一、定义、病因和分类

宫颈上皮内肿瘤根据组织来源不同分为宫颈腺癌（adenocarcinomas，肿瘤来源于宫颈管腺上皮）与宫颈鳞癌（squamous carcinomas，肿瘤来源于宫颈鳞状上皮）。宫颈腺癌的发生率较低，占宫颈肿瘤的5%～10%，应用宫颈癌筛查系统并未能改变其发病率。液基细胞学对识别异常腺细胞有一定的局限性，但是腺癌的发生率仍有轻度上升。

90%的宫颈癌的发生与人乳头瘤病毒（HPV）的感染有关：已证实在宫颈肿瘤中HPV16、18、45的感染率分别为50%、40%、10%。其他导致宫颈癌发生的高危因素有：长期口服避孕药、年龄较低、受教育水平低、宗教和单纯疱疹病毒2型感染有关。

与鳞状细胞癌相同，腺上皮的癌前病变也可导致侵袭性肿瘤发生。直到现在，对宫颈腺癌的分类、分级、潜在的进展以及再生能力都没有明确的统一标准。原位癌（adenocarcinoma in situ，AIS）发生于浸润性宫颈癌前期，往往与分化好的浸润性癌较难区分，发病的平均年龄是38岁。浸润性宫颈癌（发生的平均年龄为42岁）包括微小浸润和广泛浸润。宫颈腺癌常常与宫颈鳞癌同时发生，证明他们有共同的病因和发病机制。

二、临床表现

癌前病变和微小浸润性病变大多数情况下是没有临床症状的，广泛浸润性病变的患者中75%有阴道出血，少部分患者有阴道排液，还有一部分患者有严重的盆腔痛。极少数患者因发现明显的盆腔肿物而查出有宫颈腺癌。

三、宫腔镜前诊断

1.体格检查

通过妇科检查和宫颈内镜检查可以发现宫颈腺癌病灶表面为不规则乳头状，有时在宫颈口可见真菌性或息肉样的赘生物脱出至阴道内，或者呈溃疡样病灶。有时仅表现为整个宫颈或局灶结节状的变硬。

2.巴氏涂片检查（pap test）

传统的巴氏涂片因不能够获得充足的腺上皮病灶的标本，所以对诊断宫颈腺癌的敏感性较低。而且，腺上皮病变的发生率较低，缺乏经验的病理学医师容易漏诊。鳞状上皮病变易与其他细胞区分，所以更容易被检测出。而最新的液基细胞学检查能够更好地保护腺细胞的细胞簇，从而增加了诊断的准确性。

3.阴道镜

大多数成年女性宫颈外口鳞状上皮到宫颈管内的柱状上皮的转化并非是突然发生的。事实上，鳞柱状交界区的细胞是可以相互转变的。阴道镜下，大多数腺体的可疑病变发生在转化区内，48%的患者可疑病变发生在转化区的1个象限内，10%的患者4个象限都发生病变，仅仅5%的病变发生于宫颈管内。

阴道镜不能充分评估宫颈管内的情况，但是能发现鳞柱状交界区和宫颈外口的病变。除此之外，没有能明确区分AIS和浸润性腺癌的特殊的阴道镜特征。但是，考虑到多数腺上皮病变和鳞状上皮内病变相关，阴道镜下观察到的最显著的改变在鳞状上皮细胞。

阴道镜下，原位癌主要表现为乳头状，特征性表现是增殖的大小不一的绒毛，有的病例中可见化生；原位癌阴道镜下另一个表现是红白相间的病变，类似未成熟的转化区；第三个表现是阴道镜下可见单个或多个被醋酸染成白色的柱状上皮区域。这些阴道镜下的表现在良性鳞状上皮内病变时也可能存在。

不同于鳞状上皮细胞，腺上皮细胞缺乏典型的表现，例如斑点、镶嵌、螺旋形的血管等。浸润性宫颈腺癌在阴道镜下有时能够诊断出来，但是与鳞状细胞癌不能区分。

4.盆腔超声、数字断层扫描和MRI

这些特殊检查主要的目的是明确肿瘤的大小、转移扩散以及浸润情况，常常用于宫颈癌进行术前分期。

四、宫腔镜或宫颈管内镜诊断

对宫颈细胞学检查可疑腺上皮病变的患者，行宫颈管内镜检查并不能发现宫颈较深处的腺体病变，阴道镜检查也不能确诊，阴道镜仅仅用于区分原位癌和宫颈微小浸润性病变。但是，如果病变与宫颈上皮内瘤变或宫颈高级别病变有关时，可以应用宫颈管内镜确诊鳞状细胞病变，并取得组织样本进行病理分析。

宫颈管内镜也可以用于锥切术后宫颈细胞学提示阳性患者的随访。实际上，阴道镜用于锥切术后患者的随访是不满意的，因为瘢痕狭窄的存在，使得阴道镜不能充分评估鳞柱状交界区的情况（图20-1、图20-2）。

宫腔镜检查的适应证是用于可疑合并子宫内膜癌的患者。对于已侵犯宫颈管的恶性肿瘤，不适用于宫腔镜检查，是宫腔镜检查的禁忌证。但是，现在宫腔镜是检查宫颈管的一种重要的方法，并且能够评估肿瘤到底起源于宫腔还是宫颈。考虑宫腔镜检查有可能使肿瘤细胞扩散，所以对于是否应用宫腔镜检查仍然需要进一步的讨论。

五、治疗

宫腔镜不适用于宫颈癌的治疗，因此也不是我们讨论的范围。

对于原位癌和微小浸润癌，锥切术是治疗的首要选择。在原位癌患者中，病理证实锥切边缘阴

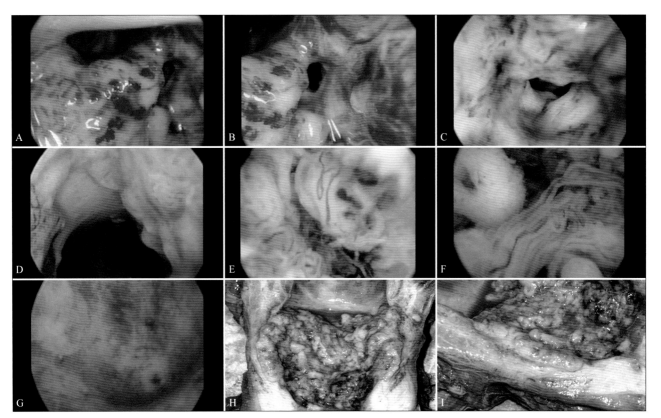

图20-1 宫腔镜检查中子宫颈癌的表现：结构无固定状态，清楚可见突出到宫颈管中的异常出血性损伤导致宫颈管变形，其中在子宫腔峡部附近的脂肪坏死区域（A～D）是不可见的。用二氧化碳膨宫介质替代生理盐水溶液，增强对流可见异常的血管（E、F）。检查子宫前壁和宫腔左侧，证明没有损伤同侧输卵管（G）。外科手术宏观标准与宫腔镜一致，特别是确认子宫腔的一致性，显示为G2-G3宫颈腺癌，浸润子宫肌层、宫颈壁的一半以上，并浸润子宫颈的上三分之二

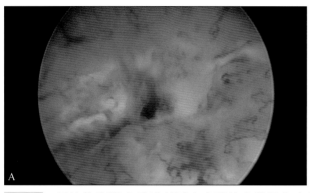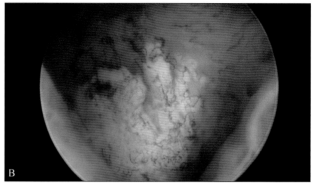

图 20-2　用液体膨胀介质进行子宫内膜检查的子宫内膜癌的图像。注意：肿瘤向子宫外口（A）和宫颈表面（B）进展，达到阴道后壁

性，可以考虑锥切术为治疗的最终方案，并为患者制定严格的随访方案；病理证实锥切边缘阳性的患者需要再次进行锥切术。

浸润性宫颈鳞状细胞癌，治疗可以选择根治性子宫全切术，包括切除子宫，和或进行放射性治疗，对于更高级别的病变需要结合化疗方案。

张瑞　译

魏静　审

参考文献

1. Altekruse SF, Lacey JV, Jr., Brinton LA, Gravitt PE, Silverberg SG, Barnes WA, Jr., Greenberg MD, Hadjimichael OC, McGowan L, Mortel R, Schwartz PE, Hildesheim A. Comparison of human papillomavirus genotypes, sexual, and reproductive risk factors of cervical adenocarcinoma and squamous cell carcinoma: Northeastern United States. American journal of obstetrics and gynecology. 2003; 188(3): 657–63

2. Bryson P, Stulberg R, Shepherd L, McLelland K, Jeffrey J. Is electrosurgical loop excision with negative margins suffcient treatment for cervical ACIS? Gynecologic oncology. 2004; 93(2): 465–8.

3. Gilks CB, Young RH, Aguirre P, DeLellis RA, Scully RE. Adenoma malignum (minimal deviation adenocarcinoma) of the uterine cervix. A clinicopathological and immunohistochemical analysis of 26 cases. The American journal of surgical pathology. 1989; 13(9): 717–29.

4. Krane JF, Granter SR, Trask CE, Hogan CL, Lee KR. Papanicolaou smear sensitivity for the detection of adenocarcinoma of the cervix: a study of 49 cases. Cancer. 2001; 93(1): 8–15.

5. Krivak TC, Rose GS, McBroom JW, Carlson JW, Winter WE, 3rd, Kost ER. Cervical adenocarcinoma in situ: a systematic review of therapeutic options and predictors of persistent or recurrent disease. Obstetrical & gynecological survey. 2001; 56(9): 567–75.

6. Lacey JV, Jr., Frisch M, Brinton LA, Abbas FM, Barnes WA, Gravitt PE, Greenberg MD, Greene SM, Hadjimichael OC, McGowan L, Mortel R, Schwartz PE, Zaino RJ, Hildesheim A. Associations between smoking and adenocarcinomas and squamous cell carcinomas of the uterine cervix (United States). Cancer causes & control : CCC. 2001; 12(2): 153–61.

7. Lee KR, Minter LJ, Granter SR. Papanicolaou smear sensitivity for adenocarcinoma in situ of the cervix. A study of 34 cases. American journal of clinical pathology. 1997; 107(1): 30–5.

8. McCluggage WG. Endocervical glandular lesions: controversial aspects and ancillary techniques. Journal of clinical pathology. 2003; 56(3): 164–73.

9. Nordqvist SR, Fidler WJ Jr, Woodruff JM, Lewis JL Jr. Clear cell adenocarcinoma of the cervix and vagina. A clinicopathologic study of 21 cases with and without a history of maternal ingestions of estrogens. Cancer 1976; 37: 858–871.

10. Pirog EC, Kleter B, Olgac S, Bobkiewicz P, Lindeman J, Quint WG, Richart RM, Isac son C. Prevalence of human papillomavirus DNA in different histological subtypes of cervical adenocarcinoma. The American journal of pathology. 2000; 157(4): 1055–62.

11. Schnatz PF, Guile M, O'Sullivan DM, Sorosky JI. Clinical signifcance of atypical glandular cells on cervical cytology. Obstetrics and gynecology. 2006; 107(3): 701–8.

12. Takashima E. Usefulness of hysteroscopy for detection of cancer in the endocervical canal. Nihon Sanka Fujinka Gakkai zasshi. 1985; 37(11): 2401–9.

13. Wilson H, Duncan A. Peritoneal seeding following hysteroscopic diagnosis of cervical adenocarcinoma. Gynaecological Endoscopy. 1999; 8(3): 179–81.

14. Young RH, Scully RE. Minimal deviation endometrioid adenocarcinoma of the uterine cervix. A report of fve cases of a distinctive neoplasm that may be misinterpreted as benign The American Journal of Surgical Pathology 1993; 17: 660–665.

15. Zaino RJ. Symposium part I: adenocarcinoma in situ, glandular dysplasia, and early invasive adenocarcinoma of the uterine cervix. The International Journal of Gyneco logical Pathology 2002; 21(4): 314–26.

图片信息

图 20-1　Images by courtesy of Dr. R. Paoletti.

目 录

阴道病变 196
- 阴道息肉 196
- 阴道异物 196
- 阴道纵隔 199
- 阴道子宫内膜异位症 199
- 阴道穹隆疾病 200

宫内疾病 202
- 子宫阴道填塞 202
- 子宫内膜骨化生 203
- 血管营养不良 204
- 坏死性白细胞增多伴硬化性玻璃样变 205
- 输卵管开口太阳征 205

参考文献 207

第21章　宫腔镜治疗的疑难杂症

一、阴道病变

人们常用宫腔镜诊断、治疗子宫腔内疾病。然而阴道也可隐藏多种疾病，多数阴道疾病在宫腔镜检查下常被忽略。

阴道内镜的使用不仅方便医生进行宫腔内检查，更容易检查患者子宫壁、穹隆、穹隆顶等处。由于留取阴道病理会给患者带来很大不适，因此很少进行这项操作。然而现在应用阴道内镜技术使留取阴道病理成为"家常便饭"。现在的阴道内镜技术使无性生活女也能进行检查，丝毫不受狭窄阴道的限制。

1.阴道息肉

阴道息肉是子宫异常出血的罕见病因，常常被忽视。一般情况下阴道息肉是由血管与结缔组织组成的新生物，其上被上皮被覆，形态、大小各异。阴道息肉需与恶性赘生物疾病鉴别，如胚胎横纹肌肉瘤。

◆ 病例1

■ **年龄**：72岁
■ **末次月经**：50岁
■ **临床病史**：亮红色阴道排液

　特殊检查
■ **经阴道超声检查（TVS）**：线性内膜，最大厚度为3mm。
■ **阴道内镜**：仔细探查后，宫颈后唇有一直径为1cm的息肉，形似菜花（图21-1A）。用双极电极和鳄齿钳去除病灶，手术过程中未麻醉（图21-1B）。病理示纤维上皮源性息肉。

2.阴道异物

阴道异物会引起疼痛、阴道异常出血、排液、近期阴道感染，抗生素治疗有效。婴儿及儿童都需要考虑阴道异物可能，性行为后出现的症状也需要考虑本病。临床上，患者阴道异物的情形多种多样。

◆ 病例1

■ **年龄**：75岁
■ **末次月经**：50岁
■ **现病史**：患者60岁时进行宫颈鳞癌放疗。在后续随访无复发。几日前患者发现阴道有粉红色排液。

　特殊检查
■ **经阴道超声检查（TVS）**：老年性子宫对称萎缩，内膜变薄，宫颈无明显改变。
■ **阴道内镜**：阴道内无可提示肿瘤可能的血性残留物或黏膜改变。穹隆尽头宫口难以显示，最初以为是长期放疗所致，然而在宫口有一细针

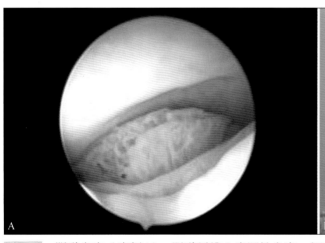
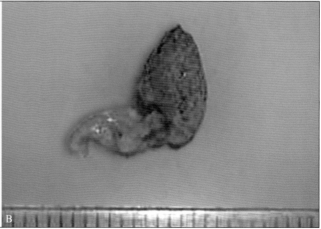

图21-1　阴道息肉（病例1）：阴道纤维上皮源性息肉。切下病灶直径约为1cm

状结构突出宫腔。仔细探查后发现宫颈管内一异物（图21-2A~C），最终通过鳄嘴钳夹出（图21-2D、E）。

镜下见异物为植物组织（图21-2F），一些老年女性长期居住于山地，曾养殖山羊，则会出在阴道内留有此种植物。

◆ 病例2

- **年龄**：15岁，无性生活
- **现病史**：患者因体温过高就诊于我院，我院以"粟粒性结核肠转移？急性感染期"收治入院。行盆腹腔联合X线检查。患者无阴道痛或盆腔异常排液等症状。

特殊辅助检查：

- **盆腹腔联合X线**：右侧耻骨联合处示高密度异物影，疑为耳环（图21-3）。
- **阴道内镜**：距宫口1.5cm的阴道侧壁可见一直径约为1cm的金属异物。仔细观察可见一带后托的耳环。用鳄吻钳取出异物可以不用麻醉（图21-4A ~ C），但耳环的后托嵌入阴道，形成包绕在周围的肉芽肿（图21-5A、B），直接取出会造成患者的不适。

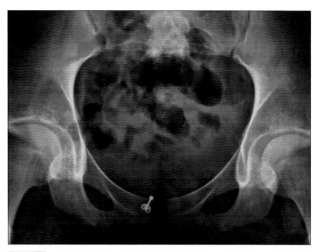

图21-3 阴道异物（病例2）腹盆腔X线扫描：右侧耻骨联合处示高密度异物影

- **静脉全麻下的阴道内镜**：在取出耳环前，先用双极电极切除肉芽组织，排出聚积的黏液样液体（图21-6A、B）。然而耳环后托仍牢牢附着于阴道壁，运用5Fr鳄吻钳无法取出（图21-6C）。于是采用创新双器械进行手术：当双极电极切除阴道组织时，将鳄吻钳穿过宫腔镜的手术通道钳夹住耳环（图21-6D）。这种方式增加了阴道侧壁的活动度，使耳环和阴道壁的连接部位明显暴露出来，便于切除（图21-6E、

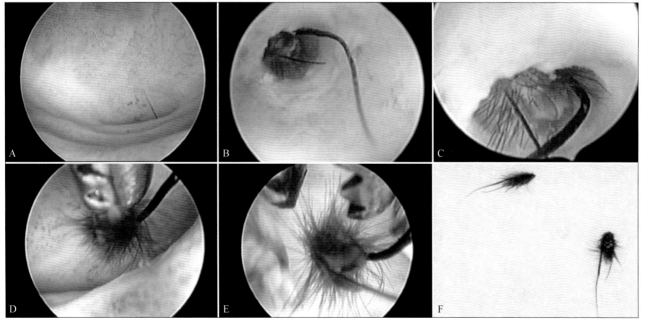

图21-2 阴道镜下（A）阴道异物（病例1）：镜子尖端位于子宫外口（B），未知源性异物位于宫颈管（C），鳄齿钳取出（D、E）。显微镜下的异物为植物

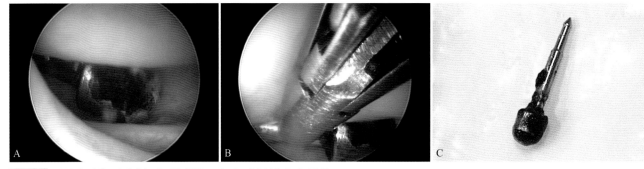

图21-4   阴道异物（病例1）阴道镜：鳄鱼嘴抓钳取出异物

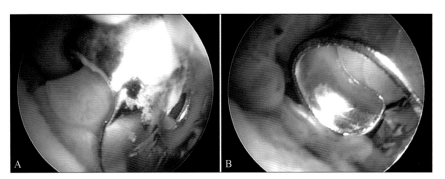

图21-5   阴道异物（病例2）：耳环的后托嵌入阴道，形成包绕在周围的肉芽肿

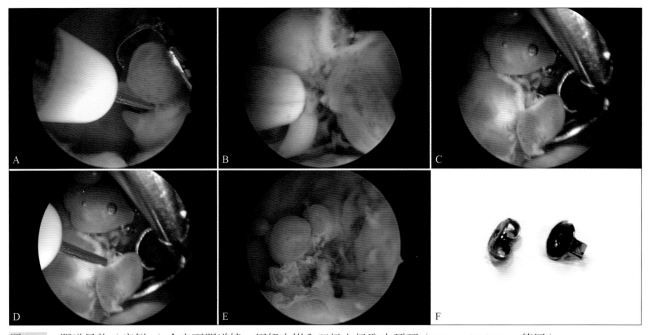

图21-6   阴道异物（病例2）全麻下阴道镜：用鳄吻钳和双极电极取出耳环（KARL STORZ，德国）

F）。这位女生和她母亲认出耳环是她们参加的宗教组织送给她们的一份礼物。

◆ 病例3

■ **年龄**：67岁，无性生活

■ **末次月经**：40岁（手术性停经）

■ **现病史**：47岁时接受经阴道子宫全切术、结肠

成形术、复发性结肠疝修补术。62岁时因为阴道息肉接受硝酸银治疗。

特殊辅助检查：

■ **阴道内镜**：阴道前壁有一带蒂息肉，伴血管非典型性增厚（图21-7A），经双极电切切除（图21-7B）。

■ **组织病理学**：切下组织为阴道息肉（切下组织为结缔组织和血管，表面糜烂，缺少上皮线，部分区域有急性感染，图21-7C）。

■ **现病史（2）**：患者接受治疗后再次阴道出血。

辅助检查

阴道内镜检查：阴道前壁的息肉血管较前一次检查更加明显（图21-7D）。切除阴道息肉后在其基底部发现一Dexon缝合针嵌于阴道壁，使用鳄嘴钳取出（图21-7E～G）。在取出针后发现一假腔（图21-7H），可能是阴道成形术遗留下来的（图21-7I）。为检查阴道成形术是否遗留其他Dexon针，又为患者进行了膀胱镜检查。

3.阴道纵隔

阴道纵隔的宫腔镜诊断和治疗详见第10章。

4.阴道子宫内膜异位症

当异位的阴道黏膜侵入腹膜后部位，深度 > 5mm称为深度侵袭性子宫内膜异位症。深度异位症主要侵犯道格拉斯窝和子宫直肠膈，阴道子宫内膜异位症就是这种异位症的后遗症。临床上极少见阴道子宫内膜异位症，表现为蓝色息肉或结节样致密组织，常见于后穹隆。

患者常因阴道出血或性较困难前来就诊，有不孕、痛经、盆腔子宫内膜异位症等病史。当怀疑阴道内膜异位症时，推荐用阴道内镜检查患者宫颈、穹隆、阴道壁（先天异常或疾病导致的异常）。通过组织病理学可得出明确诊断。

◆ **病例1**

■ **年龄**：36 岁

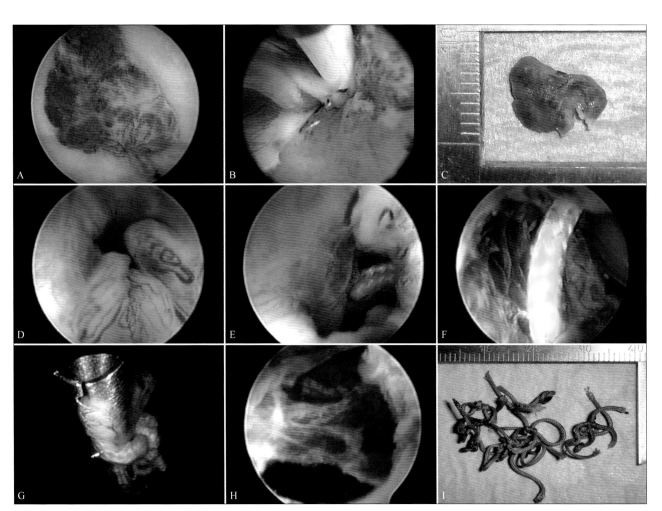

图21-7　阴道异物和阴道息肉（病例3）：（Ⅰ）阴道子宫镜手术（A、B）：阴道息肉切除（C）（Ⅱ）阴道子宫镜手术（D～H）：取出Dexton缝合针

■ **临床病史:** 31岁习惯性流产;过去三年内未怀孕。

特殊检查:

阴道内镜:阴道右侧壁靠近穹隆处有一红色斑点(图21-8A、B),仔细检查后发现是一个隆起的赘生物(图21-8C、D),用鳄嘴钳摘除(图21-8E～I)。病理组织学显示其位内膜组织。

◆ **病例2**

■ **年龄:** 42岁

■ **临床病史:严重性交困难**

特殊检查:

经阴道超声检查(TVS):子宫前倾位,正常大小、正常形态。子宫内膜随月经周期正常改变。双附件正常。

阴道内镜:后穹隆多发带蒂息肉,质地较软,棕色,直径0.5～10mm(图21-9A)。双极切除时可见巧克力色液体流出。组织病理学确认为阴道子宫内膜异位症。复查腹腔镜可在直肠子宫陷窝处见到异位子宫内膜。

5.阴道穹隆疾病

子宫切除术后越来越多的医生采用阴道内镜检查阴道穹隆的情况。这些患者,尤其是恶性肿瘤化疗的患者评估起来十分困难,因为放疗后组织萎缩,且患者长时间没有性生活。

在此情况下,当患者有阴道异常出血或阴道溢尿时,常需要医生立刻进行诊断,如病例1所示。通过阴道镜可以观察到阴道直肠陷凹的情况,如病例2。

◆ **病例1**

■ **年龄:** 50岁

■ **末次月经:** 40岁(手术性停经)。

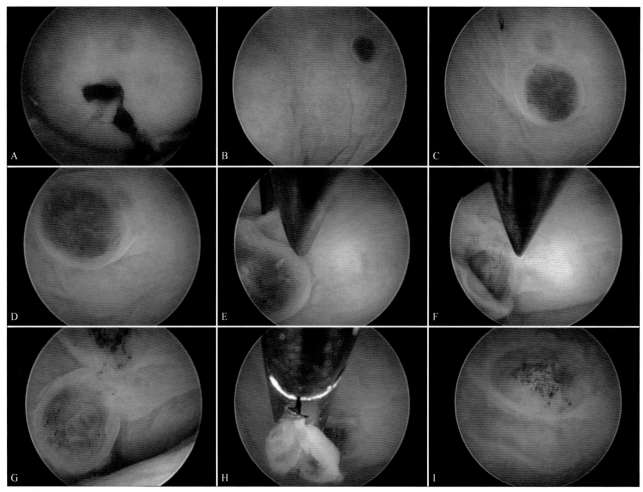

图21-8 阴道子宫内膜异位症(病例1):阴道镜手术

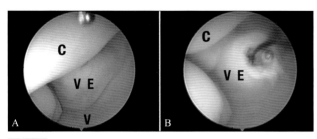

图21-9　阴道子宫内膜异位症（病例2）：门诊阴道镜手术：棕色巧克力液体流出。阴道壁（V）；阴道子宫内膜异位症（VE）；宫颈（C）

■ **病史**：40岁时因为宫颈鳞癌 I A2（最大浸润深度9mm），周围淋巴结无转移接受全子宫加双附件切除术。术中特殊困难未行淋巴结清扫术。患者拒绝术后化疗。45岁时患者阴道异常排血性液体，味恶臭。

辅助检查

■ **后穹窿镜**：检查过程异常痛苦，十分困难。可见阴道内出血，阴道穹窿有坏死病灶（图21-10A）。

■ **阴道内镜检查**：在穹窿处与膀胱镜结果一致（图21-10B、C）。亚甲蓝染料注入膀胱后可见亚甲蓝快速流入阴道（图21-10D、E），证实膀胱阴道瘘存在。微型钳取活检后证实病灶处为恶性肿瘤（图21-10F），提示膀胱阴道瘘处癌症复发。

患者随后接受了重建手术，膀胱切除，正位尿路分流术。患者4个月后因疾病恶化而死亡。

◆ **病例2**

■ **年龄**：79岁

■ **末次月经**：50岁

■ **病史**：64岁时患者因子宫良性疾病接受腹腔镜下子宫切除术和双附件切除术。在24小时前行妇科检查后送入我院，患者诉阴道排出液体粪便。立刻行阴道内镜检查。

特殊检查

阴道内镜：阴道内可见粪便（图21-11A），生理盐水清洗后可见左阴道壁上有一粉色黏膜增生，

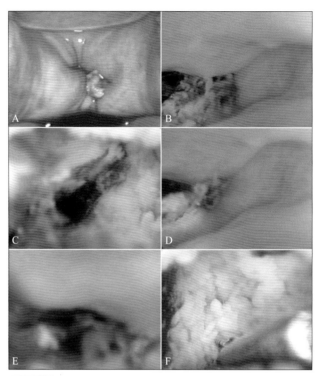

图21-10　病例1：阴道穹窿病灶，speculoscopy（A）和阴道镜（B～F）

其内有一凹陷（图21-11B），粪便从此处流入阴道（图21-11C）。放大镜头后可观察到挤出的粪便残余在凹陷处（图21-11D），旁边可见一息肉样组织，通过其上黏膜线可判断出为大肠黏膜（图21-11E）。在阴道内镜引导下将一导管放入瘘中（图21-11F、G），向其内滴入造影剂，进一步证实直肠阴道瘘的诊断（图21-11H）并清理相关肠管（乙状结肠）。X线检查也可以发现瘘的首要病因——结肠憩室。

医生随后通过腹腔镜对瘘进行了修补。

◆ **病例3**

■ **年龄**：87岁

■ **末次月经**：50岁

■ **病史**：50岁时患者通过腹腔镜治疗良性疾病，因阴道流血就诊于我院。

特殊检查

经阴道超声（TVS）：阴道与膀胱间可见一4.5cm赘生物，血管化，与周围组织分界清晰。

阴道镜：穹窿处可见一颜色鲜艳的组织，似天鹅绒质地，表面无异常血管。组织病理学示皮

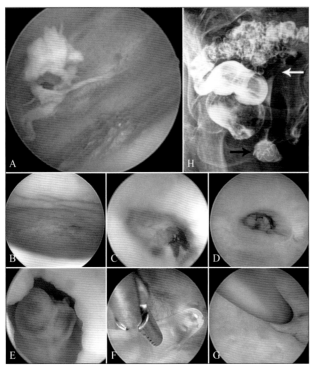

图21-11 病例2：门诊阴道镜（A～G）X线检查（H）。白箭头示乙状结肠和阴道间瘘管，黑箭头示防止反流的无纺布片

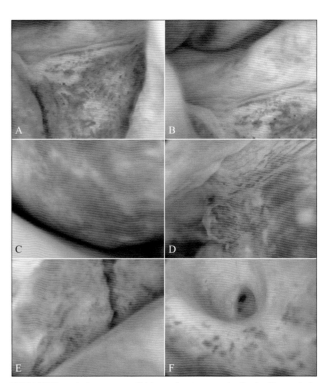

图21-12 病例3：阴道镜下病灶，组织免疫学显示为黑色素瘤（S100＋，Vimentin＋，HMB45＋，PNL2＋），阴道壁未受累

肤-上皮连接处恶性间皮黑素细胞瘤种植，伴随表层弥漫性黑素细胞瘤（图21-12A－B）。向阴道深处探查，在阴道前侧壁可见一突出阴道的赘生物（图21-12C），纤维样改变，有坏死部分（图21-12D、E），有接触性出血。组织病理学显示为未分化新生物，组织免疫学显示为黑色素瘤（S100＋，Vimentin＋，HMB45＋，PNL2＋），其余阴道壁无浸润（图21-12F）。

◆ 病例4

■ 年龄：74
■ 末次月经：47岁
■ 病史：47岁时因月经过多行三次诊刮。曾在2011年接受膀胱直肠疝修补术、结肠成形术。患者因阴道出血就诊于我院。

特殊检查

门诊宫腔镜：左前侧穹隆有一息肉样病灶，呈血管化改变，在子宫前壁有另一小息肉样病灶。电凝小息肉，未行大息肉的摘除，直到评估患者凝血

功能后在住院部行手术（图21-13A）（患者因为高血压心脏病行华法林治疗）。

全麻下阴道镜：用双极电切（图21-13B）和宫颈钳（图21-13C）切除上文提到的息肉组织。为了防止对正常阴道黏膜的医源性损伤，手术过程中十分小心（图21-13D）。组织学示切除病灶为慢性炎症性肉芽肿，诊断为阴道壁肉芽肿。

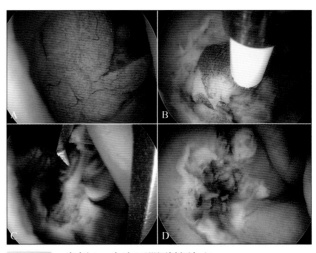

图21-13 病例4：全麻下阴道镜检查

二、宫内疾病

1.子宫阴道填塞

子宫阴道填塞是用于自然分娩或剖宫产产后出血一线治疗方法无效（人工止血、缩宫素等）的治疗方法。在剖宫产术中关闭子宫切口前进行填塞。自然分娩后从阴道经扩张的宫颈向宫腔内塞入填塞物。填塞物可在滞留12～24小时后取出，此时应完全止血。应在点滴缩宫素下用卵圆钳逐渐轻轻取出纱布。

总体来说，有以下两种情况时会产生子宫阴道填塞并发症：感染和填塞物未取出（后者在剖宫产后更常见）。因此，当纱布未取出或取出不全时，应行剖腹手术。

◆ 病例1

■ **年龄**：38岁

■ **临床病史**：首次分娩因胎儿臀位行剖宫产术。手术中大出血，人工止血和药物止血无效，行子宫填塞。24小时后取出填塞物时发现其紧紧粘连在阴道壁上。

特殊检查

宫腔镜：一部分纱布被缝在剖宫产伤口内。用最小号剪刀将缝线剪开后从阴道将纱布取出（图21-14）。

◆ 病例2

■ **年龄**：37岁

■ **临床病史**：患者为妊娠期妇女（para 0，＋1 CS），因前置胎盘行剖宫产。手术过程中因大量出血向宫腔填塞纱布。剖宫产后在子宫动脉多点缝合止血。与上一个病例类似，患者在24小时后取出宫腔填塞纱布时发现无法取出。

特殊辅助检查：

宫腔镜：宫腔镜下可见一部分纱布被缝在子宫右动脉的止血点上。与第一个病例不同的是，该患者不能通过剪开缝线取出纱布，原因是怕子宫再次出现大出血。于是我们用宫腔镜切除游离的纱布，

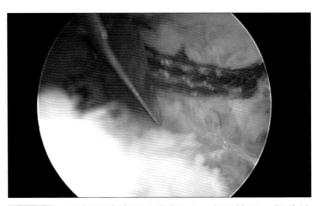

图21-14　子宫阴道填塞（病例1）：宫腔镜示一部分纱布被缝在剖宫产伤口内。用最小号剪刀将缝线剪开后从阴道将纱布取出

留下缝在止血点中的部分。30天后用宫腔镜对患者进行第二次宫腔探查，此时可以将剩下的纱布取出。

当宫腔镜术者发现此病时可借鉴以下4项操作：

①升高宫腔内压力

在宫腔镜检查过程中，膨宫液造成的宫腔压力（约100mmHg）略高于一般宫腔镜膨宫液压力（30～40mmHg）。这是由于塞在宫腔内的纱布造成子宫充分延伸，并且同时妨碍了膨宫液的流出。

②寻找"蓝色征"

由于填塞物几乎占据了全部宫腔，与宫腔内大子宫肌瘤类似。这使检查子宫壁与剖宫产宫内切口变得十分困难。因此应该通过寻找蓝色显影线来找到填塞物被缝到宫内的点。蓝色显影线在白色填塞纱布上十分明显可见。

③牵拉阴道残留物

在病例1中通过牵拉阴道内残留物，帮助术者在宫腔内寻找异物方向。

④剪切纱布

在第二个病例中，为了使宫腔内视野更好，用双极将纱布切成小片状，多量纱布游离后子宫壁的一端予以充分暴露。

2.子宫内膜骨化生

子宫内膜骨化生是一类十分难诊断的疾病，目前没有文献报道其病因学。80%的病例发生在妊娠

后或自然流产后。目前最可靠的病因学假说是残留胚胎的分化，全能内膜细胞有软骨内成骨的过程。另一个可能的机制是间质组织的化生，通常继发于人流术后的子宫内膜感染。

　　一些文献报道了从未妊娠过的妇女也患有子宫内膜骨化生的病例，其可能原因是子宫内膜异位伴成熟子宫内膜基质细胞化生。在临床上，本病患者常有痛经、盆腔痛、月经不调等表现。

　　子宫内膜骨化生的诊断金标准是宫腔镜。宫腔镜也可作为治疗手段，可快速缓解不孕症状。

◆ **病例1**

■ **年龄：**26岁

■ **临床病史（1）：**21岁时患者妊娠8周行人工流产。本次因严重痛经进行性加重就诊于我院，月经期反复就诊于我院急诊。患者拒绝宫腔内探查。

特殊辅助检查

经阴道超声检查（TVS）：高回声区呈杆状图像，厚4mm，占据宫腔全部横径和矢状径。

宫腔镜：宫腔内可见多个骨化灶，每个部分嵌入子宫内膜。最后通过电切镜去除（图21-15A～F）。骨化灶有十分特殊的表现（图21-15G～I）。组织病理学证实其内骨板状结构。

■ **临床病史（2）：**术后痛经症状明显缓解。几次宫腔镜手术后宫腔内影像正常。27岁时患者怀孕。

3.血管营养不良

血管营养不良十分罕见。首次由Jacques E.Hamou教授在《宫腔镜和显微阴道宫腔镜》（1991年）阐述。其具备特殊宫腔镜镜下表现。以

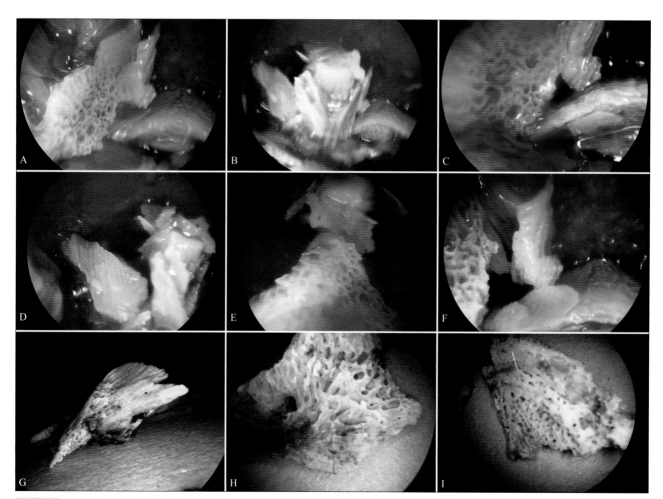

图21-15　子宫内膜骨化生（病例1）：宫腔镜（A～F）下，电切后的骨化灶（G～I）

下病例的临床表现是暂时性的，在月经结束后有短暂消退。

是由于子宫黏膜内坏死造成的，进而导致雌激素异常聚积。本病最常见的病因是抗雌激素药物的应用。

◆ 病例1

■ **年龄**：33岁
■ **临床病史**：阴道点滴出血。

特殊辅助检查

经阴道超声（TVS）：宫腔内有向内突出的新生物，呈息肉样表现。

宫腔镜：证实为子宫后壁的息肉，经双极电切后去除（图21-16A）。宫底有血管环，周围有平行走向的血管，与Hamou书中的表述类似。此发现与气体（二氧化碳）和膨宫液（生理盐水）无关（图21-16C）。组电切镜下取长10～13mm的处于分泌期中期的条状内膜组织送病理，病理证实为间质假蜕膜化（图21-16D）。首次检查14天后，即月经周期第6天再行宫腔镜检查，子宫内膜表现完全正常（图21-16E、F）。

4.坏死性白细胞增多伴硬化性玻璃样变

临床上十分罕见，宫腔放大下可见遍布内膜的白色病灶，与白色念珠菌感染后十分类似。此现象

◆ 病例1

■ **年龄**：42岁
■ **临床表现**：患者因月经过多10天伴点滴出血前来就诊。因此暂停抗雌激素药物，改用非激素类醋酸盐治疗。

特殊辅助检查

经阴道超声检查（TVS）：内膜不均匀增厚

宫腔声学造影（SHG）：内膜增厚，表面有白色柔软物质被覆的乳头状突起（图21-17A、B），用CO_2膨宫可观察（图21-17C～F）。多点活检可见内膜呈分泌期改变，有医源性蜕膜碎片，多灶性坏死，白细胞增多伴硬化性玻璃样变。

5.输卵管开口太阳征

"输卵管开口太阳征"为输卵管管口血管强化的特殊宫腔镜表现，形似太阳（图21-18、图21-19）。这一征象常见于慢性输卵管炎。

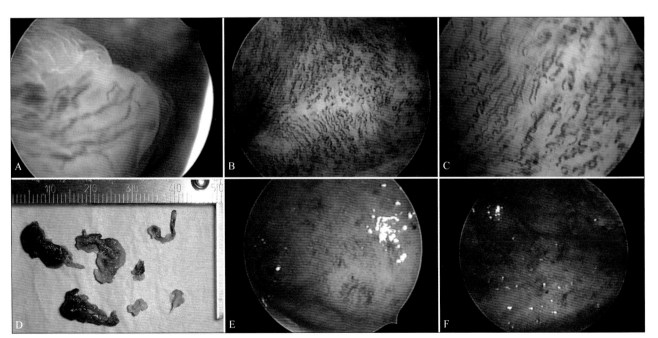

图21-16 血管营养不良（病例1）：宫腔镜用气性介质膨宫（A、B、E、F）。宫腔镜用膨宫液（C）电切后放大的活检标本（D）

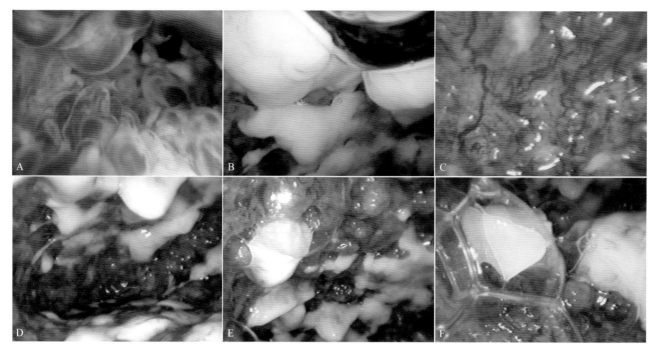

图 21-17 坏死性白细胞增多伴硬化性玻璃样变（病例 1）。膨宫液下的宫腔镜（A、B）和膨宫气体下的宫腔镜图像（C ~ F）

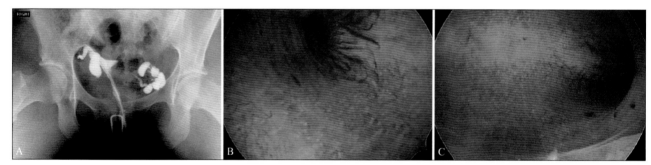

图 21-18 双侧慢性输卵管炎：输卵管造影（A）下可见弯曲的输卵管囊袋状扩张。宫腔镜下可见慢性输卵管炎造成输卵管口周围放射状血管影（B、C）

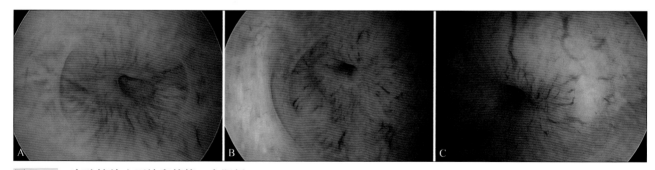

图 21-19 宫腔镜检查下输卵管管口太阳征

张奇 译

徐云 审

参考文献

1. Bahçeci M, Demirel LC. Osseous metaplasia of the endometrium: a rare cause ofinfertility and its hysteroscopic management. Human Reproduction 1996; 11(11): 2537–9.

2. Bettocchi S, Di Spiezio Sardo A, Pinto L, Guida M, Castaldi MA, Ceci O, Nappi C.Hysteroscopic removal of gauze packing inadvertently sutured to the uterine cavity: report of 2 cases. Journal of Minimally Invasive Gynecology 2009; 16(1): 88–91.

3. Di Spiezio Sardo A, Bettocchi S, Spinelli M, Guida M, Nappi L, Angioni S, SosaFernandez LM, Nappi C. Review of new offce-based hysteroscopic procedures2003–2009. Journal of Minimally Invasive Gynecology 2010; 17(4): 436–48.

4. Di Spiezio Sardo A, Di Iorio P, Guida M, Pellicano M, Bettocchi S, Nappi C. Vaginoscopy to identify vaginal endometriosis. Journal of Minimally Invasive Gynecology 2009; 16(2): 128–9.

5. Di Spiezio Sardo A, Guida M, Bettocchi S, Nappi L, Sorrentino F, Bifulco G, Nappi C.Role of hysteroscopy in evaluating chronic pelvic pain. Fertility and Sterility 2008; 90(4): 1191–6.

6. Di Spiezio Sardo A, Bettocchi S, Bramante S, Guida M, Bifulco G, Nappi C. Offcevaginoscopic treatment of an isolated longitudinal vaginal septum: a case report.Journal of Minimally Invasive Gynecology 2007; 14(4): 512–5.

7. Di Spiezio Sardo A, Guida M, Bifulco G, Frangini S, Borriello M, Nappi C. Outpatienthysteroscopic emptying of a submucosal uterine cystic lesion. Journal of the Societyof Laparoendoscopic Surgeons 2007; 11(1): 136–7.

8. Pontrelli G, Landi S, Siristatidis C, Di Spiezio Sardo A, Ceci O, Bettocchi S. Endometrial vaporization of the cervical stump employing an offce hysteroscope andbipolar technology. Journal of Minimally Invasive Gynecology 2007; 14(6): 767–9

9. Greco E, Pellicano M, Di Spiezio Sardo A, Scherillo A, Cerrota G, Bramante S, NappiC. [Etiopathogenesis of endometriosis related infertility]. Minerva ginecologica 2004; 56(3): 259–70.

10. Guida M, Di Spiezio Sardo A, Mignogna C, Bettocchi S, Nappi C. Vaginal fbro-epithelial polyp as cause of postmenopausal bleeding: offce hysteroscopic treatment.Gynecological Surgery 2008; 5: 69–70.

11. Hamou JE (ed.). Hysteroscopie et microcolpohysteroscopie. Atlas et Traité. CoFeSePublisher, Palermo, 1984.

12. Hamou JE. Hysteroscopy and Microcolpohysteroscopy: Text and Atlas. Appleton & Lange, East Norwalk, CT, 1991; 340 p.

13. Hilger WS, Pizarro AR, Magrina JF. Removal of the retained cervical stump. AmericanJournal of Obstetrics and Gynecology 2005; 193: 2117–21.

14. Lousquy R, Deffeux X, Gervaise A, Faivre E, Frydman R, Fernandez H. Fertility afterhysteroscopic management of osseous metaplasia of the endometrium. International Journal of Gynaecology & Obstetrics 2009; 106(3): 254–5.

15. Patton PE, Novy MJ, Lee DM, Hickok LR. The diagnosis and reproductive outcomeafter surgical treatment of the complete septate uterus, duplicated cervix and vaginal septum. American Journal of Obstetrics and Gynecology 2004; 190(6): 1669–7.

16. Polat I, Sahin O, Yildirim G, Karaman E, Erim A, Tekirdag AI. Osseous metaplasia ofthe cervix and endometrium: a case of secondary infertility. Fertility and Sterility 2011; 95(7): 2434.e1–4.

17. Pontrelli G, Landi S, Siristatidis Ch, Di Spiezio Sardo A, Ceci O, Bettocchi S. Endometrial vaporization of the cervical stump employing an offce hysteroscope andbipolar technology. Journal of Minimaly Invasive Gynecology 2007; 14(6): 767–9.

18. Torné A, Jou P, Pagano R, Sanchez I, Ordi J, Vanrell JA. Endometrial ossificationsuccessfully treated by hysteroscopic resection. European Journal of Obstetrics & Gynecology and Reproductive Biology 1996; 66(1): 75–7.

19. Wang CW, Lee CL, Soong YK. Hysteroscopic extraction of a vaginal foreign body in achild. The Journal of the American Association of Gynecologic Laparoscopists 1996; 3(3): 443–4.

图片信息

图 21-2   Images by courtesy of Dr. R. Paoletti.
图 21-7   Images by courtesy of Dr. R. Paoletti.
图 21-8   Images by courtesy of Dr. R. Paoletti.
图 21-10   Images by courtesy of Dr. R. Paoletti.
图 21-11   Images by courtesy of Dr. R. Paoletti.
图 21-12   Images by courtesy of Dr. R. Paoletti.
图 21-15   Images by courtesy of Dr. R. Paoletti.
图 21-16   Images by courtesy of Dr. R. Paoletti.
图 21-17   Images by courtesy of Dr. R. Paoletti.

22 宫腔镜的并发症

目　录

概述 210

门诊宫腔镜的并发症 210

■术中并发症 210

■术后并发症 214

■预防措施和治疗措施 215

手术室宫腔镜的并发症 215

■术中并发症 215

■术后并发症 221

■结论 222

参考文献 222

第22章 宫腔镜的并发症

一、概述

本书最后，对宫腔镜手术相关的并发症进行详细、全面地讲解，主要原因是：

①在过去20年里，诊断性和手术性宫腔镜应用均有所增加。

②相应地，门诊宫腔镜被逐渐运用于妇科医生的日常诊疗中。

③随着仪器和手术技术的进步，术者能进行更复杂的宫腔镜操作，这必然导致并发症的增加。一般来说，单纯的宫腔镜探查发生并发症的风险是极低的，但如果进行治疗性操作，尤其是（经宫颈）子宫肌瘤电切术、子宫成形术、子宫内膜去除术和子宫粘连分解术等手术，并发症的发生风险将会相应增加。

汉森等在2000年进行了一项多中心研究，涉及13 600例宫腔镜手术。研究表明，在11 085例诊断宫腔镜手术中，并发症的发生率为0.13%，而在2515例手术宫腔镜中，并发症的发生率为0.28%。Aydeniz等在2002年的研究结果亦与之类似，21 676例手术宫腔镜的并发症发生率为0.24%。

迄今为止，宫腔镜手术的并发症还没有统一的分类方法。一些作者以时间为分类依据，将并发症分为术中及术后并发症，另一些则以并发症可能的诱发因素对其进行分类，列举如下：

■ 与宫腔镜手术术前准备相关的并发症，如患者体位、术前用药和（或）麻醉方式。
■ 与仪器和设备相关的并发症。
■ 与手术技术相关的并发症。

也有一些作者在上述基础上将并发症进一步分成单纯诊断性宫腔镜相关并发症及治疗性宫腔镜相关并发症。最近，M.G.Munro（2010）根据特发性"不良事件类别"，提出一个新的分类系统，包含了宫腔镜所有潜在的并发症的（表22-1）。为了保持

表22-1 基于"不良事件类别"的潜在的宫腔镜并发症的分类系统M.G.Munro（2010）

病人体位	迷走反射综合征
麻醉	全身麻醉
	区域麻醉
	清醒镇静
	局部麻醉
进入宫腔	宫颈损伤
	穿孔
膨宫液	气体栓塞
	液体超负荷
	电解质失衡
穿孔	子宫
	邻近脏器损伤（肠管、膀胱、血管等）
出血	宫颈
	内膜
	盆腔血管
电损伤	局部（电极电损伤）
	远处（电流扩散伤）
感染	子宫内膜炎
	腹膜炎
晚期并发症	宫腔粘连
	产科并发症（子宫破裂、胎盘粘连与植入等）

与其他章节的一致性，我们将宫腔镜并发症按操作地点分为门诊宫腔镜和手术室宫腔镜并发症。

二、门诊宫腔镜的并发症

门诊宫腔镜以周转快为基础，较手术室进行的宫腔镜操作而言，发生并发症的概率通常要更低。这是因为前者主要是为了明确诊断，因此在大多数情况下，这类操作简单、用时少。以时间为分类依据，这些并发症可以进一步细分为术中并发症和术后并发症。

1.术中并发症

（1）疼痛

现代门诊宫腔镜手术通常作为操作简单的快速检查手段，绝大多数情况下，患者耐受良好。宫腔镜检查偶尔会导致盆腔痛，在大多数情况下，通过

口服非甾体类抗炎药（NSAIDs）或解痉药物能得到很好缓解。然而，在某些情况下，宫腔镜检查可能产生强烈的痛觉，甚至需要停止操作。这是限制门诊宫腔镜检查更普遍运用的主要因素。

1）发病机制

宫腔镜操作过程中的疼痛主要是由于：

- 宫腔镜进入子宫颈管，尤其是宫颈内口。
- 子宫肌层的收缩反应，主要是由宫腔膨胀和膨宫介质的流动所诱发。
- 由于宫腔镜前端或手术仪器的触碰，直接刺激子宫壁所致。

虽然这些因素都与操作者有一定联系，但即使是经验最丰富的操作者也无法完全消除疼痛，但我们可以通过适当的预防措施来有效地控制其发生的频率。

2）预防措施

■ 语言疏导

安排宫腔镜手术前，应该充分告知每个患者让其做好充分准备。因此，我们强烈建议医生投入足够的时间与患者进行交流，解释疑惑，详细回答问题。在我们看来，合理安抚患者并不是意味着提供可以消除患者焦虑情绪的虚假信息，而是向患者解释，她即将经历一个简单而快速的手术过程，只不过这个手术是有创性的，因此会有一些类似经期的不适和疼痛。与全身麻醉以及在手术室进行此种操作相比，忍受轻微的疼痛及不适是值得的。在赢得患者信任与合作的基础上进行宫腔镜手术是获得成功结果的关键。

■ 液体膨宫介质

二氧化碳（CO_2）和生理盐水是宫腔镜最常用的膨宫介质。尽管一般情况下CO_2的耐受性良好，且不影响宫腔镜下的宫腔形态，但是最近的研究证据表明，门诊宫腔镜检查时使用液体膨宫介质更为可取，治疗性操作时液体膨宫液更占优势。

就疼痛的问题而言，迄今为止，使用液体膨宫介质还是气体膨宫介质的区别，并没有统计学上差异，因此，没有推荐哪种更好。然而，人们发现，

使用生理盐水能缩短手术时间。同时，有研究偶然发现，由于CO_2会刺激膈神经，术中或术后可能出现肩痛症状，而以生理盐水为膨宫介质，可以避免这种情况的发生。最近，一些医生认为膨宫介质的温度可能会影响宫腔镜操作过程中的疼痛程度。然而，迄今为止，尚没有相关数据证实这一假说。

■ 阴道内镜检查

阴道内镜（直径2.1～3mm）检查，又称非接触性宫腔镜检查，是Bettocchi教授于1995年改良的，这一方法改变了传统诊疗手段，使妇科医生可以不放阴道窥器，不夹持宫颈进行检查。阴道为空腔器官，我们可以使用特定的膨宫介质，在与膨宫压力相当的情况下膨胀阴道，如30～40mmHg，将宫腔镜放至阴道最深处。一旦阴道被充分膨胀，便可在镜下清晰地显示宫颈外口和宫颈管。一些回顾性研究和临床试验表明，较传统方法而言，阴道内镜检查更为快速、高效，最大的好处是能减轻患者不适。

疼痛主要是由手术开始操作的因素决定的：液性膨宫介质膨胀阴道一般是无痛的，而放置窥器，即使是最小号的，患者也很难耐受。这对于没有性生活的患者尤为重要。要时刻铭记，接受宫腔镜操作的患者通常是迫切希望从操作开始就降低疼痛的程度，这样更容易全程配合完成检查。

■ 微型宫腔镜

微型宫腔镜的直径<3.5mm，它的使用亦能显著减轻疼痛，而传统手术使用的宫腔镜直径为5mm。

■ 椭圆型宫腔镜

现代椭圆型宫腔镜能更好地适应宫颈管的解剖。宫颈内口通常是椭圆形的，其长轴为横轴，平均直径4～5mm。因此，插入直径为5mm的圆形宫腔镜，将不可避免地拉伸宫颈的肌纤维，并刺激感觉神经纤维，并最终产生疼痛的感觉。椭圆形宫腔镜可以90°轴向旋转镜体（相对于摄像头而言），从而使镜体的纵向主轴适应宫颈内口横轴。这种方法使得患者能更好地耐受宫腔镜进入宫腔的

过程。

■ 宫腔镜横向运动的最小化

宫腔镜突然的横向运动会改变宫颈肌纤维的空间位置，导致其中一部分肌纤维伸长，从而刺激神经末梢释放致痛介质。

■ 维持宫腔内压力小于60 ~ 70mmHg

过高、不受控制的宫腔压力水平（60 ~ 70 mmHg）使宫腔过度膨胀，可以刺激子宫肌层自发性收缩及膨宫液由输卵管溢出，进而引起疼痛。值得一提的是，膨宫介质压力引起的机械性刺激会影响子宫周围腹膜及道格拉斯窝，这是导致盆腔痛的关键因素。

■ 使用辅助显示器

部分专家提倡在宫腔镜检查时使用辅助显示器，这一措施能极大地鼓励患者在整个操作过程中发挥其主观能动性并积极参与其中，从而保证了诊疗的成功。

然而，辅助显示器不应纳入规范中，而是应根据具体情况具体分析。有些专家最近的研究证据表明，对某些患者而言，"积极参与"实际上反而会导致焦虑和不适。

■ 医务工作者加强陪伴（"语言局部麻醉"）

宫腔镜检查过程中有一个护士或医疗服务人员在患者旁边，既可以告知患者正在接受操作的准确而完整的信息，而且可以及时发现患者的心理变化并提供支持。陪伴者温暖的声音，即"语言局部麻醉"，有助于减轻患者的焦虑，并间接地促进疼痛的缓解。

■ 镇痛或麻醉

现有文献的证据似乎表明，在门诊宫腔镜所采用的各种麻醉方式中，宫旁阻滞最有效。传统上，使用窥器后进行宫颈局部麻醉，更利于宫腔镜检查。

门诊宫腔镜的操作通道允许术者插入一个类似经阴道超声监测下卵巢囊肿穿刺时的细针，进而实现宫颈内麻醉。它的优势是创伤最小以及麻醉剂量

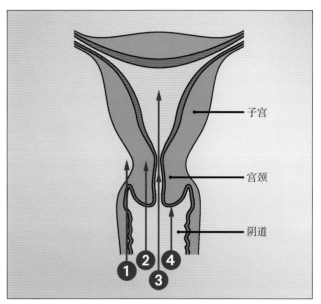

图22-1 应用于门诊宫腔镜的各种局部麻醉方式：宫颈旁注射①；宫颈管内注射②；经宫颈/宫腔内注入③；表面局部麻醉④；该简略图改编自 N.A.Cooper et al.（2010）

极低（平均2 ~ 3ml），并且可以近乎完美的控制疼痛。

然而，临床经验和国际文献表明，在没有任何形式的镇痛和（或）麻醉情况下，大多数检查宫腔镜仍可有效进行。因此，英国皇家妇产科学会最新的指南并没有规定门诊宫腔镜检查要常规麻醉。另一方面，在没有任何禁忌证的情况下，在宫腔镜术前或术后30分钟服用非甾体类抗炎药（NSAIDs）均有助于缓解门诊宫腔镜相关的疼痛。

3）治疗管理

对宫腔镜操作依从性较差以及虽然进行了充分准备和积极预防仍感觉剧烈疼痛的患者，只能暂停手术，转至手术室在全身和（或）局部麻醉的条件下手术。

（2）血管迷走神经综合征

1）发病机制

血管迷走神经综合征是最常见的并发症之一，通常发生在以下情况：

①宫腔镜通过子宫颈管时，这里有丰富的来自骶神经丛的副交感神经纤维。

②事实上，随着宫腔的过度扩张和膨宫介质经输卵管的溢出，子宫膨胀对腹膜和道格拉斯窝的机械刺激被认为是刺激血管迷走神经反射的一个关键因素。

③对剧烈疼痛刺激的应激反应。

这类并发症表现为不同程度的心血管症状，如低血压、心动过缓、出汗、昏厥、面色苍白等，也有手部痉挛、恶心，有时会出现呕吐等临床表现。

2）预防措施

所有能够预防疼痛的手段均有效，比如减少宫腔镜推进过程中对神经纤维的刺激，以及控制宫腔压力措施，均可以预防血管迷走神经综合征的发生。

液体膨宫介质较气体膨宫介质，在减轻检查宫腔镜操作时疼痛并无优势，但迷走神经综合征的发生率明显下降。

根据RCOG指南，使用局部麻醉也与血管迷走反应的减少显著相关。

治疗管理

■ **识别和预防血管迷走性晕厥**

当出现初期症状，比如轻微的出汗、面色苍白、恶心等，强烈建议迅速停止和（或）完成宫腔镜操作，并将患者置于仰卧位。即使没有初期症状，在手术结束时，也要告知患者应该小心站起，尤其是那些术中用时较长或者疼痛较剧烈的病患。事实上，迷走神经综合征可以一直没有临床征象，而在体位由卧位改变为直立位时突然出现。

■ **胆碱受体阻断剂**

如果没有禁忌证（如青光眼），0.5mg阿托品舌下含服是有效的。对于出现严重的血管迷走神经综合征的患者，应通过静脉给予阿托品，且必须采取抢救措施，确保患者快速复苏。常规使用的数字化脉冲式血氧计，成本极低，可以连续监测患者血氧饱和度及脉搏，有效监测患者情况，保证在血管迷走神经综合征发展为心脏骤停前迅速停止手术并进行及时的处理。

（3）创伤性损伤

1）发病机制

创伤性损伤主要发生于手术室进行的宫腔镜手术中，而门诊宫腔镜检查中相对少见。创伤性损伤包括子宫穿孔、邻近器官损伤，包括形成"假道"。"假道"指肌肉纤维延展分离但是没有横断（类似子宫肌层的"隧道"），这可能发生在镜体进入子宫颈管、子宫峡部或输卵管口的时候。如果能在发生"假道"的早期或穿孔前有所警惕，就基本不会导致不良结局。

子宫和子宫颈的创伤性损伤的诱发因素有：

■ 宫颈狭窄（未产妇，绝经状态，既往宫颈手术史）。

■ 先天性和（或）获得性子宫异常。

■ 子宫过度前屈或后屈。

■ 子宫发育不全。

■ 子宫内膜癌。

理论上，门诊宫腔镜检查时发生的创伤性损伤可以由扩张宫颈、宫腔镜或手术器械（机械或双极电极）造成。损伤经常发生在宫腔镜推进时，穿孔的风险增加，好发于子宫颈管、子宫峡部和宫角，后者因为子宫肌层厚度变薄，有时甚至不到4mm。据估计，在诊断性宫腔镜中，创伤性损伤事件的发生率低于百万分之一。

预防措施

■ **阴道内镜**

阴道内镜在毋需扩张阴道或钳夹宫颈的条件下进入子宫颈管，而扩张宫颈或钳夹宫颈操作可能会导致损伤，阴道创伤和（或）宫颈创伤，并且对于子宫过度前屈或后屈的患者，上述操作可能会影响宫腔镜的灵活性，干扰甚至阻碍宫腔镜进入宫腔。除此之外，阴道内镜有图像放大作用，因此能在膨胀阴道的条件下使用机械性手术器械和（或）双极电极。这些器械能有效地解决宫颈外口狭窄的问题。

■ **观察患者反映**

在宫腔镜进入子宫颈管时，患者疼痛的主诉提醒术者可能有假道的形成。事实上，早期诊断假道，将宫腔镜退回，并调整其前进路线，通过正确的通道进入宫腔。局部麻醉将消除痛觉，阻止患者疼痛症状这一重要的预警。

■ 宫颈内海藻棒、前列腺素以及稀释的垂体后叶素的应用

子宫颈管不同程度的狭窄会阻碍宫腔镜进入宫腔。一些医师提出在宫颈内使用海藻棒、前列腺素或者稀释垂体后叶素以改善狭窄。但是，至今仍没有证据表明这些措施能降低损伤或宫颈穿孔的风险，但是有创性操作明显增加。无论如何，RCOG指南并不推荐在门诊宫腔镜手术进行宫颈扩张的常规运用。

■ 宫腔镜宫颈粘连分离术

对于宫颈管狭窄的病例，使用微型操作器械，如鳄鱼嘴抓钳、剪刀或双极电极进行粘连分离术，有时可以解决严重的宫颈狭窄。但这应该在宫腔镜视野下进行操作，以减少形成"假道"和（或）穿孔的风险。

■ 超声监测下行宫腔镜手术

鉴于上述预防手段无效，患者存在严重的子宫颈管的狭窄和（或）患有Asherman综合征，可以在充盈膀胱后在腹部超声监测下行宫腔镜粘连分解术，将形成假道和子宫穿孔的风险降至最低。对于肥胖患者，经直肠超声视野更为清晰。然而，患者对此方法的依从性差，而且直肠超声探头会影响宫腔镜的进入，因此该方法无明显优势显露视野。

■ 控制膨宫介质的流入

当进入宫腔受到阻力，怀疑形成假道时，可以重新调整膨宫介质的流速，以更好地区分纤维组织和肌肉组织。事实上，在假道存在的情况下，膨宫介质的暂时断流可以引起子宫肌层血管的出血。相反，当发生纤维粘连时，膨宫介质的暂时断流不会导致任何出血。

完全穿孔时可以出现进入宫腔的膨宫液显著增加的情况。尽管膨宫液的流入量有所增加，但宫腔膨胀的程度仍然很差。

治疗管理

创伤性损伤的治疗取决于创伤的大小、受创部位和（或）邻近器官有无损伤以及所用器械。由机械性器械引起的创伤/子宫穿孔，建议停止操作并持续监测患者生命体征数小时。撤出器械之前，应该小心地检查相邻组织及器官有无损伤，从而评估

创伤的大小和该区域边缘出血的潜在征象。该过程需要10～20秒，且没有特殊的风险，这样评估过后需要继续监测患者生命体征，至少2～3小时。其间应该间断地测量动脉压（第一个小时每15分钟一次，以后每30分钟一次）、血红蛋白定量（即刻和手术后2小时再次测量）和尿常规，以及时发现急腹症的早期迹象。如有上述迹象建议即刻行经阴道超声检查腹腔游离液体的情况，并在术后2小时重复，若腹腔游离液体减少，则预后良好。同时应通过肠外途径预防性给予抗生素。

对于电极造成的创伤、穿孔或出血性休克，推荐腹腔镜或剖腹探查进行确诊，必要时手术治疗。

2.术后并发症

（1）疼痛

疼痛偶尔发生于宫腔镜手术结束后。在宫腔镜操作的全过程，患者无任何明显迹象，之后出现剧烈腹痛。此现象被解释为膨宫介质在腹腔内持续存在、流动，继而刺激腹膜所致。一般来说，服用非甾体类抗炎药并卧床休息可以有效缓解疼痛，起效时间为20～30分钟。

一般规定手术完毕后常规监测生命体征至少15～20分钟再让患者离开，是防止患者离院时发生这类并发症的前提。

（2）感染

由于解剖结构所限，宫腔镜检查并非无菌操作，但有关术后感染的文献报道还是较为罕见的。在CO_2作为膨宫介质广泛应用时，外阴及阴道消毒起到非常重要的作用。现今，随着阴道内镜的推广，生理盐水成为最常用的膨宫介质，生理盐水有清洗阴道、清除病原体的作用。

发病机制

宫腔镜操作需通过阴道和宫颈，故理论上可能引起局部或全身性感染，经典三联征表现：发热、盆腔痛和阴道分泌物异常。当然，因为大量菌群定植于阴道，任何经阴道的手术均可能引起宫腔感染。阴道固有菌群可在宫腔镜反复进出宫腔时或者由膨宫介质带入宫腔。经输卵管溢出的膨宫介质又可使传染性病原体播散至腹腔。最后，宫

腔镜或操作器械造成的组织创伤可导致菌血症的发生。

与宫腔镜检查相关的感染有：

- 外源性病原体（85% ~ 90%）：阴道或宫颈的正常菌群，在手术期间因宫腔膨胀或随着宫腔镜反复操作进入宫腔。
- 内源性病原体（10% ~ 15%）：病原体已经存在于盆腔脏器，因宫腔镜操作侵袭、致病（如衣原体）。

有证据表明，行宫腔镜下粘连分离术和有盆腔炎（PID）史的患者发生感染的风险要更高。

3.预防措施和治疗措施

- 合并急性生殖器炎症的患者推迟手术

作为急性盆腔炎（PID）的一部分，急性阴道感染是推迟宫腔镜检查的充分理由

- 抗生素治疗

科考兰的一篇综述认为目前没有研究证实宫腔镜术后抗生素治疗能显著改善患者术后感染发生率。ACOG指南不推荐常规术后使用抗生素。患者应仅在盆腔炎的情况下术后使用抗生素治疗。

目前，预防性抗炎仅在患者有高危合并症时使用，如心脏疾病、风湿类疾病等。

当患者发生宫腔镜术后感染时可应用广谱抗生素，如口服头孢菌素类或多西环素类抗生素10 ~ 15日同时用抗感染凝胶灌注宫腔。用药36 ~ 48小时后必须严格随访患者情况，观察患者对药物的反应。当患者有合并症、多器官感染时可使用非口服途径给药。在一些罕见情况，如术后输卵管－卵巢脓肿可首先采用手术方式治疗，随后使用抗生素治疗。

三、手术室宫腔镜的并发症

在手术室进行的宫腔镜操作，主要是在宫颈扩张后使用电切镜操作。这种操作与门诊基础上的诊断性和（或）手术性宫腔镜相比，发生并发症的风险更高。一般将并发症按时间分为术中及术后并发症。

1.术中并发症

（1）膨宫介质相关的并发症

宫腔镜手术中发生的最严重的并发症来自膨宫介质，是死亡的主要原因。可能包括：

- 低渗综合征
- 代谢物的毒性

1）低渗综合征
- 定义及病因学

"低渗"一词表示在宫腔镜中应用的液态膨宫介质从子宫腔内进入静脉循环系统。膨宫液体进入血管通常发生在宫腔镜手术中，大多数情况下是少量且患者无症状的。然而，在某些病例中，尤其是在并发子宫肌层血管的损伤时，液体吸收途径可能会增多，并因此导致相应的临床表现。这也解释了当这种情况发生时，病情进展不只与时间相关，还与进入血管的液体量有直接关系，如果较大的血管发生损伤，液体量会在短期显著增加。

低渗综合征就是指大量的膨宫介质进入血液循环而引起的一系列症状和体征，有一定的发病率，甚至致死率。

危险因素主要包括：

- **膨宫介质的选择**：尽管现在已经明确，电解质溶液比非电解质溶液要安全。哪一种非电解质溶液最安全还需进一步。然而，基于文献中的数据，甘露醇水溶液（5%）被认为是最安全的非电解质溶液。
- **手术类型**：需要侵袭性和（或）广泛性宫腔镜操作某些子宫疾病，如子宫内膜切除术、肌瘤切除术以及巨大子宫纵隔的子宫成形术并发症的发生率更高。子宫肌瘤电切术中，低渗综合征的风险与子宫肌瘤的大小以及肌壁间肌瘤的比例直接相关。
- **手术技术**：一些文献显示当应用组织汽化时，低渗综合征的风险会降低。主要是因为汽化技术优先使用其固有的电凝模式，与单纯应用切

割模式不同。

- **临床特征**：患者的年龄以及伴随的全身疾病（心血管疾病、肾功能不全）也会增加低渗综合征的风险。
- **子宫损伤或宫颈裂伤**：确诊有上述损伤的患者发生低渗综合征的风险增加。

临床表现

低渗综合征包括与以下因素有关的体征和症状：

①液体超负荷。

②电解质紊乱（低钠血症）。

电解质溶液首先造成液体超负荷，继而出现潜在的电解质紊乱，主要是低钾血症（生理盐水含钠离子和氯离子，但没有钾离子）；然而非电解质溶液更容易造成液体过负荷，而不是程度不等的电解质紊乱（尤其是低钠血症，细胞内的钠离子可以外移进入循环中），所以非电解质溶液成为宫腔镜的首选介质。

临床上，液体过负荷的症状表现为：

- **呼吸系统**：呼吸困难、肺水肿。
- **心血管系统**：血压升高、中心静脉压升高、休克。

低钠血症的表现：（血钠浓度<120mmol/L）

1.中枢神经系统：意识障碍、头痛、恶心、呕吐、躁动、视力障碍、嗜睡、惊厥甚至昏迷（血钠=110mEq/L）

2.心血管系统：心电图改变，最终造成心动过速或心室纤颤（血钠=110mmol/L）

低钾血症的症状：

- **中枢神经系统**：意识障碍。
- **肌肉组织**：无力，甚至瘫痪。
- **心血管系统**：初期ST段抬高，T波低平，最后，当血钾≤2.5mmol/L，会发生各种心律失常，包括心室颤动甚至死亡。

低渗综合征的主要体征：

- 尿液无色。
- 组织水肿。
- 心电图改变。
- 伴随心室过负荷的心排血量增加。
- 颈静脉怒张。
- 血氧饱和度和通气参数的变化、呼吸困难。
- 使用常温膨宫介质时体温的变化。

上述并发症发生时，实验室检查可有低蛋白血症、电解质紊乱和血液稀释的表现。

③代谢物的毒性

- 右旋糖酐（高分子量代谢物）

右旋糖酐能引起弥散性血管内凝血（DIC），由于其固有的抗凝性能（抗凝血效应，抑制血小板聚集）。

- 甘氨酸（高分子量代谢物）

甘氨酸是一种非必需氨基酸，其血液浓度$135 \sim 150\mu mol/L$。容易透过血脑屏障，作为一种抑制性神经递质分布于脊髓、脑干和视网膜。甘氨酸及其主要代谢物（乙醛酸、氨和卟啉）毒性的发病机制是极其复杂的，主要与其神经毒性相关。

TURP综合征，是由泌尿科医师在经尿道前列腺切除术（TURP）中首次观察到的，是一组临床症状的总和，主要表现为：

- **神经系统**：意识障碍、烦躁，甚至嗜睡和昏迷；局灶癫痫发作或者癫痫大发作、脑病、视觉障碍，包括暂时失明。
- **呼吸系统**：非心源性肺水肿。
- **循环系统**：动脉压及中心静脉压升高、心动过缓、心律失常、心电图上QRS波增宽及T波倒置。
- **实验室检查**：低钠血症、低蛋白血症等血液稀释表现及高血氨症。

2）预防措施

- **出入量监测（液体平衡）**

根据2000年美国妇科腹腔镜检查医师协会

（AAGL）制定的指南，建议每5～10分钟监测一次液体平衡。当入量与出量之差达750ml时，需要更严密地监测液体平衡。而老年患者或有并发症的患者，此时建议停止手术操作，并且该指南在2005年得到美国妇产科学院（ACOG）的支持。一旦液体出入量之差达到以下数值：非电解质溶液1000～1500ml或者电解质溶液2500ml，需立即停止手术。

计算液体平衡偶尔会有一定困难，因为市售的3L瓶装膨宫液通常会超量3%～6%。另外频繁溢出的膨宫液（流向地板或手术区域）难以有效收集，也会导致记录的吸收量高于实际。利用自动化电子监测系统进行液体平衡测量将极为精确地控制液体的实际摄入/输出。

■ 控制宫腔压力

可以通过持续控制宫腔内的膨宫液流量和压力来降低低渗综合征的风险，这可以使用一个自动化的微处理机控制灌流和抽吸泵（Hamou Endomat®）来实现。在宫腔镜手术中，宫腔内压力应该保持在50～80mmHg（中国建议80～100 mmHg）。

■ 术前药物治疗

术前应用孕激素、GnRHa或达那唑降低子宫内膜厚度和（或）子宫血管形成，以及减小子宫肌瘤。反过来能降低宫腔镜手术中发生低渗综合征的风险。

一些作者认为，在育龄期妇女中，术前应用GnRHa可以通过另一个机制来降低低渗综合征的风险。事实上，已经证实育龄期女性，其雌激素可以抑制钠-钾离子泵，使这类患者对水电解质紊乱更敏感，仅次于低黏度膨宫液（如甘氨酸、山梨醇和甘露醇）。

■ 局部麻醉的使用

事实上，局部麻醉不影响低渗综合征或毒性代谢产物导致的神经症状的早期诊断，尤其是易激惹或意识障碍，以及呼吸困难。

3）治疗管理

对发生灌流液过量吸收综合征患者的治疗，需要根据患者的临床状况、液体失衡程度、膨宫介质的种类及切除术所进行的阶段。当达到一个预定的截止临界点时，可采取下列措施。

■ 立即停止手术

当非电解质溶液失衡达到1500毫升或电解质溶液失衡达2500毫升时，需要立刻停止宫腔镜手术。

■ 纠正血清电解质和选择性使用利尿剂

当非电解质溶液失衡达到1500ml或电解质溶液失衡达2500ml时，须明确血清电解质浓度并且根据肾功能情况使用袢利尿剂（呋塞米），剂量为10～40mmol/L。必须小心、逐步地提高钾、钠等电解质的浓度，避免更多并发症的发生（如快速纠正低钠血症可发生脑桥中央髓鞘溶解症，即脱髓鞘综合征）。

■ 心电图监测

不管出现任何异常情况，心电图检查是十分必要的。术后最初几个小时内，心电图检查总是不可或缺。根据患者的临床状况，使用合适的药物纠正心律异常。

■ 监测尿量

通过留置尿管进行严格的尿量监测。利用尿比重计每小时测量尿比重。心脏过负荷导致心功能失代偿，继而引起肾功能障碍，最终导致少尿。患者病情的改善伴随着肾功能恢复，而后者可以从尿量的恢复轻而易举地得到判断。

■ 胸部X线

床边X线胸透：患者首次胸片不如后期胸片重要（因为水肿引起的显著临床体征），后者可用来证实病情的好转和完全康复。

■ 实验室检查参数的监测

除了监测电解质外，还需要密切监测酸碱平衡及其他实验室参数。显然，上述监测要求发生低渗综合征等紧急临床情况的患者及时地转移到重症监护病房（ICU），并利用先进的仪器设备持续监测患者的生命体征。

（2）创伤性损伤

1）发病机制

创伤性损伤的分类及发病机制，见于门诊宫腔镜并发症的相关章节。显然，手术性器械（如电切镜）进入宫腔前需要盲扩宫颈管，因为前者的外径比门诊宫腔镜要大，故增加了医源性创伤的风险。

下述情况可能会导致宫颈撕裂伤和（或）子宫

穿孔：

■ 使用马丁钳扩张宫颈外口。
■ 使用子宫探针探宫腔。
■ 使用Hegar扩宫棒逐步扩张宫颈。
■ 宫腔镜手术。

　　创伤性损伤分为机械性损伤和能量损伤两大类。机械性损伤通常是发生在探宫腔或者小号扩宫棒扩宫颈时，少部分是由不同口径电切镜，或使用"冷循环"造成的。这种病变通常是轻微的，为子宫肌层的局灶性断裂，一般没有真正的横断，随后可以完全恢复（图22-2）。能量损伤发生于电切环的电切过程中（图22-3）。与机械性损伤不同，电流可以导致子宫肌层完全横断，造成宫壁组织的缺失，

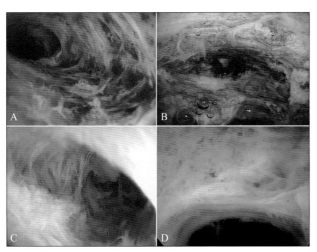

图22-2　由于宫颈扩张导致的"假道"

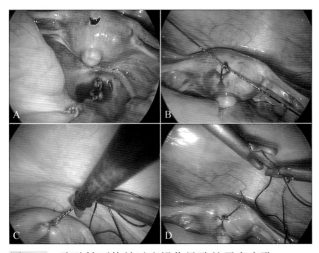

图22-3　腹腔镜下修补过度操作导致的子宫穿孔

继而影响邻近器官，如膀胱和肠道。此类创伤好发于在子宫肌层最薄弱处，或者肌壁间有肌瘤组织的子宫肌瘤剔除术中。

　　一般来说，中线附近的子宫穿孔发病率较低，出血风险也低。而子宫侧面和子宫颈管的穿孔发病率较高，容易出血，并可能对生育能力产生不利影响。

　　容易发生子宫/宫颈损伤的手术：

■ 子宫畸形整形术。
■ 肌壁间有肌瘤成分的子宫肌瘤剔除术。
■ 子宫内膜去除术。
■ 宫腔粘连分解术。

　　其中，宫腔粘连分解术创伤性损伤的发生率比其他宫腔镜手术更高。创伤性损伤可能导致出血，如子宫侧壁、子宫峡部附近的创伤，可以进一步损伤子宫动脉的上行支和下行支，从而导致大出血。

2）预防措施

■ 系统的宫腔镜术前诊断

　　尽管缺乏随机对照的临床试验，基于我们的经验，在扩张宫颈前在手术室即刻行诊断性宫腔镜，可以仔细审查宫颈的形态和路径，协助Hegar探针在扩张宫颈前找到合适的路径，从而降低医源性撕裂伤和（或）穿孔的风险。进入宫腔受到阻碍时（由于宫颈狭窄、过度的子宫前屈或后屈等），推荐采取各种预防措施，这些均已在门诊宫腔镜相关的子宫及宫颈损伤的相关章节介绍过。

■ 宫腔镜进入宫腔时不用马丁钳和窥器

　　这一措施可以避免过度牵拉宫颈以及进入宫腔相关操作导致的副损伤。实际操作中，一旦子宫颈管扩张至9.5～10mm，电切镜（直径一般是8.5mm）可以像门诊宫腔检查镜一样轻松地由阴道进入宫腔。应该强调的是，宫颈扩张不充分可能导致电切镜难以进入宫腔。相反，宫颈过度扩张可能会导致膨宫液回流不可控，从而影响膨宫效果。这两种情况均可能导致手术时间的延长和并发症风险的升高。

■ 严格控制电切环的激活

　　出于安全考虑，手术开始时，控制电切开关的

脚踏板必须放置在合适的位置，使其不会被意外触发。同样重要的是，出入宫腔时要确保电切环位于鞘内，以防意外激活电切环导致宫颈、阴道、外阴或皮肤的损伤。为了预防，不要只在宫腔内一个部位激活电切环。

宫腔镜的另一个黄金法则是，通电的电切环永远不要向前伸。换句话说，通电的电切环永远要朝鞘内回收，绝不能反方向推进。这条法则的唯一例外是子宫成形术（参见第十章）。

■ 限制使用电凝模式

高压电流会增加热损伤的风险，相关内容在下面的电外科学相关的并发症章节进行集中叙述。超声/腹腔镜监测下行宫腔镜手术。对于特定的患者，在超声/腹腔镜监测下行宫腔镜手术可以降低子宫穿孔和（或）损伤邻近器官的风险。术中行经腹超声能够清晰地显示宫腔的形态，特别是在有膨宫介质作为宫腔的声窗的对比时。这种方法在子宫成形术、肌瘤剔除术，尤其是壁间肌瘤切除术、宫腔粘连的病例中非常有效。

■ 术中B超监护

如果术中超声监测不可行（如没有超声仪器、患者体型、子宫解剖变异等），或者患者既往有腹腔镜或开腹盆腔手术史，因盆腔粘连而导致子宫穿孔的风险增加，或者合并其他疾病时，腹腔镜也可用于宫腔镜手术的监测。但是，术中通过透光实验来判断是否有子宫穿孔理论上可行，实际应用却很难。总之，当你看到任何透光迹象，结局将不可逆转。

（3）电力系统相关并发症

1）原理

为了达到最佳的治疗效果及最低的并发症风险，外科医生必须熟悉电外科学最基本的原理以及现有的器械。电外科学是通过将高频（HF）交流电的电能转化为热能并作用于生物组织，增加组织细胞的温度以达到切割或止血的目的。

高频电流作用于组织会产生以下三种效果：

■ 电流刺激细胞结构时产生感应电流的作用，与刺激肌肉和神经类似。

■ 电解效应，当电流穿过细胞可导致分子裂解和离子电离，因此会造成不可逆的细胞损伤。

■ 电流的热效应使通过的组织温度升高（焦耳定律）。热效果因导体电阻大小和电流大小的变化而变化。

电外科学所用的能量通过高频电流（100kHz以上）实现，因为电流频率越高，电流越倾向于到达导体的表面（表面效应），可以避免感应电流和电解效应，只发挥热效应，这一现象与焦耳定律有关。电外科的高频电流需要通过一段特定的电路，包括两个电极，一端连于患者而另一端连于发射器，中间以电路连接。

高频电外科系统可以是单极或双极：

■ **单极系统**：由电子元件（电烙或者正电极）激发的正电子，经过导体（组织），到达一个接收电极（负极板），形成电流环路。

■ **双极系统**：器械中正极和负极均存在，因为有负极存在，避免了电流经过人体结构，而单极系统电流会经过人体结构。

2）热损伤

热损伤一词通常代表严重的组织坏死，一般在子宫壁，还可能涉及相邻器官和组织，取决于电流的路径。这种并发症可能特别严重，而且早期难以发现，有时甚至在一段时间后才出现明显的临床表现。热坏死的深度与使用的电流类型有关：

■ 切割电流：0.6 ～ 0.7mm。
■ 电凝电流：3.2 ～ 3.7mm。

相较于双极系统，单极系统的使用使得发生热损伤的风险更高，特别是用单极系统行切割手术，可能会遇到以下情况。

■ 在电极回路中引起的烧伤

偏离性热损伤（stray current burns），在大多数情况下，热损伤是由负极板与患者之间的接触不良造成的。这一缺陷多发生在患者仰卧位时贴上负极板，然后改为膀胱截石位，这时负极板会有弯曲或从皮肤脱落的风险。即使是正确贴合的负极板，流经的电流越大，发生热烧伤的风险会增加。这在高频电流尤为明显：如使用单极电切镜进行汽化时。最后，在上述情况下，现代电外科发生器可以使电流自动断流以阻止此类事件的发生。

■ 电流分流

电流的分流可能造成宫颈、阴道、外阴、尿道或会阴部皮肤的热损伤。发生机制有：

■ 直接（直接或电阻耦合）。
■ 间接（电容式或间接耦合）。

电阻耦合可能发生于电流从活性电极到电切镜外鞘，并伴随电流分流的情况下，具有发生严重热损伤的风险。电容耦合依赖于电流的间接分流，发生在高频电流通过的中央导体将能源传递给相邻金属管时，电切镜作为电容器，可以吸收活性电极释放的高频能量，并允许电流回流至负极板或地面。

下列情况可产生电流分流：

■ 活性电极的导线或其绝缘层断裂或缺损。
■ 使用的能量过高。
■ 电极未与组织接触时电切镜被激活。

在电切镜外鞘与子宫颈管有密切接触的情况下，发生电流分流所致医源性烧伤的风险更高。

3）预防措施

■ 使用双极系统；单极系统手术中正确应用导电板/垫（学名为分散电极）。
■ 重要的是，负极板需放在患者大腿处，而不是其他部位，如臀部。否则，膨宫液从阴道流出可能会造成负极板和身体之间的接触面积变小，导致电流变大，增加该部位热损伤的风险。
■ 注意：避免将分散电极放置于病变或烧焦组织的区域。
■ 在单极手术中，应保持电切镜外鞘与子宫颈管之间的密切接触。
■ 这可以通过避免子宫颈的过度扩张来实现。

■ 单极系统手术期间，必须注意避免手术器械与电切镜外鞘接触。
■ 保证电切镜远离窥器和宫颈钳，因为两者过分靠近可能会导致电容耦合。
■ 正确使用仪器设备
■ 所有的仪器设备、手术室的电路连接以及膨胀方式需要定期检查并确保维持其正常运行是十分重要的。

4）治疗

病变的治疗方法取决于损伤的大小、位置和（或）邻近器官受损情况，同上文门诊宫腔镜创伤性损伤的部分。若损伤较小，密切监测患者的血压、血细胞比容和血红蛋白水平。在损伤程度较重或发生出血导致生命体征改变时，必须住院治疗。根据患者具体，必要时可行腹腔镜或剖腹探查，必要时手术治疗。

控制出血的方法：

■ 宫缩剂（甲基麦角新碱®，缩宫素®）
■ Foley 导尿管
■ 电凝出血血管
■ 缝合
■ 子宫切除术

（4）空气栓塞

1）发病机制和临床表现

气体栓塞是一种罕见 [1/（25000）～30000)] 却十分凶险的宫腔镜手术并发症。宫腔镜手术过程中，伴随创伤性损伤事件的发生（如损伤大静脉），气体进入体循环而导致的并发症。气体可以来自外界环境、气体膨宫介质，或可能由于电切过程中组织汽化的结果。这些气体不溶于血液，沿着静脉进入血液循环，最终可到达腔静脉和肺循环。然而，上述情况如若发生，则气体进入的静脉与右心房之间必然存在一定的压差。

如果气体栓塞剂量达到临界水平，将阻碍肺部气体交换，导致临床上出现心律失常、肺动脉高压、肺静脉回流减少（导致心排血量减少），甚至心衰。已证实，激活电切环所产生的气体（CO_2，CO，H_2）极易溶于血液，因为它们易被患者吸收，故可迅速消除。同时也证明，双极和单极系统相比，由激活的电切环所产生的气体的数量及种类，并没有显著的差异。

相反，包含环境空气（N_2，O_2）的气体不易溶于血液，如果这类气体进入体循环，则发生栓塞的风险更高。

2）预防措施

- 在宫腔镜手术中使用液性膨宫介质。
- 自动化灌流系统（Hamou Endomat®）的液性膨宫介质已被证明能降低空气栓塞的风险。
- 必须仔细检查，确保膨宫管道内没有气体。
- 避免使用深截石位，这种体位增加了气体潜在入口处和右心房之间的压差。
- 使用窥器需动作轻柔，不要使宫颈过度暴露于空气之中，并尽可能地减少电切镜的反复进出。理论上，即使是电切镜宫颈扩张和简单的进入宫腔（再插入），都可能会引起空气栓塞，这时对宫颈管壁的活塞样效应的结果。
- 宫腔镜手术期间尽可能减少对子宫肌层静脉的损伤。在行子宫内膜消融术和肌瘤剔除术时需要特别小心，以免超过最大穿透深度。
- 使用液性膨宫介质时必须要注意最大灌流压力不得超过100mmHg。特别是对于那些未生育的体积较小的子宫。
- 选择局部麻醉以便早期诊断栓塞的心肺和神经症状。
- 应用GnRHa或达那唑以降低子宫内膜血管化的程度。

3）治疗

- 停止手术并关闭疑似空气栓塞入口。
- 治疗呼吸衰竭
- 吸氧、气管插管、恢复酸碱平衡、支气管扩张药、糖皮质激素等。
- 杜兰特（Durant）体位
- 该操作包括把患者放在左侧卧位（仰卧）以缓解气体对右心室顶端的密封。
- 从右心室抽出空气
- 这是采取杜兰特体位后进行的操作，将导管插入颈静脉或行心脏穿刺术从右心室吸引空气。

2.术后并发症

（1）变态反应和特异性反应

变态反应首先要排除麻醉药的作用，32%与葡聚糖–右旋糖酐70有关，如今已不再使用。虽然罕见，变态反应可能发生在曾输注右旋糖酐滴剂并已致敏的女性患者。一些作者认为，上述反应亦可能与链球菌或肺炎球菌的抗原交叉反应相关。发生变态反应时患者身上可出现形态各异的皮疹。

预防方法：静脉注射20ml低分子量右旋糖酐。治疗：以糖皮质激素为主。

特异性反应十分罕见，但可能会导致严重的后果。有报道描述了葡萄糖6–p脱氢酶缺乏的患者可能发生溶血。另一个特异性反应是渗出性腹膜炎，患者没有任何临床症状，实验室培养阳性（白细胞增多）。这可能是膨宫介质山梨糖醇通过输卵管进入腹膜后的一种反应。这些特殊情况往往难以预防，临床上应认真采集病史。

（2）感染

1）发病机制

治疗性宫腔镜（2%）感染并发症的发生风险高于单纯的诊断性宫腔镜（0.2%）。发病机制和临床意义在诊断宫腔镜章节已进行详述。

基于ACOG指南（2009），即使是在手术室行治疗性宫腔镜，没有研究证据表明术前或术中需要抗生素预防。

然而，在下述情况下抗生素的使用是必要的：

- 既往PID病史。
- 风湿性心脏病。
- 穿孔后。
- 手术复杂、持续时间长。

2）宫腔积血及输卵管积血

对于涉及子宫颈管和子宫峡部的手术（通常是子宫内膜消融术或肌瘤剔除术），此类并发症的发生概率增加。通常发生于术后16个月内，但也有多年后出现该并发症的病例描述。其特征为周期性盆腔疼痛而无月经来潮。

（3）宫腔粘连

这一并发症并不会严重影响患者的健康状态，但是会影响手术治疗效果。渴望怀孕的育龄期女性进行宫腔镜手术（子宫成形术、肌瘤剔除术、息肉摘除术）后，出现该并发症会增加治疗的难度。对该并发症的治疗，请参考第11章的详细内容。

（4）妊娠期子宫破裂

1）发病机制

虽然发生的可能性极小，一旦发生却是致命性的，可以在临产后或临产前发生，对孕妇和胎儿的生命造成不利影响。子宫肌瘤剔除术剔除G1和G2型肌瘤以及子宫成形术发生该并发症的风险最高。有人发现医源性操作所致的子宫穿孔与后来发生的子宫破裂亦有很强相关性。潜在的发病机制可能是手术过程中过度切割导致子宫壁变薄，或者因为组织坏死，影响整个子宫肌层的厚度。例如，在肌瘤附着处尝试止血操作可能会导致此类事件的发生。

在大多数情况下，医源性损伤术中不易发现，最后出现子宫破裂时才发现，甚至是多年以后仍有可能出现。

2）预防措施

对于那些既往行宫腔镜下肌瘤剔除术或子宫成形术的女性，妊娠或分娩时发生子宫破裂的风险增加。故此，需要密切观察，时刻警惕先兆的发生。至于分娩方式的选择，就目前的研究而言，以剖宫产进行预防是不够科学的。

3）治疗

这种并发症的治疗超出了本书的范围，不作讲述。

3.结论

总的来说，治疗性宫腔镜并发症的发生率及严重性均高于检查性宫腔镜。除了设备和技术相关的并发症外，也会发生麻醉相关的并发症。仪器和技术复杂性的增加，使得操作者必须反复进行充分的培训，更需要相应资质评定后方可施术。根据文献的最新统计显示，宫腔镜手术的术中并发症至少一半与进宫腔时的操作有关；其他常见的则多与膨宫介质相关。

随着双极技术运用的日益增长，以及仪器设备的持续改进，器械形态更适于人体解剖，直径更小，宫腔镜手术并发症的发生率和严重程度正逐步降低。

赵一　译

周菁　审

参考文献

1. ACOG Committee on Practice Bulletins-Gynecology. ACOG practice bulletin No. 104: antibiotic prophylaxis for gynecologic procedures. Obstet Gynecol 2009; 113(5): 1180–9.

2. Agostini A, Cravello L, Desbriere R, et al. Hemorrhage risk during operative hysteroscopy. Acta Obstet Gynecol Scand 2002; 81(9): 878–81.

3. Agostini A, Cravello L, Shojai R, et al. Postoperative infection and surgical hysteroscopy. Fertil Steril 2002; 77(4): 766–8.

4. Aydeniz B, Gruber IV, Schauf B, et al. A multicenter survey of complications associated with 21, 676 operative hysteroscopies. Eur J Obstet Gynecol Reprod Biol 2002; 104(2): 160–4.

5. Ayus JC, Wheeler JM, Arieff AI. Postoperative hyponatremic encephalopathy in menstruant women. Ann Intern Med 1992; 117(11): 891–7.

6. Baggish MS, Brill AI, Rosenweig B, et al. Fatal acute glycine and sorbitol toxicity during operative hysteroscopy. J Gynecol Surg 1998; 9: 137–43.

7. Baggish MS, Daniell JF. Death caused by air embolism associated with neodymium: yttrium-aluminum-garnet laser surgery and artifcial sapphire tips. Am J Obstet Gynecol 1989; 161(4): 877–8.

8. Bennett KL, Ohrmundt C, Maloni JA. Preventing intravasation in women undergoing hysteroscopic procedures. AORN J 1996; 64(5): 792–9.

9. Bernstein GT, Loughlin KR, Gittes RF. The physiologic basis of the TUR syndrome. J Surg Res 1989; 46(2): 135–41.

10. Bettocchi S. New Era of Offce Hysteroscopy. The Journal of the American Association of Gynecologic Laparoscopists. 1996; 3(4, Supplement): S4.

11. Bettocchi S, Selvaggi L. A vaginoscopic approach to reduce the pain of offce hysteroscopy. The Journal of the American Association of Gynecologic Laparoscopists.1997; 4(2): 255–8.

12. Bhattacharya S, Parkin DE, Reid TM, et al. A prospective randomised study of the effects of prophylactic antibiotics on the incidence of bacteraemia following hysteroscopic surgery. Eur J Obstet Gynecol Reprod Biol 1995; 63(1): 37–40.

13. Boyd HR, Stanley C. Sources of error when tracking irrigation fluids during hysteroscopic procedures. J Am Assoc Gynecol Laparosc 2000; 7(4): 472–6.

14. Brandner P, Neis KJ, Ehmer C. The etiology, frequency, and prevention of gas embolism during CO_2 hysteroscopy. J Am Assoc Gynecol Laparosc 1999; 6(4): 421–8.

15. Brooks PG. Venous air embolism during operative hysteroscopy. J Am Assoc Gynecol Laparosc 1997; 4(3): 399–402.

16. Brusco GF, Arena S, Angelini A. Use of carbon dioxide versus normal saline for diagnostic hysteroscopy. Fertil Steril 2003; 79(4): 993–7.

17. Burkhart FL, Daly JW. Sciatic and peroneal nerve injury: a complication of vaginal operations. Obstet Gynecol 1966; 28(1): 99–102.

18. Castaing N, Darai E, Chuong T, et al. [Mechanical and metabolic complications of hysteroscopic surgery: report of a retrospective study of 352 procedures]. Contracept Fertil Sex 1999; 27(3): 210–5 [in French].

19. Chang PT, Vilos GA, Abu-Rafea B, et al. Comparison of clinical outcomes with low-voltage (cut) versus high-voltage (coag) waveforms during hysteroscopic endometrial ablation with the rollerball: a pilot study. J Minim Invasive Gynecol 2009; 16(3): 350–3.

20. Choban MJ, Kalhan SB, Anderson RJ, et al. Pulmonary edema and coagulopathy following intrauterine instillation of 32% dextran-70 (Hyskon). J Clin Anesth 1991; 3(4): 317–9.

21. Cohen SA, Hurt WG. Compartment syndrome associated with lithotomy position and intermittent compression stockings. Obstet Gynecol 2001; 97(5 Pt 2): 832–3.

22. Cooper NA, Khan KS, Clark TJ. Local anaesthesia for pain control during outpatient hysteroscopy: systematic review and meta-analysis. Bmj. 2010; 340: c1130.

23. Corson SL, Brooks PG, Soderstrom RM. Gynecologic endoscopic gas embolism. Fertil Steril 1996; 65(3): 529–33.

24. Donnez J, Vilos G, Gannon MJ, et al. Goserelin acetate (Zoladex) plus endometrial ablation for dysfunctional uterine bleeding: a large randomized, double-blind study. Fertil Steril 1997; 68(1): 29–36.

25. Dua RS, Bankes MJ, Dowd GS, et al. Compartment syndrome following pelvic surgery in the lithotomy position. Ann R Coll Surg Engl 2002; 84(3): 170–1.

26. Durant TM, Long J, Oppenheimer J. Pulmonary venous embolism. Am Heart J 1947; 33: 269–81.

27. Emanuel MH, Hart A, Wamsteker K, et al. An analysis of fluid loss during transcervical resection of submucous myomas. Fertil Steril 1997; 68(5): 881–6.

28. Erickson TB, Kirkpatrick DH, DeFrancesco MS, et al. Executive summary of the American College of Obstetricians and Gynecologists Presidential Task Force on patient safety in the offce setting: reinvigorating safety in offce-based gynaecologic surgery. Obstet Gynecol 2010; 115(1): 147–51.

29. Golan A, Siedner M, Bahar M, et al. High-output left ventricular failure after dextran use in an operative hysteroscopy. Fertil Steril 1990; 54(5): 939–41.

30. Goldenberg M, Zolti M, Bider D, et al. The effect of intracervical vasopressin on the systemic absorption of glycine during hysteroscopic endometrial ablation. Obstet Gynecol 1996; 87(6): 1025–9.

31. Groenman FA, Peters LW, Rademaker BM, et al. Embolism of air and gas in hysteroscopic procedures: pathophysiology and implication for daily practice. J Minim Invasive Gynecol 2008; 15(2): 241–7.

32. Handler JS, Bromage PR. Venous air embolism during cesarean delivery. Reg Anesth 1990; 15(4): 170–3.

33. Hopper CL, Baker JB. Bilateral femoral neuropathy complicating vaginal hysterectomy. Analysis of contributing factors in 3 patients. Obstet Gynecol 1968; 32(4): 543–7.

34. Irvin W, Andersen W, Taylor P, et al. Minimizing the risk of neurologic injury in gynecologic surgery. Obstet Gynecol 2004; 103(2): 374–82.

35. Istre O, Bjoennes J, Naess R, et al. Postoperative cerebral oedema after transcervical endometrial resection and uterine irrigation with 1.5% glycine. Lancet 1994; 344(8931): 1187–9.

36. Istre O, Skajaa K, Schjoensby AP, et al. Changes in serum electrolytes after transcervical resection of endometrium and submucous fbroids with use of glycine 1.5% for uterine irrigation. Obstet Gynecol 1992; 80(2): 218–22.

37. Jansen FW, Vredevoogd CB, van Ulzen K, et al. Complications of

hysteroscopy: a prospective, multicenter study. Obstet Gynecol 2000; 96(2): 266–70.

38. Karandy EJ, Dick HJ, Dwyer RP, et al. Fatal air embolism; a report of two cases, including a case of paradoxical air embolism. Am J Obstet Gynecol 1959; 78(1): 96–9.

39. Karuparthy VR, Downing JW, Husain FJ, et al. Incidence of venous air embolism during cesarean section is unchanged by the use of a 5 to 10 degree head-up tilt. Anesth Analg 1989; 69(5): 620–3.

40. Laberge PY. Serious and deadly complications from pregnancy after endometrialablation: two case reports and review of the literature. J Gynecol Obstet Biol Reprod (Paris) 2008; 37(6): 609–13.

41. Leibowitz D, Benshalom N, Kaganov Y, et al. The incidence and haemodynamic signifcance of gas emboli during operative hysteroscopy: a prospective echocardiographic study. Eur J Echocardiogr 2010; 11(5): 429–31.

42. Lo JS, Pickersgill A. Pregnancy after endometrial ablation: English literature review and case report. J Minim Invasive Gynecol 2006; 13(2): 88–91.

43. McCausland VM, Fields GA, McCausland AM, et al. Tuboovarian abscesses after operative hysteroscopy. J Reprod Med 1993; 38(3): 198–200.

44. Meyer RS, White KK, Smith JM, et al. Intramuscular and blood pressures in legs positioned in the hemilithotomy position: clarifcation of risk factors for well-leg acute compartment syndrome. J Bone Joint Surg Am 2002; 84(10): 1829–35.

45. Mulayim B, Celik NY, Onalan G, et al. Sublingual misoprostol for cervical ripening before diagnostic hysteroscopy in premenopausal women: a randomized, double blind, placebo-controlled trial. Fertil Steril 2010; 93(7): 2400–4.

46. Munro MG, Brill AI, Ryan T, et al. Electrosurgery-induced generation of gases: comparison of in vitro rates of production using bipolar and monopolar electrodes. J Am Assoc Gynecol Laparosc 2003; 10(2): 252–9.

47. Munro MG, Weisberg M, Rubinstein E. Gas and air embolization during hysteroscopic electrosurgical vaporization: comparison of gas generation using bipolar and monopolar electrodes in an experimental model. J Am Assoc Gynecol Laparosc 2001; 8(4): 488–94.

48. Munro MG. Factors affecting capacitive current diversion with a uterine resectoscope: an in vitro study. J Am Assoc Gynecol Laparosc 2003; 10(4): 450–60.

49. Munro MG. Mechanisms of thermal injury to the lower genital tract with radiofrequency resectoscopic surgery. J Minim Invasive Gynecol 2006; 13(1): 36–42.

50. Munro MG. Complications of hysteroscopic and uterine resectoscopic surgery. Obstetrics and gynecology clinics of North America. 2010; 37(3): 399-425.

51. Nachum Z, Kol S, Adir Y, et al. Massive air embolism–a possible cause of death after operative hysteroscopy using a 32% dextran-70 pump. Fertil Steril 1992; 58(4): 836–8.

52. Nappi L, Di Spiezio Sardo A, Spinelli M, Guida M, Mencaglia L, Greco P, Nappi C, Filippeschi M, Florio P. A multicenter, double-blind, randomized, placebo-controlled study to assess whether antibiotic administration should be recommended during offce operative hysteroscopy. Reproductive sciences. 2013; 20(7): 755–61.

53. Nezhat CH, Fisher DT, Datta S. Investigation of often-reported ten percent hyster oscopy fluid overfll: is this accurate? J Minim Invasive Gynecol 2007; 14(4): 489–93.

54. Obenhaus T, Maurer W. [CO_2 embolism during hysteroscopy]. Anaesthesist 1990; 39(4): 243–6 [in German].

55. Oppegaard KS, Lieng M, Berg A, et al. A combination of misoprostol and estradiol for preoperative cervical ripening in postmenopausal women: a randomised controlled trial. BJOG 2010; 117(1): 53–61.

56. Oppegaard KS, Nesheim BI, Istre O, et al. Comparison of self-administered vaginal misoprostol versus placebo for cervical ripening prior to operative hysteroscopy using a sequential trial design. BJOG 2008; 115(5): 663, e661–9.

57. Overton C, Hargreaves J, Maresh M. A national survey of the complications of endometrial destruction for menstrual disorders: the MISTLETOE study. Br J Obstet Gynaecol 1997; 104(12): 1351–9.

58. Pantaleone DC. On endoscopic examination of the cavity of the womb. Medical Press and Circular London 1869; 8: 26–7.

59. Paschopoulos M, Paraskevaidis E, Stefanidis K, Kofnas G, Lolis D. Vaginoscopic approach to outpatient hysteroscopy. The Journal of the American Association of Gynecologic Laparoscopists. 1997; 4(4): 465–7.

60. Patni S, ElGarib AM, Majd HS, et al. Endometrial resection mandates reliable contraception thereafter-a case report of placenta increta following endometrial ablation. Eur J Contracept Reprod Health Care 2008; 13(2): 208–11.

61. Pellicano M, Guida M, Zullo F, et al. Carbon dioxide versus normal saline as a uterine distension medium for diagnostic vaginoscopic hysteroscopy in infertile patients: a prospective, randomized, multicenter study. Fertil Steril 2003; 79(2): 418–21.

62. Perry PM, Baughman VL. A complication of hysteroscopy: air embolism. Anesthesiology 1990; 73(3): 546–7.

63. Phillips DR, Nathanson HG, Milim SJ, et al. The effect of dilute vasopressin solution on the force needed for cervical dilatation: a randomized controlled trial. Obstet Gynecol 1997; 89(4): 507–11.

64. Phillips DR, Nathanson HG, Milim SJ, et al. The effect of dilute vasopressin solution on blood loss during operative hysteroscopy: a randomized controlled trial. Obstet Gynecol 1996; 88(5): 761–6.

65. Preutthipan S, Herabutya Y. Vaginal misoprostol for cervical priming before operative hysteroscopy: a randomized controlled trial. Obstet Gynecol 2000; 96(6): 890–4.

66. Propst AM, Liberman RF, Harlow BL, et al. Complications of hysteroscopic surgery: predicting patients at risk. Obstet Gynecol 2000; 96(4): 517–20.

67. Sentilhes L, Sergent F, Roman H, et al. Late complications of operative hysteroscopy: predicting patients at risk of uterine rupture during subsequent pregnancy. Eur J Obstet Gynecol Reprod Biol 2005; 120(2): 134–8.

68. Shirk GJ, Gimpelson RJ. Control of intrauterine fluid pressure during operative hysteroscopy. J Am Assoc Gynecol Laparosc 1994; 1(3): 229–33.

69. Stoloff DR, Isenberg RA, Brill AI. Venous air and gas emboli in operative hysteroscopy. J Am Assoc Gynecol Laparosc 2001; 8(2): 181–92.

70. Sullivan B, Kenney P, Seibel M. Hysteroscopic resection of fibroid with thermal injury to sigmoid. Obstet Gynecol 1992; 80(3 Pt 2): 546–7.

71. Taskin O, Buhur A, Birincioglu M, et al. Endometrial Na1, K1-ATPase pump function and vasopressin levels during hysteroscopic surgery in patients pretreated with GnRH agonist. J Am Assoc Gynecol Laparosc 1998; 5(2): 119–24.

72. Thinkhamrop J, Laopaiboon M, Lumbiganon P. Prophylactic antibiotics for transcer vical intrauterine procedures. Cochrane Database Syst Rev 2007; 3: CD005637.

73. Thomas JA, Leyland N, Durand N, et al. The use of oral misoprostol as a cervical ripening agent in operative hysteroscopy: a double-blind, placebo-controlled trial. Am J Obstet Gynecol 2002; 186(5): 876–9.

74. Townsend DE, McCausland V, McCausland A, et al. Post-ablation-tubal sterilization syndrome. Obstet Gynecol 1993; 82(3): 422–4.

75. Truhlar A, Cerny V, Dostal P, et al. Out-of-hospital cardiac arrest from air embolism during sexual intercourse: case report and review of the literature. Resuscitation 2007; 73(3): 475–84.

76. Vercellini P, Oldani S, DeGiorgi O, et al. Endometrial ablation with a vaporizing electrode in women with regular uterine cavity or submucous leiomyomas. J Am Assoc Gynecol Laparosc 1996; 3(4 Suppl): S52.

77. Vercellini P, Oldani S, Yaylayan L, et al. Randomized comparison of vaporizing electrode and cutting loop for endometrial ablation. Obstet Gynecol 1999; 94(4): 521–7.

78. Vilos GA, Brown S, Graham G, et al. Genital tract electrical burns during hysteroscopic endometrial ablation: report of 13 cases in the United States and Canada. J Am Assoc Gynecol Laparosc 2000; 7(1): 141–7.

79. Vilos GA, Newton DW, Odell RC, et al. Characterization and mitigation of stray radiofrequency currents during monopolar resectoscopic electrosurgery. J Minim Invasive Gynecol 2006; 13(2): 134–40.

80. Vo Van JM, Nguyen NQ, Le Bervet JY. [A fatal gas embolism during a hysteroscopy curettage]. Cah Anesthesiol 1992; 40(8): 617–8 [in French].

推荐器械及设备

门诊宫腔镜诊断器械，直径4mm

BETTOCCHI® 2mm宫腔镜

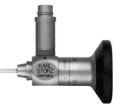

26008 BA

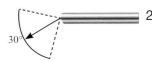

有器械通道

26008 BA HOPKINS 30° 内镜，外径2mm，长度26cm，**可高温高压消毒**，带光纤接口，标志色：红色

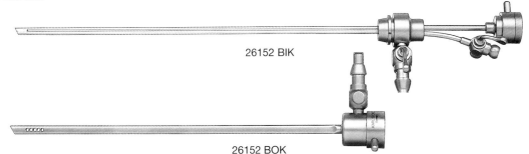

26152 BIK

26152 BOK

内镜
流出
外鞘
内鞘
流入
器械通道

26152 BIK BETTOCCHI **内鞘**，外径3.6mm，带5Fr.器械通道，带一个控制阀门和一个LUER-Lock转接器，与连续灌流鞘26152 BOK配套使用

26152 BOK BETTOCCHI外鞘，外径4.2mm，带一个控制阀门和一个LUER-Lock转接器，与操作鞘26152 BIK配套使用

无器械通道

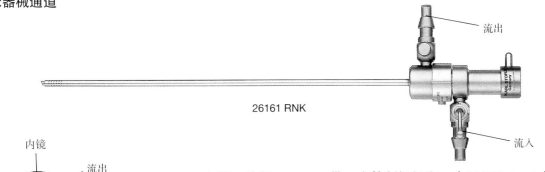

流出

26161 RNK

流入

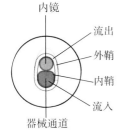

内镜
流出
外鞘
内鞘
流入

26161 RNK 内鞘，外径2.8mm，带一个控制阀门和一个LUER-Lock转接器，与连续灌流鞘26161 RK配套使用

26161 RK 外鞘，外径3.6mm，带一个控制阀门和一个LUER-Lock转接器，与检查鞘26161 RNK与26162 RNK配套使用

BETTOCCHI 一体化门诊宫腔镜，外径4mm

2mm 内镜

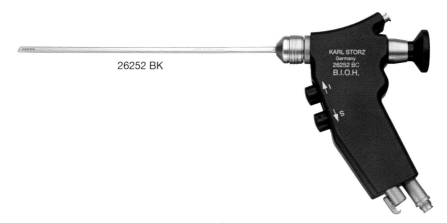

26252 BK

26252 BK	B.I.O.H.™ BETTOCCHI® 一体化宫腔镜

包括：

外鞘长柄，4mm，用于5 Fr. 半硬性器械，可实现单向或连续灌流

2× 吸引及冲洗阀

Monobloc 转接器

密封帽（10个）

可选配件

39501 XC	专用清洗消毒筐，用于KARL STORZ B.I.O.H. BETTOCCHI® 一体化宫腔镜高温高压消毒
26252 PS	B.I.O.H.™ 一体化宫腔镜密封套件2×10阀门O型圈，1×10镜鞘O型圈

TROPHYscope—CAMPO宫腔镜

2.0mm 内镜

无器械通道

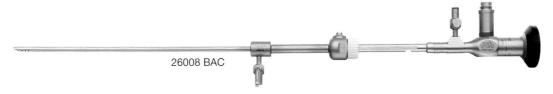

26008 BAC

26008 BAC　TROPHYscope®CAMPO 宫腔镜，HOPKINS® 30° 镜，外径2.9 mm，长度24cm，配有灌流连接头，用于连续灌流鞘26152 DA 和操作鞘26152 DB

26152 DA　连续灌流鞘，外径3.7mm，长度18cm，带吸引适配器，用于 CAMPO TROPHYscope® 26008 BAC

带器械通道

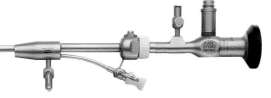

26008 BAC

26008 BAC　TROPHYscope®CAMPO 宫腔镜，HOPKINS® 30°镜，外径 2.9mm，长度24cm，配有灌流连接头，用于连续灌流鞘 26152 DA 和操作鞘26152 DB

26152 DB　操作鞘，外径4.4mm，长度18cm，5 Fr. 器械通道 带1开关及1 LUER–Lock 适配器 用于CAMPO TROPHYscope® 26008 BAC

26152 DS

26152 DS　TROPHY 刮匙，用于连续灌流鞘26152 DA 和操作鞘26152 DB

门诊诊断宫腔镜基本器械，5mm

BETTOCCHI® 宫腔镜，2.9mm 内镜

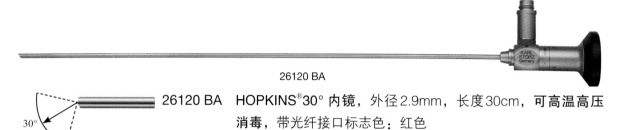

26120 BA

26120 BA　HOPKINS® 30° 内镜，外径2.9mm，长度30cm，**可高温高压消毒，带光纤接口标志色：红色**

带器械通道

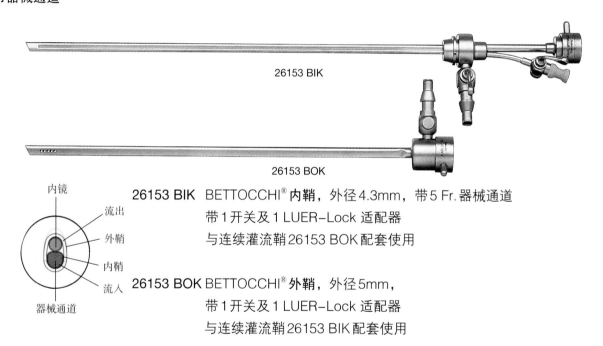

26153 BIK

26153 BOK

26153 BIK　BETTOCCHI® **内鞘**，外径4.3mm，带5 Fr. 器械通道
带1开关及1 LUER-Lock 适配器
与连续灌流鞘26153 BOK 配套使用

26153 BOK　BETTOCCHI® **外鞘**，外径5mm，
带1开关及1 LUER-Lock 适配器
与连续灌流鞘26153 BIK 配套使用

无器械通道

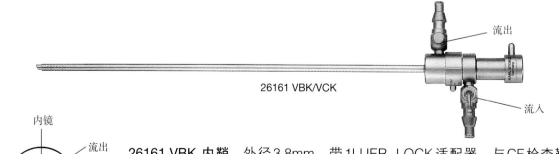

26161 VBK/VCK

26161 VBK 内鞘，外径3.8mm，带1LUER-LOCK 适配器，与CF检查鞘
26161 VCK 配套使用

26161 VCK 外鞘，外径4.5mm，带1LUER-LOCK 适配器，与检查鞘
26161 VBK 和 26162 VBK 配套使用

门诊诊断宫腔镜器械

可重复使用无源器械，长度34cm，5 Fr.

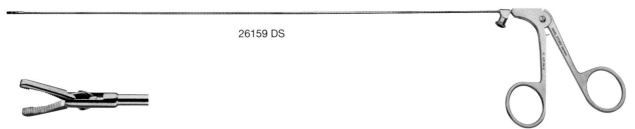

26159 DS

26159 DS　DI SPIEZIO SARDO 抓钳，半硬性，双关节，5 Fr.，长度34cm

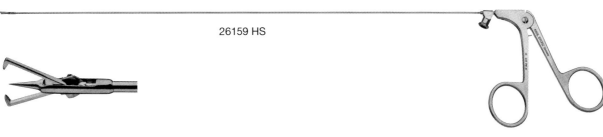

26159 HS

26159 HS　HESSELING–DI SPIEZIO SARDO 带钉状钩钳，半硬性，双关节，5 Fr.，长度34cm

门诊诊断宫腔镜器械

可重复使用无源器械，长度34cm，5 Fr.

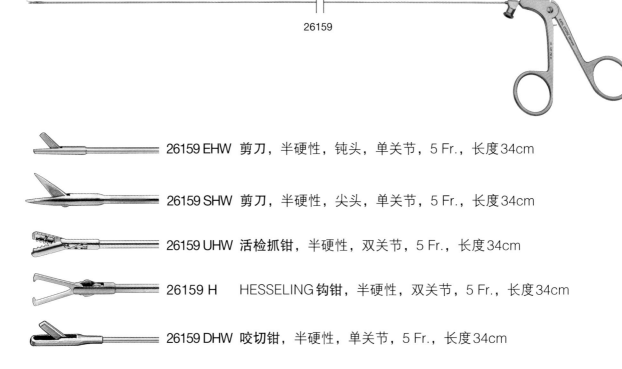

26159

26159 EHW　剪刀，半硬性，钝头，单关节，5 Fr.，长度34cm

26159 SHW　剪刀，半硬性，尖头，单关节，5 Fr.，长度34cm

26159 UHW　活检抓钳，半硬性，双关节，5 Fr.，长度34cm

26159 H　　HESSELING 钩钳，半硬性，双关节，5 Fr.，长度34cm

26159 DHW　咬切钳，半硬性，单关节，5 Fr.，长度34cm

26159 BHW　活检勺钳，半硬性，双关节，5 Fr.，长度34cm

26159 M　　BETTOCCHI® 肌瘤固定钻，半硬性，5 Fr.，长度34cm

26159 G　　BETTOCCHI®/DI SPIEZIO SARDO 触诊探针，半硬性，单位毫米，5 Fr.，长度34cm

双极电极，长度36cm，5 Fr.

26158 BE

26158 BE　双极电极，5 Fr.，针状电极角度90°，手柄处有凹槽

26159 BE　双极电极，半硬性，5 Fr.，长度36cm

26159 GC　GORDTS/CAMPO 双极球形电极，半硬性，5 Fr.，长度36cm

软镜

外径 3.5mm

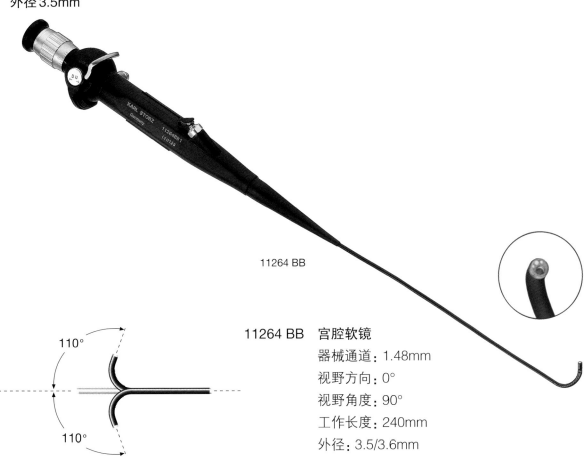

11264 BB

11264 BB　宫腔软镜
器械通道：1.48mm
视野方向：0°
视野角度：90°
工作长度：240mm
外径：3.5/3.6mm

配件

用于宫腔软镜

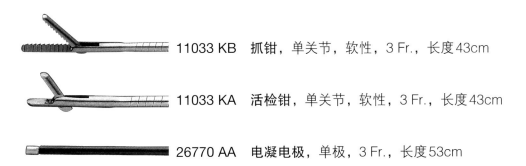

11033 KB	抓钳，单关节，软性，3 Fr.，长度43cm
11033 KA	活检钳，单关节，软性，3 Fr.，长度43cm
26770 AA	电凝电极，单极，3 Fr.，长度53cm

治疗宫腔镜基本器械，26 Fr.

宫腔内高频外科手术电切镜

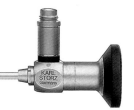

26105 FA

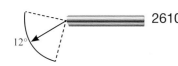

26105 FA　HOPKINS®12°　内镜，超广角，外径4mm，长度30cm，**可高温高压消毒，光纤接口**
标志色：黑色

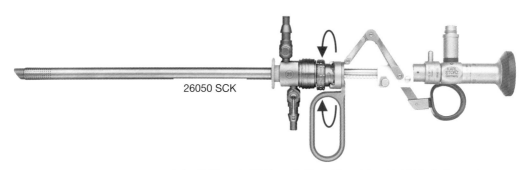

26050 SLK　电切镜鞘，包括流入和流出管，用于持续灌流和吸引，26 Fr.，斜口，**可旋转**陶瓷绝缘内鞘26050 XA，与工作手件26050 E，26050 D，26050 V，26040 EB和26050 EB配套使用
标志色：黄色

26040 SLK　电切镜鞘，包括流入和流出管，用于持续灌流和吸引，26 Fr.，斜口，**为固定**陶瓷绝缘内鞘26040 XA，与工作手件26050 E，26050 D，26050 V，26050 EB配套使用
标志色：黄色

26050 SCK　电切镜鞘，包括流入和流出管，26 Fr.，斜口，**便捷锁扣**，与工作手件26050 E，26050 D，26050 V，26040 EB和26040 DB配套使用
标志色：黄色

26040 OC　**标准闭孔器**，用于电切镜鞘26040 SLK，26050 SLK和26050 SCK
标志色：黄色

治疗宫腔镜基本器械，26 Fr.

双极工作手件套件

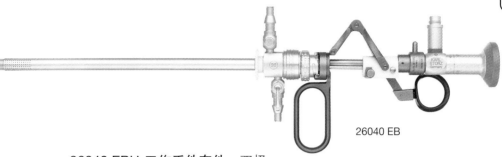

26040 EB

26040 EBH 工作手件套件，双极，

弹簧控制切割。拇指环可移动。
在静止状态时，电极头端位于鞘内，
包括：
工作手件，双极
2× 电切环，双极
电凝电极，双极，针状
电凝电极，双极，球状
高频导线，双极
保护管

可重复使用双极电极（24 Fr.），用于26040 EBH

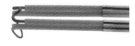

26040 GP1 电切环，双极，24/26 Fr.，
用于 HOPKINS® 内镜 26105 FA/BA，
标志色：黄色

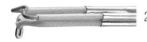

26040 BL1 电凝电极，双极，针状，24/26 Fr.，
用于 HOPKINS® 内镜 26105 FA/BA，
标志色：黄色

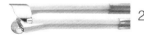

26040 NB 电凝电极，双极，球状，24 Fr.，
用于 HOPKINS® 内镜 26105 FA，
标志色：黄色

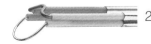

26040 JB1 电切环，双极，直环，24/26 Fr.，
用于 HOPKINS® 内镜 26105 FA/BA，
标志色：黄色－橘色

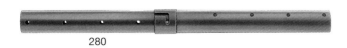

280

280   保护管，用于消毒及电极、刮匙和刀等保存

治疗宫腔镜基本器械，26 Fr.

单极工作手件套件

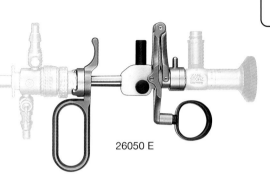

26050 E

26050 EG   **工作手件套件**，单极，

弹簧控制切割。拇指环可移动。

在静止状态时，电极头端位于鞘内，

包括：

工作手件

电切环，有角度

电凝电极，球状

电凝电极，单极，针状

2 × 高频导线

保护管

可重复使用单极电极（24 Fr.），用于 26050 EG

26050 G   **电切环**，单极，有角度 24 Fr.，

用于 HOPKINS® 内镜 26105 FA，

标志色：黄色

26050 J   **电切环**，单极，直型，24 Fr.，

用于 HOPKINS® 内镜 26105 FA，

标志色：黄色

26050 N   **电凝电极**，单极，球状，直径 3 mm，

用于 HOPKINS® 内镜 26105 FA，

标志色：黄色

26050 L   **电凝电环**，单极，针状，24 Fr.，

用于 HOPKINS® 内镜 26105 FA，

标志色：黄色

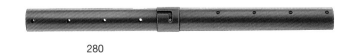

280

280   **保护管**，用于消毒及电极、刮匙和刀等保存

MAZZON基本器械

用于宫腔内单极高频手术和（冷刀）肌瘤去除术

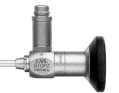

26105 AA

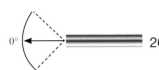

26105 AA　HOPKINS®0° 镜超广角，外径4mm，长度30cm，
可高温高压消毒，光纤接口，
标志色：绿色

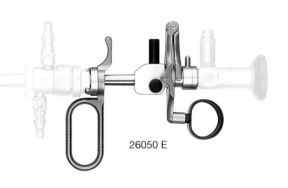

26050 E

26050 E　工作手件

26040 SLK　电切镜鞘，包括流入和流出管，用于持续灌流和吸引，26 Fr.，
斜口，为固定陶瓷绝缘内鞘26040 XA，与工作手件26050 E，
26050D，26050VN，26040 EB及26040 DB配套使用，
标志色：黄色

26040 OC　闭孔器，用于电切镜鞘26040 SLK，26050 SLK和26050 SCK，
标志色：黄色

26050 M　MAZZON单极电切环，直型，环切，24 Fr.，
用于子宫角内膜去除，
标志色：黄色

MAZZON基本器械

无源冷环

子宫肌瘤去除术

用于双极工作手件，26 Fr.

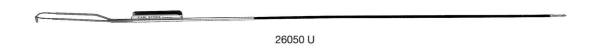

26050 U

末端	24 Fr.	描述
	26050 R	MAZZON环，直型，矩形
	26050 T	MAZZON环，耙型，带齿
	26050 U	MAZZON环，刀型

治疗宫腔镜基本器械，22 Fr.

细长型宫腔内高频外科手术电切镜

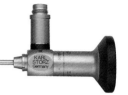

26020 FA

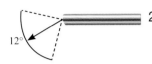

26020 FA　HOPKINS® 12° 内镜，超广角，直径2.9 mm，长度30 cm，**可高温高压消毒**，光纤接口，
标志色：黑色

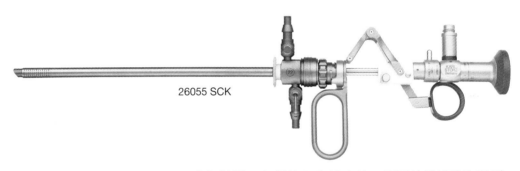

26055 SCK

26055 SLK　电切镜鞘，包括流入和流出管，用于持续灌流和吸引，22 Fr.，斜口，**固定陶瓷绝缘内鞘26055 XB**，与工作手件26055 E配套使用，
标志色：白色

或

26055 SCK　电切镜鞘，包括流入和流出管，22 Fr.，斜口，陶瓷绝缘内套管，**便捷锁扣**，与工作手件26055 E配套使用
标志色：白色

26055 LDK　电切镜鞘，包括流入和流出管，用于持续灌流和吸引，22 Fr.，斜口，**可旋转陶瓷绝缘内鞘26050 XE**，与工作手件26055 E配套使用，
标志色：白色

26055 CO　闭孔器，用于电切镜鞘26055 SLK/SCK/LDK
标志色：白色

治疗宫腔镜基本器械，22 Fr.

细型双极工作手件套件

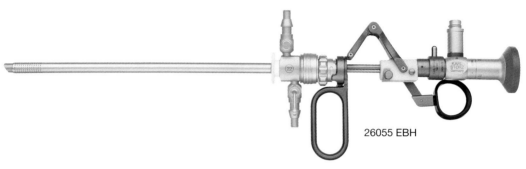

26055 EBH

26055 EBH 工作手件套件，双极
（弹簧控制切割。拇指环可移动，
在静止状态时，电极头端位于鞘内）
包括：
工作手件，双极
2× 电切环，双极
电凝电极，双极，针状
电凝电极，双极，球状
高频导线，双极
保护管
管路连接器

可重复使用双极电极（21 Fr.），用于 26055 EBH

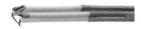 26055 GP1 **电切环，双极，21 Fr.，**
用于 HOPKINS® 内镜 26020 FA，
标志色：白色

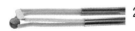 26055 NB **电凝电极，双极，球状，21 Fr.，**
用于 HOPKINS® 内镜 26020 FA，
标志色：白色

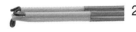 26055 BL1 **电凝电极，双极，针状，21 Fr.，**
用于 HOPKINS® 内镜 26020 FA，
标志色：白色

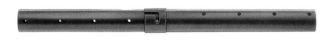

280

280   **保护管，**用于消毒及电极、刮匙和刀等保存

IBS® 宫内刨削系统（IBS™）

手术宫腔镜新技术

内镜及镜鞘

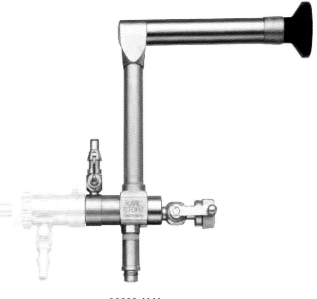

26093 CD

26092 AMA

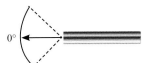

0°

26092 AMA HOPKINS® 超广角镜，6° 内镜，平行目镜，长度 20cm，可高温高压消毒，
内置光纤接口和工作通道，
带 LUER–Lock 接口用于灌流
标志色：黄色

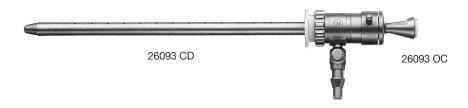

26093 CD

26093 OC

26093 CD 操作鞘，24 Fr.，可旋转
标志色：白色

26093 OC 闭孔器
标志色：白色

妇科宫内刨削系统

手件 26702050

- 人体工程学设计，更舒适
- 强劲动力，适用于更坚硬的组织
- 完全无声工作，无震动
- 往复运动，最高5000转/分
- 可360°旋转，直接插入
- 刨削刀头可锁定
- 直排吸引通道
- 易清洗，适用于134°高温高压消毒
- 可拆手柄，可调节，灵活定位

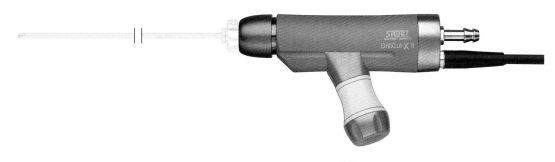

26 702050

26 702050 DrillCut-X® Ⅱ 妇科刨削手柄，与 UNIDRIVE®S Ⅲ SCB 配套使用

与 DrillCut-X® Ⅱ 妇科刨削手柄配套使用

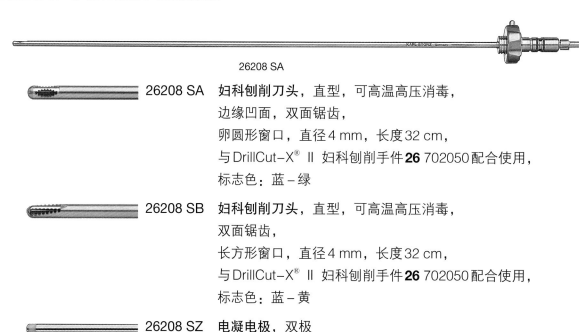

26208 SA

	26208 SA	妇科刨削刀头，直型，可高温高压消毒，边缘凹面，双面锯齿，卵圆形窗口，直径4 mm，长度32 cm，与 DrillCut-X® Ⅱ 妇科刨削手件 **26** 702050 配合使用，标志色：蓝－绿
	26208 SB	妇科刨削刀头，直型，可高温高压消毒，双面锯齿，长方形窗口，直径4 mm，长度32 cm，与 DrillCut-X® Ⅱ 妇科刨削手件 **26** 702050 配合使用，标志色：蓝－黄
	26208 SZ	电凝电极，双极

KARL STORZ TELE PACK X LED 特点一览

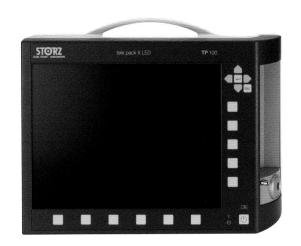
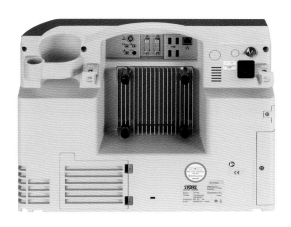

清晰亮丽的图像

● 15in 高解析度液晶显示屏
● 图像显示可旋转
● 24 位色深完美呈现自然色彩
● DVI 接口可输入信号源在屏幕上显示原生画面
● DVI 接口连接 HD 监视器可实现数字信号输出

方便灵活的影像储存方式

● SD 卡，提高存储能力
● USB 卡槽可以接外部 HDDs 及闪存盘
● 图像浏览功能
● 影音回放功能
● 可连接医用打印机打印检查报告

经久耐用的光源

● 高性能 LED 冷光源
● 6400K 的自然色温，保证真实的色彩还原
● 灯泡平均寿命长达 30000 小时

操作简单，安全可靠

● 一体化键盘和鼠标，可擦洗消毒
● 快捷键可保证快速直接调整
● 方向键可直接控制
● 脚踏控制

其他信息

● 灵活便携
● 工程学设计，便于转运
● 电压：100 ~ 240 VAC.50/60Hz
● 体积（H×W×D）：450mm × 350mm × 150mm
● 重量：7Kg

预订信息

TP 100 EN TELE PACK X LED， 配合 KARL STORZ TELECAM 摄像头和 KARL STORZ 电子内镜使用

内置高辉度光源、影像处理模块，15in 液晶显示屏，USB/SD 卡插槽，兼容 PAL/NTSC 制式

电压 100 ~ 240 VAC，50/60 Hz

包括：

USB 硅胶键盘

带触摸屏板，美式键盘

KARL STORZ TELE PACK X LED特点一览

兼容摄像头

20 2120	40	PAL	TELECAM单晶片摄像头，**可高温高压消毒**，**整合齐焦变焦镜头**，f=14~28 mm（2x），2个可设定的摄像头按键，包含塑料容器用于清洗消毒
20 2121	40	NTSC	
20 2120	30	PAL	TELECAM单晶片摄像头，**整合齐焦变焦镜头**，f=25~50 mm（2x），2个可设定的摄像头按键
20 2121	30	NTSC	
20 2120	34	PAL	TELECAM C-Mount单晶片摄像头，2个可设定的摄像头按键
20 2121	34	NTSC	
20 2120	32	PAL	TELECAM-B分光镜单晶片摄像头，2个可设定的摄像头按键，**可旋转CCD传感器**，**f=25 mm**
20 2121	32	NTSC	
20 2120	31	PAL	TELECAM-B分光镜单晶片摄像头，2个可设定的摄像头按键，**可旋转CCD传感器**，**f=30 mm**
20 2620	30	PAL	DCI® Ⅱ单晶片摄像头，f=16 mm，用于DCI® HOPKINS®内镜
20 2621	40	NTSC	

兼容电子镜

耳鼻喉科		
11101 VP	PAL	电子鼻咽喉镜
11101 VN	NTSC	
呼吸科		
11900 BP	PAL	电子支气管镜
11900 BN	NTSC	
泌尿科		
11272 VP	PAL	电子膀胱镜
11272 VN	NTSC	
11272 VPU	PAL	
11272 VNU	NTSC	

KARL STORZ TELE PACK X LED特点一览

配件

	20 2000 43	**C-Mount Lens**，f=38mm	
	20 2000 42	**C-Mount Lens**，f=30mm	
	20 2000 41	**C-Mount Lens**，f=26mm	
	20 2000 46	**C-Mount Lens**，f=12mm	
	20 0142 30	单踏板脚踏，数字，两级控制	
	20 0143 30	双踏板脚踏形状	

与其他厂商兼容的纤维镜适配器

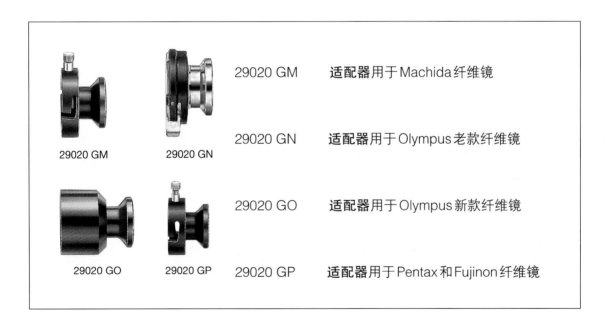

29020 GM   适配器用于Machida 纤维镜

29020 GN   适配器用于Olympus 老款纤维镜

29020 GO   适配器用于Olympus 新款纤维镜

29020 GP   适配器用于Pentax 和Fujinon 纤维镜

IMAGE1S影像平台 ^{NEW}

经济节省，无限扩展

- ●模块化设计
- ●兼容（向前/向后）各种型号的电子镜和全高清摄像头

- ●可持续投资
- ●兼容所有光源类型

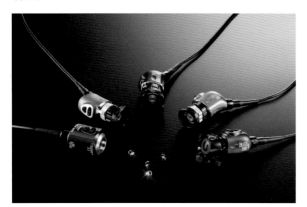

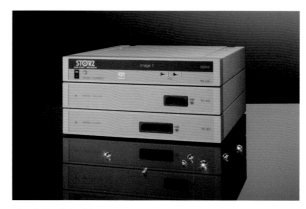

创新设计

- ●系统菜单：直观的图形化界面，即时显示系统当前状态
- ●即时菜单：界面友好，个性化定制
- ●智能化图标：允许医生在手术中自由调整

- ●自动化光源控制
- ●Side-by-side View：标准图像与增强后图像同屏显现
- ●多功能控制：允许对两幅图像进行显示、处理与记录

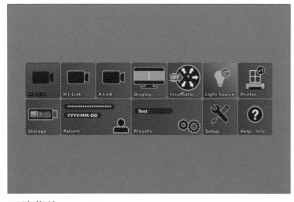

系统菜单

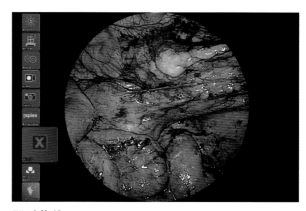

即时菜单

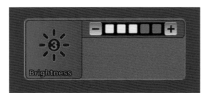

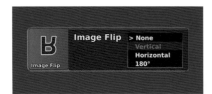

智能化图标

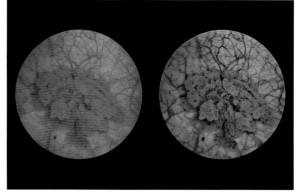

对比显示

IMAGE 1 S 影像平台 ^{NEW}

IMAGE1 S

卓越的成像

- 明亮、锐利的全高清画面
- 真实的色彩还原
- 避免过度曝光
- 五大影像增强功能

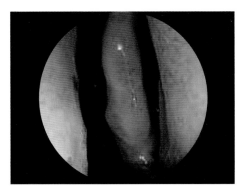

标准模式

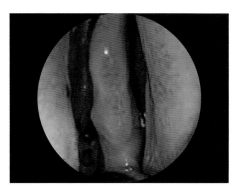

CLARA 模式

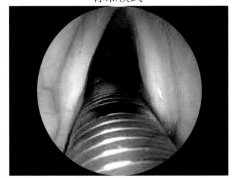

标准模式

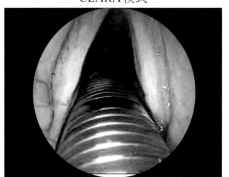

CHROMA 模式

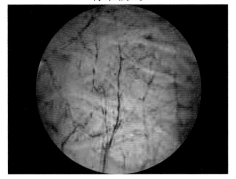

标准模式

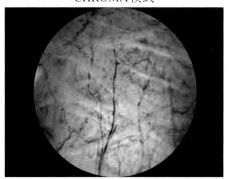

SPECTRA A 模式

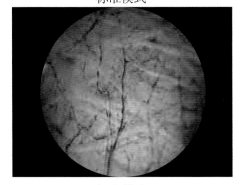

标准模式

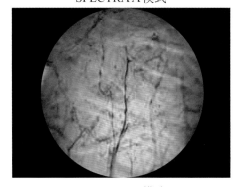

SPECTRA B 模式

IMAGE 1 S影像平台

IMAGE1 S

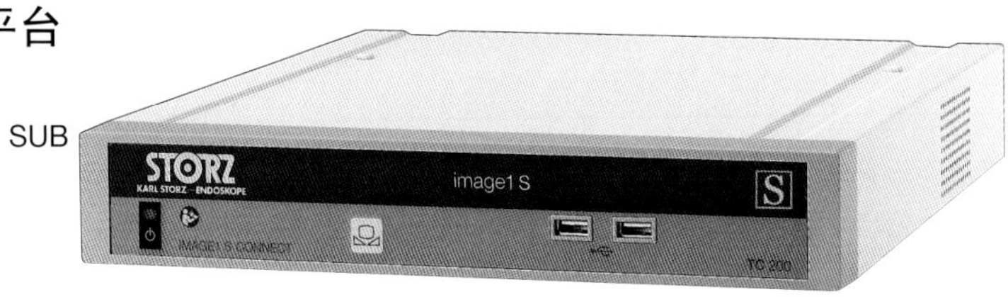

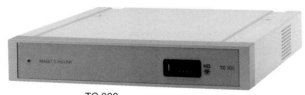

SUB

TC 200EN

TC 200EN*　**IMAGE1 S CONNECT**，摄像主机，可最多连接3个影像模块，分辨率1920×1080，内置KARL STORZ–SCB及数字化图像处理模块，电压100～120VAC/200～240VAC，50/60Hz

包含：

电源线，长度300cm

DVI–D线：长度300cm

SCB线：长度100cm

USB，32 GB，USB键盘，触摸屏，美式键盘

*有以下几种语言：德语，英语，法语，意大利语，葡萄牙语，俄语

技术参数：

高清视频信号输出	−2×Dvi-D	电源电压	100～120VAC/200～240VAC
	−1×3G-SDI	电源频率	50/60 Hz
输出信号格式	1020×1080P，50/60Hz	防护等级	I，CF-Defib
LINK video inputs	3×	规格 宽×高×长	305mm×54mm×320mm
USB接口	4×USB，（2×前面板，2×后面板）	重量	2.1kg
SCB接口	2×6-pin mini-DIN		

TC 300

TC 300　　**IMAGE1 S H3–LINK**，影像模块，与IMAGE1系列高清三晶片摄像头配合使用；与IMAGE1 CONNECT 摄像主机TC 200EN搭配使用

包含：

电源线，长度300cm

连接线：长度20cm

技术参数：

影像模块	**TC 300（H3-Link）**
可支持的摄像头/电子镜	TH 100，TH 101，TH 102，TH 103，TH 104，TH 106 （支持IMAGE1 S影像增强功能）
	22 2200 55-3，**22** 2200 56-3，**22** 2200 53-3，**22** 2200 60-3，**22** 2200 61-3，**22** 2200 54-3，**22** 2200 85-3 （不支持IMAGE1 S影像增强功能）
LINK连接口	1×
电源电压	50/60 Hz
防护等级	I，CF-Defib
规格 宽×高×长	305mm×54mm×320 mm
重量	1.86 kg

IMAGE1 S 摄像头 ^{NEW}

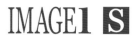

与IMAGE1 S影像平台配合使用。IMAGE1 CONNECT摄像主机TC 200EN，IMAGE1 H3–LINK影像模块TC 300和全系列IMAGE1 HUB™ HD 摄像主机。

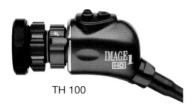

TH 100

TH 100   **IMAGE1 S H3–Z全高清三晶片摄像头**，50/60 Hz，支持影像增强功能，逐行扫描，整合大于2倍的变焦镜头，焦距f=15 ~ 31 mm（2×），2个可设定的摄像头按键，用于IMAGE1 S和IMAGE1 HUB™ HD/HD

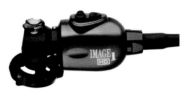

TH 103

TH 103   **IMAGE1 S H3–P三晶片全高清钟摆式摄像头**，50/60 Hz，支持影像增强功能，逐行扫描，固定焦距f=16 mm，2个可设定的摄像头按键，用于 IMAGE1 S和IMAGE1 HUB™ HD/HD

技术参数

IMAGE1 全高清摄像头	IMAGE1 S H3-Z	IMAGE1 S H3-P
产品型号	TH 100	TH 103
图像传感器	3 × 1/3in CCD晶片	3 × 1/3in CCD晶片
规格宽 × 高 × 长	39mm × 49mm × 114mm	35mm × 47mm × 88mm
重量	270g	
光学接口	集成变焦的变焦镜头，焦距f=15 ~ 31mm（2×）	钟摆式系统，固定焦距f=16mm
光灵敏度	F 1.4/1.17 Lux	F 1.4/1.17 Lux
目镜接口	标准目镜适配器	标准目镜适配器
线缆	不可拆分	不可拆分
线缆长度	300cm	300cm

IMAGE1 S摄像头 ^{NEW}

IMAGE1 S

与IMAGE1 S影像平台配合使用

IMAGE1 CONNECT摄像主机TC 200EN，IMAGE1 H3-LINK影像模块TC 300和全系列IMAGE1 HUB™HD摄像主机。

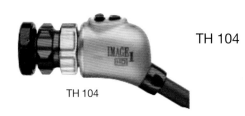

TH 104

TH 104　　**IMAGE1 S H3-ZA全高清三晶片摄像头**，50/60Hz，支持影像增强功能，可高温高压消毒，逐行扫描，整合大于2倍的齐焦变焦镜头，焦距f=15 ～ 31 mm（2×），2个可设定的摄像头按键，用于 IMAGE1 S和IMAGE1 HUB™ HD

技术参数

IMAGE1 全高清摄像头	IMAGE1 S H3-ZA
产品型号	TH 104
图像传感器	3 × 1/3in CCD晶片
规格宽 × 高 × 长	39mm × 49mm × 100mm
重量	299g
光学接口	集成变焦的变焦镜头，焦距f=15 ～ 31mm（2×）
光灵敏度	F 1.4/1.17 Lux
目镜接口	标准目镜适配器
线缆	不可拆分
线缆长度	300cm

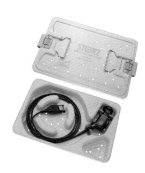

39301 Z3TS 塑料消毒盒用于消毒及储存摄像头IMAGE1 H3-Z，H3-ZA，H3-FA，H3-Z，H3-ZA及H3-FA，可高温高压消毒，适用于蒸汽、气体及过氧化氢消毒，兼容Sterrad®，外观尺寸（面宽 × 高度 × 纵深）：385mm × 255mm × 75mm

　　注：消毒盒不包括如图所示的器械
只有标有"autoclave"的摄像头可以放到盒中蒸汽消毒

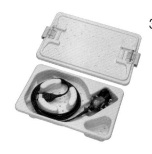

39301 PHTS 塑料消毒盒用于消毒及储存摄像头IMAGE1 H3-P，H3-ZI，H3-P及H3-ZI，可高温高压消毒，适用于蒸汽、气体及过氧化氢消毒，兼容Sterrad®，外观尺寸（面宽 × 高度 × 纵深）：385mm × 255mm × 75mm

　　注：消毒盒不包括如图所示的器械
只有标有"autoclave"的摄像头可以放到盒中蒸汽消毒

监视器

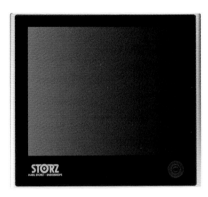

9619 NB

9619NB　　19in 高清监视器

　　　　　　彩色制式：PAL/NTSC

　　　　　　安装标准：VESA 100

　　　　　　分辨率：1280 × 1024

　　　　　　显示比例：4:3

　　　　　　电压：100 ~ 240 VAC，50/60 Hz

　　　　　　包括：24 VDC 电源线

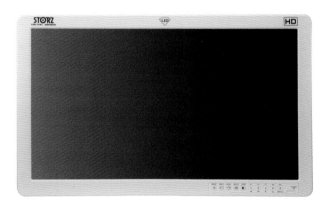

9826 NB

9826 NB　　26in 全高清LED背光医用专业级监视器

　　　　　　安装标准：VESA 100

　　　　　　彩色制式：PAL/NTSC

　　　　　　分辨率：1920 × 1080

　　　　　　显示比例：16:9

　　　　　　电压：100 ~ 240 VAC，50/60 Hz

　　　　　　包括：24 VDC 电源线

监视器

KARL STORZ 高清和全高清监视器	19in	26in
装标准：VESA100	**9619 NB**	**9826 NB**
输入		
DVI-D	●	●
Fibre Optic	–	–
3G-SDI	–	●
RGBS（VGA）	●	●
S-Video	●	●
复合端子	●	●
输出		
DVI-D	●	●
S-Video	●	–
复合端子	●	●
RGBS（VGA）	●	–
3G-SDI	–	●
信号格式		
4：3	●	●
5：4	●	●
16：9	●	●
画中画	●	●
兼容 PAL/NTSC	●	●

可选配件

9826 SF　　　底座，用于监视器9826 NB

9826 SF　　　底座，用于监视器9619 NB

技术参数

KARL STORZ 高清及全高清监视器	19in	26in
底座	可选	可选
产品型号	9619 NB	9826 NB
亮度	200 cd/m^2	500 cd/m^2
最大视野角度	178°	178°
像素距离	0.29mm	0.3mm
反应时间	5ms	8ms
对比率	700：1	1400：1
安装标准	100mmVESA	100mmVESA
重量	7.6kg	7.7kg
额定功率	28W	72W
运行环境	0 ~ 40℃	5 ~ 35℃
保存	−20 ~ 60℃	−20 ~ 60℃
湿度	最大85%	最大85%
规格（面宽 × 高度 × 纵深）	469.5mm × 416mm × 75.5mm	643mm × 396mm × 87mm
电压	100 ~ 240VAC	100 ~ 240VAC
认证	EN 60601-1，保护等级IPX0	EN 60601-1，UL 60601-1，MDD93/42/EEC，保护等级IPX2

LED 300 SCB冷光源^{NEW}

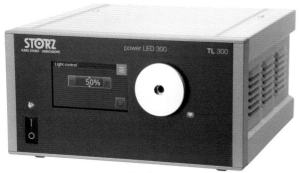

20161401-1

TL 300	Power LED 175 SCB， 内置KARL STORZ–SCB，LED 光源 电压：100 ～ 240 VAC，50/60 Hz 包含： 电源线 SCB线，100 cm
20161201	LED NOVA 150 冷光源，LED 光源 电压：100 ～ 240 VAC，50/60 Hz 包含： 电源线

导光束

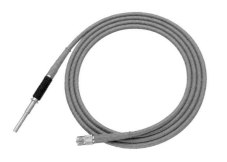

495NT	导光束，直型接口，直径2.5 mm。长度180 cm
495NL	导光束，直径3.5 mm

AUTOCON® Ⅲ 400 SCB^{NEW}

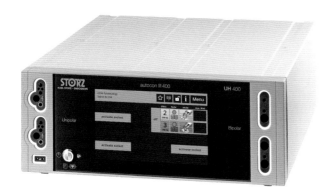

UH400	AUTOCON® Ⅲ 400高频电刀， 集成KARLSTORZ SCB模块 高频双极插口： 2×3针US类型，5 mm 连接器 KARLSTORZ/Erbe VIO，2 mm×4 mm 连接器（通过脚踏），BOVIE（通过脚踏） 双极： 2×2针US类型（28.58），3×KARL STORZ/ Erbe VIO，中性电极 2–pol。 系统需求：SCB–R–UI软件 版本20090001–46或更高 包括： 电源线

UNIDRIVE ®S Ⅲ SCB

推荐系统配置

与组织粉碎机SuperCutMorcellator SAWALHE Ⅱ，Rotocut G1/G2及IBS妇科宫内刨削系统配合使用

特点：

- ●转速范围可调
- ●可预设最大转速
- ●始终保持高机动性能
- ●处理机控制转数和电机转矩
- ●优化的用户控制
- ●操作部件简单明了

- ●手柄自动识别
- ●双极联动
- ●与以下设备配合使用：
  - –Rotocut G1/G2
  - –SuperCutMorcellator SAWALHE Ⅱ
  - –DrillCut–X® 刨削手柄
- ●SCB 连接

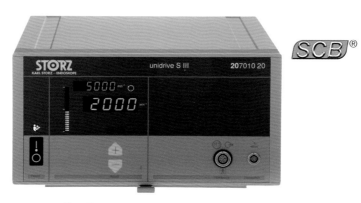

26701001–1 UNIDRIVE®S Ⅲ SCB

电压 100 ～ 120/230 ～ 240 VAC，50/60 Hz

包含：

电源线

脚踏

联动线

SCB线，长度100 cm

技术参数

操作模式	-往复（刨削）		规格（长×高×厚）	305mm×165mm×233mm
	-顺时针（粉碎机）		重量	6.1kg
最高转速	40,000 r/min		认证	IEC 601-1，CE acc.To MDD
电源	100 ～ 120/230 ～ 240 VAC，50/50 Hz			

HAMOU® MICRO–HUSTEROFLATOR®

CO$_2$充气扩张宫腔

推荐系统配置

特点
- 便捷的全自动控制操作
- 对患者高度安全
- 清晰并排设定值与实际值并排显示，方便监测充气过程
- 精密触键可精确预选设定值
- 在超过预订压力值时，会引发警报
- 全自动、电子控制再次充气（如器械更换造成气体泄漏时）
- 连接到KARL STORZ控制总线的SCB模块（KARL STORZ–SCB）

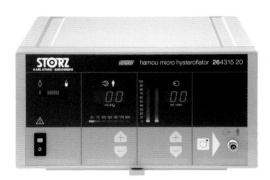

26431508–1 HAMOU® MICRO HYSTEROFLATION® SCB

工作电压 100 ～ 240 VAC，50/60Hz

包括：

电源线

硅胶软管套件，可消毒

通用扳手

SCB连接线，长度100cm

CO$_2$/NO$_2$气体过滤器，一次性使用，无菌，10件/包

技术参数

气流	压强：25 mmHg等级	气体	测量控制系数	工作电压
0 ～ 100 ml/min	0 ～ 200（0 ～ 26600 Pa）mmHg	CO$_2$	电子	100 ～ 240 VAC，50/60 Hz

参数显示	规格（长 × 高 × 厚）	重量	认证
– 气体液压力计29 – 宫内压力：0 ～ 200（0 ～ 26600 Pa）(mmHg) – 气流0 ～ 100 ml/min – 气体消耗	305mm × 164mm × 233 mm	6 kg	IEC601-1，CE依据MDD

HYSTEROMAT E.A.S.I™

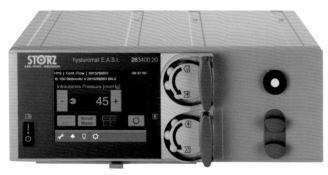

26340001–1 HYSTEROMAT E.A.S.I™

电压 100 ~ 240VAC，50/60 Hz，

（SCB模块）

与 RUI Release 44 兼容

包括：

电源线

SCB连接线，长度100 cm

*基本管路，一次性

推荐附件：

*031717–10 **冲洗管**，一次性，灭菌，10个/包， 与HYSTEROMAT E.A.S.I™配合使用

*031217–10 **吸引管**，一次性，灭菌，10个/包， 与HYSTEROMAT E.A.S.I™配合使用

可选附件：

26340330 脚踏，与HYSTEROMAT E.A.S.I™配合使用

HAMOU® ENDOMAT® SCB

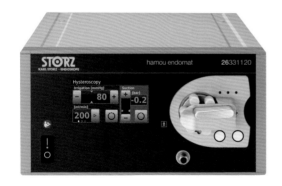

26 331101–1 HAMOU® ENDOMAT® SCB

电压 100 ~ 240 VAC，50/60Hz

包括：

电源线

5 × **HYST管路** *，一次性

5 × **LAP管路** *，一次性

SCB连接线，长度100cm

VACU吸引管路套件 *，2 l

ENDOMAT® SELECT® SCB

滚轮泵 – 冲洗吸引系统
系统推荐配置

特点：

● 冲洗与吸引系统合二为一
● 可通过 UNIDRIVE® S Ⅲ 脚踏启动吸引
● 跨学科的应用与用户相结合的界面，配件方便
  安装

● 集成 KARL STORZ SCB 模块
● 通过以太网络进行升级

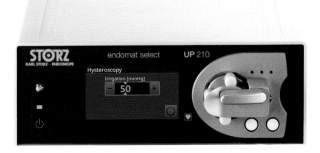

UP 210	ENDOMAT® SELECT® SCB
	集成 KARL STORZ SCB 模块
	冲洗吸引泵
	电压 100 ～ 240VAC，50/60 Hz
	包括：
	电源线
UP 601	**普外科软件，用于"LAP"，"THOR"，及"PROCTO"手术**
UP 602	**宫腔镜软件，用于"HYS"手术**
UP 603	**IBS® 宫内刨削系统软件，用于"IBS®–Shaver"手术**

推荐可选配件：

031523-10* **冲洗管路，PC，一次性**
031524-10* **冲洗管路，FC，一次性**
030647-10* **吸引管路，DC，一次性**

技术参数

HYS手术（压力控制）	- 压力最大 150 mmHg	尺寸（长×高×厚）	305 mm × 110 mm × 260 mm
	- 流速 200 /400 /600 ml/min	重量	4.7kg
IBS®手术（吸引）	- 吸引最大 1800 ml/min	认证	IEC 601-1，CE acc.to MDD
LAP手术（流速控制）	- 流速最大 3500 ml/min		
	- 压力 100 /300 /500 mmHg		

EQUIMAT® SCB

用于测量容量变化

特点：

- ●精确设定和监测容量变化
- ●提高患者安全
- ●有声及可视状态显示
- ●极限值可调
- ●独立于所应用的吸引/冲洗系统
- ●在手术过程中可更换冲洗液瓶

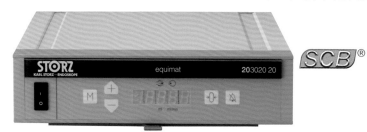

20302003-1   EQUIMAT® SCB

电压 100-240 VAC，50/60Hz

包括：

电源线

测量装置 II

悬挂装置

SCB连接线，长度100cm

技术参数

容量显示	-测量范围：0 ～ 15000 ml
	-溶液：5 ml
	-报警极限值：0 ～ 2000 ml
流量显示	-测量范围：0 ～ 19999 ml/min
	-溶液：10 ml/min
	-报警极限值：0 ～ 500 ml/min

规格（长×高×厚）	305mm × 101mm × 233 mm
重量	3.1 kg
认证	IEC 601-1，CE依据MDD

医用数据管理系统–AIDA®

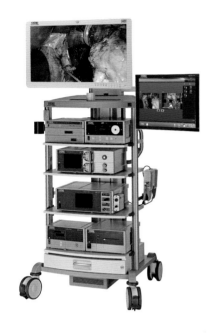

可以实现手术过程中对手术影像的刻录，为客户提供定制化的完整解决方案。这些定制化的解决方案与现有临床标准相一致，以保证方案的可靠性与安全性。完善的功能与最新的趋势相结合得到医用数据管理系统–AIDA。AIDA能够将现有图像信息及交互数据与其他系统相融合。

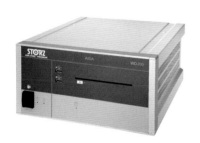

WD–200–XX*AIDA 抓取图像与刻录影像

2D/3D双通道全高清刻录

电压：100 ～ 240 VAC，50/60 Hz

包括：

USB键盘（带触摸板）

ACC连接线

DVI连接线，200 cm

HDMI–DVI连接线，200 cm

电源线：300 cm

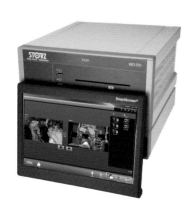

WD–250–XX*AIDA 抓取图像与刻录影像

2D/3D双通道全高清刻录

附带SMARTSCREEN触摸屏

电压：100 ～ 240 VAC，50/60 Hz

包括：

USB键盘（带触摸板）

ACC连接线

DVI连接线，200 cm

HDMI–DVI连接线，200 cm

电源线：300 cm

操作流程

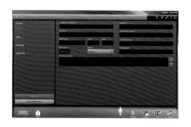

患者:

进入患者信息库非常简便。AIDA将HIS与PACS等数据整合在一起,建立起患者信息库。数据可以通过手动输入也可以通过DICOM接口导入。

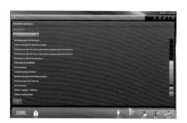

检查单:

一体化集中控制系统与刻录系统相结合。检查单可以简化刻录过程,且符合临床标准。所有的检查单可以适应不同需求,且保证患者安全。

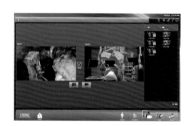

刻录:

实现图像与影像的高质量刻录,2D/3D双通道全高清刻录。双路刻录可以实现双信息源的录制过程。

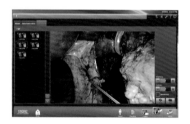

编辑:

利用编辑功能,可以对刻录的图像与影像做简单调整。刻录信息通过快速优化直接生成患者的病历报告。

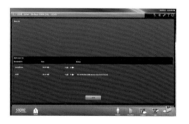

完成:

完成刻录过程非常简便。AIDA提供巨大的存储空间,且输出的数据可以定义其他存储位置。存储数据通过IEM输出。为了防止数据的丢失,系统保证数据在完全输出后再删除。

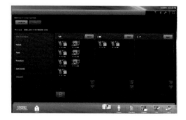

参考:

患者的信息可以非常方便地获取。所有的信息,包括图像、影像、检查单等均可以轻松地检索到。

台车

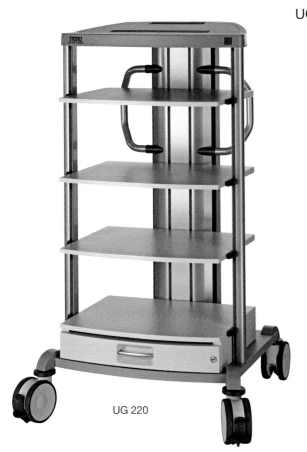

UG 220

台车
台车车身（高–宽）
4个带刹车的防静电双排脚轮
有三层搁板
主开关在最顶层
中心轴集成电路，有12套插座
外部连接地接线和电缆
尺寸（面宽 × 高度 × 纵深）
车体：830mm × 1474mm × 730mm
搁板：630mm × 510mm
脚轮直径：150mm
含：
底板 – 宽
盖板 – 宽
竖梁 – 高
3 × 搁板 – 宽
带锁抽屉 – 宽
2 × 设备轨 – 长
摄像头托

UG 220

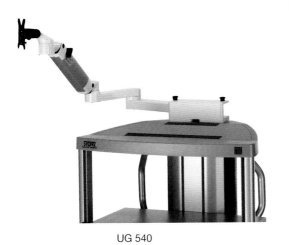

UG 540

监视器支臂 – 三关节
高度及方向可调
左向或右向安装
旋转范围约180°
伸展范围780mm
距离中心1170mm
最大承重能力15kg
监视器安装板兼容 VESA 75/100
用于UG xxx系列台车

UG 540

台车配件

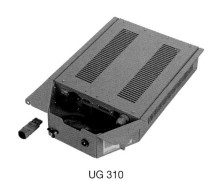

UG 310

UG 310　**隔离变压器**

隔离变压器200V–240V

2000 VA，3个特制电源插座

冲出式保险丝

3个接地插头

尺寸（面宽 × 高度 × 纵深）：330mm × 90mm × 495mm

用于 UG xxx 系列台车

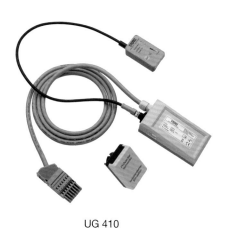

UG 410

UG 410　**漏电监控**

200 V –240V

安装于台车

控制面板尺寸（面宽 × 高度 × 纵深）：44mm × 80mm × 29mm

用于隔离变压器 UG 310

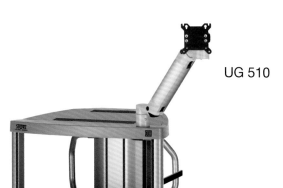

UG 510

UG 510　**监视器支臂 – 单关节**

高度及方向可调

可倾斜

左侧或右侧安装

旋转范围320°，可调节高度530mm

最大承重能力 15kg

监视器安装板兼容 VESA 75/100

用于 UG xxx 系列台车